Ärztliche Ethik – Eine Frage der Ehre?

# Medizingeschichte im Kontext

Herausgegeben von Ulrich Tröhler
und Karl-Heinz Leven

Begründet als Freiburger Forschungen zur
Medizingeschichte von Ludwig Aschoff,
fortgesetzt von Eduard Seidler

Band 9

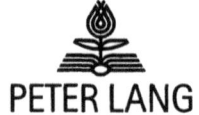

PETER LANG
Frankfurt am Main · Berlin · Bern · Bruxelles · New York · Oxford · Wien

Barbara Rabi

# Ärztliche Ethik – Eine Frage der Ehre?

Die Prozesse und Urteile
der ärztlichen Ehrengerichtshöfe in Preußen
und Sachsen 1918-1933

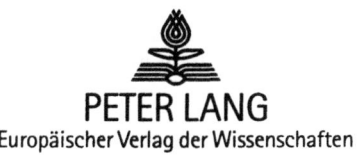

PETER LANG
Europäischer Verlag der Wissenschaften

Die Deutsche Bibliothek - CIP-Einheitsaufnahme

Rabi, Barbara:

Ärztliche Ethik – eine Frage der Ehre? : die Prozesse und Urteile
der ärztlichen Ehrengerichtshöfe in Preußen und Sachsen 1918-
1933 / Barbara Rabi. - Frankfurt am Main ; Berlin ; Bern ;
Bruxelles ; New York ; Oxford ; Wien : Lang, 2002
  (Medizingeschichte im Kontext ; Bd. 9)
  Zugl.: Freiburg (Breisgau), Univ., Diss., 2001
  ISBN 3-631-36928-X

D 25
ISSN 1437-3122
ISBN 3-631-36928-X
© Peter Lang GmbH
Europäischer Verlag der Wissenschaften
Frankfurt am Main 2002
Alle Rechte vorbehalten.

Das Werk einschließlich aller seiner Teile ist urheberrechtlich
geschützt. Jede Verwertung außerhalb der engen Grenzen des
Urheberrechtsgesetzes ist ohne Zustimmung des Verlages
unzulässig und strafbar. Das gilt insbesondere für
Vervielfältigungen, Übersetzungen, Mikroverfilmungen und die
Einspeicherung und Verarbeitung in elektronischen Systemen.

www.peterlang.de

*Meinen Eltern*

**Danksagung**

Herr Prof. Dr. Ulrich Tröhler initiierte das deutsch-englische Gemeinschaftsprojekt mit der Universität Durham zur Erforschung der Geschichte der ärztlichen Ethik und begeisterte mich für das Thema, wofür ich ihm herzlich danke. Für die freundliche und kompetente Betreuung meiner Untersuchung, das Interesse an der Entwicklung methodischer Gedanken und manchen guten Rat möchte ich Herrn Dr. Lutz Sauerteig meinen Dank aussprechen.

Die Zusammenarbeit mit Herrn Dr. Andreas-Holger Maehle, der das Projekt von Durham aus mit trug, sowie mit den anderen DoktorandInnen Marianne Sinn, Georg Schomerus und Jochen Binder war anregend und reich an neuen Erfahrungen, auch wenn unterschiedliche Zeitpläne den Austausch manchmal erschwerten. Mit Hinweisen und Ratschlägen halfen mir Herr Dr. Karl-Heinz Leven und Herr Dr. Cay-Rüdiger Prüll.

Herr Dr. Thomas Gerst, wissenschaftlicher Mitarbeiter der Bundesärztekammer, unterstützte mich bei Fragen zur Aufbewahrung von Archivmaterial bei den deutschen Ärztekammern. Ferner danke ich den Mitarbeitern der besuchten Archive für ihre Hilfsbereitschaft und Geduld. Die großzügige Unterstützung der Dr.-Lingel-Stiftung der Albert-Ludwigs-Universität ermöglichte die Archivaufenthalte in Berlin und Dresden.

Besonderer Dank gilt meiner Familie und meinen FreundInnen, die mich zur Arbeit ermutigten, mir bei Problemen den nötigen Rückhalt boten und für thematische Diskussionen offen waren. Auch für ihre Unterstützung bei der Korrektur bin ich ihnen dankbar.

# Inhalt

I. EINLEITUNG .................................................................... 11
1. Projektvorhaben ............................................................... 11
2. Erkenntnisinteresse und Zielsetzung ........................................... 12
3. Quellenlage und Forschungsstand ............................................... 16
4. Methodisches Vorgehen und theoretisches Werkzeug .............................. 22

II. ÄRZTE UND EHRENGERICHTSBARKEIT IN DER WEIMARER REPUBLIK ...... 37
1. Organisation der Ärzteschaft .................................................. 38
2. Einführung der ärztlichen Ehrengerichtsbarkeit und gesetzliche
   Grundlagen .................................................................... 40
3. Entwicklung und Bedeutung der Standesordnungen ................................ 47
4. Urteile der preußischen und sächsischen Ehrengerichtshöfe 1918-1933 ........... 51
   4.1. Entwicklung der Fallzahlen ............................................... 51
   4.2. Kläger ................................................................... 54
   4.3. Themenschwerpunkte ....................................................... 54

III. ENTSCHEIDUNGEN DER ÄRZTLICHEN EHRENGERICHTE .................. 59
1. Urteile zum Verhalten zwischen Kollegen ....................................... 59
   1.1. Beleidigung .............................................................. 59
   1.2. Kritik, Anzeigen und Denunziation ........................................ 68
   1.3. Ausübung der ärztlichen Praxis ........................................... 79
   1.4. Solidarität in den Auseinandersetzungen mit den Krankenkassen ............ 85
2. Urteile zum Verhalten gegenüber Patientinnen und Patienten .................... 93

2.1. Sexualvergehen .................................................. 93
2.2. Abtreibung ...................................................... 104
2.3. Kunstfehler und verweigerte Hilfeleistung ........................ 114
3. Urteile zum Verhalten des Arztes in der Öffentlichkeit ............... 123
  3.1. Führen von Facharzttiteln und akademischen Titeln ............... 123
  3.2. Reklame ......................................................... 131
  3.3. Zeugnisse, Gutachten und Rezepte ................................ 142
  3.4. Abrechnung der ärztlichen Leistung .............................. 154
  3.5. Gewerbeausübung - Ärzte als Verkäufer ........................... 163

**IV. BEDEUTUNG DER EHRENGERICHTSBARKEIT IM WIRTSCHAFTLICHEN, POLITISCHEN UND SOZIALEN KONTEXT** ........................ 173
1. Durchsetzung wirtschaftlicher Interessen ............................ 173
2. Ehrengerichtsbarkeit und Politik .................................... 182
3. Arztbild und medizinische Wissenschaft .............................. 194
4. Soziale Bedeutung und symbolische Effekte der ärztlichen Ehre ....... 205

**V. AUSBLICK** ......................................................... 227

**VI. ZUSAMMENFASSUNG** ................................................. 229

Verzeichnis der Abkürzungen ............................................ 233
Verzeichnis der Abbildungen ............................................ 234
Quellen- und Literaturverzeichnis ...................................... 235
Register ............................................................... 253

# I. EINLEITUNG

## 1. Projektvorhaben

„Hoffentlich findet sich bald einmal eine geeignete sachverständige Persönlichkeit, welche diese Berichte [über die Tätigkeit der ärztlichen Ehrengerichte, B. R.] ausgraben, bearbeiten und veröffentlichen darf: denn die bekanntgewordenen Urteile des Ehrengerichtshofes genügen keineswegs, um sich ein vollständiges Bild über die Wirkung der Ehrengerichtsbarkeit in Preussen und die für die Rechtsprechung massgebend gewesenen Grundsätze machen zu können [...]."[1]

So beschrieb der Leipziger Sanitätsrat Heinze, der selbst in einer unglaublichen Akribie die Entstehung und Arbeit der ärztlichen Standesvertretungen in einem dickleibigen Buch zusammengetragen hatte, im Jahr 1918 die Situation bezüglich der Öffentlichkeitsarbeit und Darstellung moralischer Grundvorstellungen an den ärztlichen Ehrengerichten. Der Wunsch des Sanitätsrates, Übersicht über die Urteile der ärztlichen Disziplinargerichtshöfe und die darin enthaltenen Wertvorstellungen zu gewinnen, sollte nicht in Erfüllung gehen. Im Gegenteil: Die Transparenz der ehrengerichtlichen Verfahren nahm aus politischen Gründen in den 1920er Jahren ab und nicht zu, wie Heinze es für wünschenswert gehalten hatte.[2]

Anstelle der ersehnten geeigneten Persönlichkeit hat sich nun 80 Jahre später eine Arbeitsgruppe die Aufarbeitung der Ehrengerichtsurteile und -berichte zur Aufgabe gemacht mit dem Ziel, eben die moralischen Grundsätze der damaligen ärztlichen Rechtsprechung herauszufinden. Im Rahmen eines deutsch-englischen Gemeinschaftsprojektes des Freiburger Institutes für Geschichte der Medizin und des Department of Philosophy der Universität Durham werden die Grundvorstellungen von ärztlicher Ethik und ihre Umsetzung in die Praxis für den Zeitraum 1850-1933 im Vergleich zwischen England und Deutschland untersucht. Als Teil des Projektes analysieren wir die Entscheidungen der deutschen Ehrengerichtshöfe (EGH) am Beispiel Preussens und Sachsens sowie die Urteile

---

[1] Heinze, Aerztevereinsbund, (1918), S. 396.
[2] Die „bekanntgewordenen Urteile", von denen Heinze sprach, waren beim Verlag Richard Schoetz im Auftrag des preußischen EGH veröffentlicht sowie in der ärztlichen Standespresse; in der Weimarer Republik beschränkten sich die Veröffentlichungen dann im wesentlichen auf die Entscheidungssammlungen des Verlages Richard Schoetz, und die Fallbesprechungen in den Standeszeitschriften wurden Ausnahmen.

des englischen Berufsgerichts General Medical Council (GMC). Andreas-Holger Maehle bearbeitet unter anderem die ehrengerichtliche Rechtsprechung in Deutschland von ihren Anfängen im 19. Jahrhundert bis 1918.[3] Die vorliegende Arbeit untersucht dies für die Zeit der Weimarer Republik in Deutschland.

Weitere Dissertationen sind zur Geschichte der Einwilligung nach Aufklärung in der Chirurgie von Marianne Sinn und zur Entwicklung des deontologischen Schrifttums von Georg Schomerus entstanden. Auch Arbeit von Jochen Binder zur Geschichte des Werbeverbotes für Ärzte liegt bereits vor.[4] Dank der konstruktiven und anregenden Zusammenarbeit in der Arbeitsgruppe kann ich mich auf die bisherigen Ergebnisse der anderen Studien beziehen und verweise an entsprechender Stelle jeweils auf die einschlägige Untersuchung.

## 2. Erkenntnisinteresse und Zielsetzung

Die ärztliche Selbstkontrolle gilt seit langem als fester Bestandteil der Ethik in der Medizin. In Deutschland sind derzeit alle praktizierenden Ärztinnen und Ärzte Mitglieder der Ärztekammern und erkennen die Berufsordnung an. Berufsständische Kodizes wie das Genfer Gelöbnis von 1948 erlangen durch Einbindung in das Standesrecht ihre Verbindlichkeit für die Mitglieder der ärztlichen Profession. Auch spezielle medizinethische Richtlinien wie etwa die zum Vorgehen bei der künstlichen Befruchtung mit Transfer von Embryonen oder Gameten wirken sich als Teil der Berufsordnung standesrechtlich aus.

Die Ärzteschaft wünscht unter Hinweis auf die wissenschaftliche Kompetenz und das frei verantwortliche Handeln in der medizinischen Praxis in berufsethischen und medizinethischen Fragen Selbstkontrolle durch die Standesorganisationen und die Gewissen der einzelnen Berufsangehörigen. Die ärztliche Berufsordnung als Wertkonsens der Ärzteschaft erlaubt es dabei als sogenanntes

---

[3] Maehle legte seine bisherigen Ergebnisse in den Aufsätzen „From Deontology to Discipline: German Medical Ethics 1800-1914", (1994) sowie „Professional Ethics and Discipline: The Prussian Medical Courts of Honour, 1899-1920", (1999) vor.

[4] Binder, Standesrecht, (1999). Schomerus, Deontologie, (2001). Sinn, Einwilligung, (2001).

"soft law", mit der notwendigen Flexibilität Regeln für das richtige Verhalten in spezifischen Problembereichen der Medizin aufzustellen.

Mit der „Explosion der Kodifizierung von Ethos und Ethik in der Medizin"[5] in den letzten Jahrzehnten mehrte sich allerdings auch die Kritik an der Dominanz der Ärzte bei der Erstellung medizinethischer Leitlinien. Fragen nach der demokratischen Legitimation der Ärzteschaft für diese Aufgabe wurden laut. Unklar ist bisher vielfach auch, wie die verschiedenen Richtlinien umgesetzt werden und welche Wirkungen sie gesellschaftlich hervorrufen.[6] Bis heute ist das ärztliche Standesrecht - wie das Standesrecht der freien Berufe überhaupt - Anfeindungen ausgesetzt, weil es die Profession aufwertet und die anderen konkurrierenden Berufe degradiert. Allein aus den beruflichen Aufgaben heraus ist dies nicht zu rechtfertigen. Zudem produziert und fördert es soziale Ungleichheit.[7]

Die ärztliche Ehrengerichtsbarkeit zu Beginn des 20. Jahrhunderts bietet ein Beispiel berufsständischer Selbstkontrolle, dessen historische Untersuchung im Hinblick auf die tatsächliche Umsetzung von Standesordnungen sowie auf die soziale Bedeutung der standesinternen Disziplinierung lohnenswert erscheint. Das Thema Ehrengerichtsbarkeit der Ärzte bewegt sich in einem Bereich, der Fragestellungen einer Geschichte der Ethik in der Medizin ebenso umfaßt wie Probleme der Entwicklung der Ärzteschaft als Profession. Die ärztlichen Standesorganisationen führten als Begründung für eine eigene Ehrengerichtsbarkeit zwar immer wieder das Argument an, diese Einrichtung sei zur Bewahrung der ethischen Werte in der Ärzteschaft notwendig, nutzten diese Institution aber vor allem zur Durchsetzung von politischen, wirtschaftlichen und statusbezogenen Interessen.[8] Im Zentrum dieses Spannungsfeldes, das sich zwischen Moral und Prestigedenken aufbaute, stand ein Phänomen, das uns heute vergleichsweise fremd anmutet: die ärztliche Ehre. Sie stellte das zentrale Element der ärztlichen

---

[5] Tröhler / Reiter-Theil, Ethik, (1997), S. 14.
[6] Siehe zur Beziehung zwischen Standesrecht und Medizinethik Laufs in Lexikon MER unter „Standesrecht" und zur Kodifizierung von Ethik in der Medizin Tröhler / Reiter-Theil, Ethik, (1997).
[7] Siehe Taupitz, Standesordnungen, (1991), Kap. 1.
[8] Daß die ärztliche Ethik ein wichtiges Argument in der Diskussion um die ärztliche Ehrengerichtsbarkeit war, zeigen die Stellungnahmen der preußischen Ärztekammern zur Notwendigkeit dieser Institutionen Anfang der 1920er Jahre, die vom preußischen Ministerium für Volkswohlfahrt angefordert wurden, aber auch die Gespräche auf den Ärztetagen zu diesem Thema. Siehe GStA PK, Rep. 76 VIII B, Nr. 787. Zu den Zusammenhängen zwischen der ärztlichen Standesethik und den politischen, wirtschaftlichen und gesellschaftlichen Interessen der Ärzteschaft siehe auch Herold-Schmid, Interessenvertretung, (1997), S. 59; Wolff, Interessen, (1997), S. 121f.; Maehle, Ethics, (1999), S. 137.

## 14  I. Einleitung

Selbstkontrolle zu Beginn dieses Jahrhunderts dar, indem die intraprofessionelle Konzeption der Standesehre auf die Einhaltung gewisser Normen innerhalb der Ärzteschaft als Gruppe zielte, um einerseits Integration und andererseits Exklusivität zu bewirken. Dies wird der Hauptteil der Studie zeigen.

Mit meiner Arbeit unternehme ich den Versuch, mit Hilfe soziologischer Theorien zur Ehre die Erscheinungsformen und Funktionsweisen der ärztlichen Ehre zu erklären. Vor allem die Mechanismen der Normenkontrolle, die das Konstrukt „Ehre" in sich birgt, aber auch das Verhältnis der Ehre zu Recht und Moral sind zu beleuchten. Es ist zu fragen: Was war die ärztliche Ehre? Welchen Sinn machte es für die Ärzteschaft, über die Standesehre zu wachen? Warum präsentierte man die Probleme, die sich aus diesem gruppenspezifischen Ehrgefühl ergaben, als Themen der ärztlichen Standesethik? Meine These lautet dabei: Die Standesehre stellte einen wesentlichen Faktor für die Professionalisierung der Ärzte und für die Medikalisierung der Gesellschaft dar, weil die Ehre die Mediziner als Gruppierung stärkte, die soziale Anerkennung dieser Berufsgruppe wachsen ließ und Macht für die Durchsetzung medizinischer Definitionen und Begrifflichkeiten in bestimmten gesellschaftlichen Bereichen verlieh.[9]

Im Zentrum der Arbeit steht die inhaltliche Analyse der konkreten Ehrengerichtsfälle, wobei im Ergebnisteil auch die Bedeutung der Rechtsprechung der Ehrengerichte für die wirtschaftlichen, politischen, wissenschaftlichen und sozialen Belange der ärztlichen Profession gezeigt wird. Die Entscheidungen der Ehrengerichte in Preußen und Sachsen dienen dabei als Beispiele. Die Quellenlage erwies sich für beide Länder als günstig. Preußen kann aufgrund der Landesgröße und des Einflusses im Reich als repräsentativ gelten, doch ermöglicht die zusätzliche Untersuchung der Urteile in Sachsen, dem zweitgrößten Land mit ärztlicher Ehrengerichtsbarkeit[10], die Arbeit nicht rein preußenzentriert zu gestalten sowie dem protestantischen Preußen das Beispiel eines katholischen Landes gegenüberzustellen.

In einem einführenden Kapitel sind zunächst die Rahmenbedingungen der ärztlichen Ehrengerichtsbarkeit in der Weimarer Zeit anzusprechen: Was für eine

---

[9] Siehe zur Professionalisierung und Medikalisierung Stolberg, Heilkundige, (1998); Huerkamp, Aufstieg, (1985) jeweils mit weiteren Verweisen.
[10] In Bayern, dem zweitgrößten Land im Reich, wurden erst 1927 staatlich legitimierte Berufsgerichte eingesetzt.

Gruppe war die Ärzteschaft und wie war sie organisiert? Welche gesetzlichen Grundlagen existierten für die ärztliche Standesgerichtsbarkeit? Was waren die Inhalte der Standesordnungen und der deontologischen Schriftstücke des beginnenden 20. Jahrhunderts? Wer waren die Ehrenrichter? Wie sahen die Fallzahlen zu bestimmten Themenbereichen an den Ehrengerichtshöfen aus?

Der Hauptteil der Arbeit wird sich mit den konkreten Inhalten der ehrengerichtlichen Urteile befassen. Welche ärztlichen Verhaltensweisen waren strittig und wie bewerteten die Ehrenrichter bestimmte Handlungen? Ging es um die Arzt-Patient-Beziehung, um die Kollegialität oder um die Repräsentation der Ärzteschaft nach außen? Wo berührte man ethische Probleme und wo standen Ehre und Standesbewußtsein im Vordergrund? Welche Bedeutung maß die Ärzteschaft den einzelnen Themen zu?

Die Diskussion soll die Auswirkungen der Institution Ehrengericht und ihrer Rechtsprechung auf die Stellung der Ärzteschaft in den Bereichen Wirtschaft, Politik und Wissenschaft sowie auf das soziale Ansehen und die gesellschaftliche Durchsetzungsfähigkeit der Mediziner aufzeigen. Inwieweit nutzten die ärztlichen Standesorganisationen die Ehrengerichtsbarkeit im Kampf um wirtschaftliche Vorteile? Spielten politische Meinungen bei der Beurteilung von Vergehen gegen Standesregeln eine Rolle? Existierten Verhaltensregeln für das medizinisch wissenschaftliche Gebiet? Welche Ehrvorstellungen gab es beim Umgang mit Frauen? Bewirkte die Rechtsprechung der Ehrengerichte einen Macht- und Prestigezuwachs der Ärzteschaft?

Blickt man über die Standesgeschichte der Weimarer Republik hinaus auf die Verbrechen von Ärzten im Dritten Reich, stellt sich die Frage nach Lücken und Unzulänglichkeiten der ärztlichen Selbstkontrolle durch die Disziplinargerichte. Was für ein Wertesystem vermittelte die Rechtsprechung der Ehrengerichte? Warum versagten die Ehrengerichte, die doch angeblich als Kontrollinstanz der ärztlichen Ethik eingesetzt waren, bei der Stärkung des ärztlichen Verantwor- tungsbewußtseins?

Die Geschichte der Rechtsprechung der ärztlichen Ehrengerichte in der Weimarer Republik verspricht eine spannende Auseinandersetzung mit der ärztlichen Ehre als Phänomen der Kollegialität unter Ärzten im Sinne eines Standesbewußtseins, als sozio-psychologischen Faktor für den Aufstieg der Ärzte zu einer führenden gesellschaftlichen Gruppe und als Möglichkeit der Normensetzung und -kontrolle.

## 3. Quellenlage und Forschungsstand

Im Mittelpunkt der Arbeit stehen die Urteilsbegründungen der ärztlichen Ehrengerichtshöfe in den Jahren 1918-1933 in Preußen und Sachsen. Während des Ersten Weltkrieges hatten die ärztlichen Ehrengerichte in Preußen nur selten verhandelt, so daß 1918 noch eine Reihe von Verfahren aus der Zeit vor dem Krieg in der Schwebe waren. Als im Februar 1919 per Verordnung die Disziplinarverfahren der Beamten, Anwälte und Militärs, die sich auf vor dem 9. November 1918 begangene Vergehen bezogen, eingestellt wurden, war der Bereich der ärztlichen Ehrengerichte nicht erfaßt. Erst auf Bemühungen der Oberpräsidenten der Provinzen und der Ärztekammern wurde diese Amnestie auf die Disziplinarverfahren gegen Ärzte erweitert. Die erweiterte Vorschrift vom 2. Juli 1919 ermöglichte den ärztlichen Ehrengerichten, endlich reibungslos weiterzuarbeiten, denn die Beschwerden der Kriegsteilnehmer und der unklare Rechtszustand hatten zu verzögerter und ineffizienter Arbeit geführt.[11]

In Sachsen wurde keine derartige Verordnung erlassen. Nur vereinzelt wurden Gnadengesuche an die Regierung gestellt, die jedoch nicht die intendierten Konsequenzen nach sich zogen.[12] Allerdings ruhte auch in Sachsen zwischen 1914 und 1918 die Arbeit der Ehrengerichte weitgehend, doch weil der EGH Dresden im allgemeinen viel zügiger als der EGH Berlin arbeitete, standen nach dem Krieg nur noch wenige Verfahren zur Entscheidung an. Für meine Untersuchung bedeutet dies, daß der gewählte Zeitraum von 1918 bis 1933 recht klar abgegrenzt werden kann und sich der Eindruck von den Verhandlungen nicht durch die kriegsbedingte Verfahrenslänge und die Berücksichtigung der Kriegsteilnahme in den Urteilsbegründungen verzerrt. Außerdem können das ärztliche Verhalten im Ersten Weltkrieg und die daraus resultierenden Probleme weitgehend ausgeklammert werden.

---

[11] GStA PK, Rep. 76 VIII B, Nr. 792: Straffreiheit und Strafmilderung in ehrengerichtlichen Angelegenheiten der Ärzte vom Januar 1919. Die Diskussion der möglichen Einstellung der schwebenden Verfahren an ärztlichen Ehrengerichten wurde in der Korrespondenz zwischen der Medizinalabteilung des MI, den ÄK und den Oberpräsidenten geführt, die schließlich die Erweiterung der Verordnung vom 9.11.1918 am 16.2.1919 bewirkte.

[12] SächsHStA, MI, 15204. Die Akte dokumentiert die Korrespondenz zwischen der Staatsstrafkanzlei Dresden und dem EGH Dresden über die Einstellung eines ehrengerichtlichen Verfahrens.

I. Einleitung 17

Beide Länder, Preußen und Sachsen, verfügten zur Weimarer Zeit also über staatlich eingesetzte Ehrengerichte. In Preußen entwarf und modifizierte man die Standesordnungen aufgrund der Disziplinarurteile, während in Sachsen eine bindende Ärzteordnung existierte, nach der die Ehrengerichte ausdrücklich Verstöße gegen die Standesordnung ahndeten. Damit lagen zwei Modelle der ehrengerichtlichen Rechtsfindung vor, die sich für die Untersuchung ergänzten und zusammen ein deutliches Bild erkennen ließen. Zum einen schärft die vergleichsweise klare und konsequente Rechtsprechung des sächsischen EGH den Blick für die wesentlichen Problemstellungen und deren standesrechtliche Lösung, während am Beispiel der preußischen Verfahren stärker der Aspekt der Flexibilität des Standesrechts hervortritt. Zum anderen ergänzen sich die für beide Länder erhaltenen Quellen in ihrer Aussagekraft hinsichtlich der Anschaulichkeit der Problemdarstellung, der Ausführlichkeit der Begründungen und des enthaltenen normativen Charakters.

Konkret standen für Preußen die veröffentlichten Entscheidungen des ärztlichen EGH[13], einzelne Urteilsabschriften des Ehrengerichtes von Berlin und des preußischen EGH[14] sowie Geschäftsberichte der Ehrengerichte der preußischen Provinzen[15] zur Verfügung. Die Veröffentlichung ausgewählter Fälle im Verlag Richard Schoetz erfolgte im Auftrag des preußischen EGH. Sie sollte der Information der Ärzte dienen, und die Ärztekammern waren wohl zur Übernahme einer größeren Stückzahl dieser Reihe vom preußischen Ministerium des Innern angehalten.[16] Der Zweck der Publikationen, nämlich die Ärzte über Disziplinarentscheidungen bzw. Standesregeln in Kenntnis zu setzen, ist als Grund für den

---

[13] Entscheidungen des Preußischen Ehrengerichtshofes für Ärzte, Bd. 4 u. 5, (Berlin, 1927 u. 1934). (im folgenden EPEA)
[14] LAB, Pr.Br.Rep. 57, Nr. 504-506: Ärztliches Ehrengericht für Berlin. Der Bestand enthält Kommunalaufsichtssachen des Stadtpräsidenten von Berlin. Da nur einzelne Akten aus der Behörde zufällig vor Kriegsschäden gerettet werden konnten, liegt hier eine unvollständige Sammlung einzelner Ehrengerichtsurteile vor.
[15] Bestände des Geheimen Staatsarchivs Preußischer Kulturbesitz Berlin (GStA PK), I. HA, Rep. 76 VIII B, Nr. 830: Das ärztliche Ehrengericht für die Provinz Brandenburg und den Stadtkreis Berlin vom Juni 1900 bis Juni 1929; ibid., Nr. 783: Die ärztlichen Ehrengerichte, Bd. III, vom April 1913 bis Dezember 1927. Die Akten enthalten Berichterstattungen der Ärztekammern an das Ministerium für Volkswohlfahrt sowie Korrespondenzen zwischen Ministerium und Ärztekammern, Ehrengerichten, Oberpräsidenten der Provinzen und anderen.
[16] 1933 rief die Ärztekammer des Rheinlandes die Ärztevereine auf, den fünften Band der EPEA anzufordern, die im Auftrag des preußischen Ministers des Innern fortgesetzt würden und von denen die rheinische Ärztekammer mindestens 65 Exemplare übernehmen müßte. Siehe DÄB 63 (1933), Sp. 267.

knappen Stil der Darstellungen anzusehen. Die Urteile erschienen anonymisiert und sehr gekürzt, wobei die Angaben zu den einzelnen Fällen erheblich variierten. Die zahlreichen Zwischenüberschriften, in denen die Berufspflichten bzw. die Probleme ärztlichen Verhaltens hervorgehoben wurden, gaben dem Leser in kurzer Form Aufschluß über die gängigen Auffassungen von der Standesehre.

Der Quellenbestand erlaubt aufgrund der Unvollständigkeit und Inhomogenität des Materials zunächst keine Quantifizierung und systematisch durchgehende Auswertung für die Jahre 1918-1933.[17] Sein Wert liegt vielmehr in der Bedeutung, die diesen Entscheidungen in Preußen wie im Deutschen Reich per se zugemessen wurde sowie in dem rechtsempfehlenden Charakter der preußischen Urteilssammlung. Weitere Bekanntmachung erfuhren manche Fälle durch ihre Aufnahme in den Reichs-Medizinal-Kalender, wo in unregelmäßigen Abständen in der Sparte „Gerichtliche Entscheidungen" ein grober Überblick über die allgemeine und ehrengerichtliche Rechtsprechung betreffend die ärztliche Tätigkeit gegeben wurde. Hier findet man ausgewählte EGH-Urteile in einer Kurzfassung von nur wenigen Sätzen, die den Leser über die ärztlichen Standespflichten und deren Verletzung orientierten. Um die Relevanz der Probleme ärztlichen Verhaltens, die in den Entscheidungssammlungen angesprochen wurden, für die tägliche Berufsausübung der Ärzte zu überprüfen, will ich neben den Standesordnungen der Ärztevereine die einzelnen erhaltenen Urteilsabschriften des Ehrengerichts für Berlin und die für mehrere Jahre vorhandenen Geschäftsberichte der Ehrengerichte der preußischen Provinzen heranziehen. Die Standesordnungen, die die Berufspflichten aufzählten, weisen den Weg zu den bereits als regelungsbedürftig erkannten Sachverhalten.

Die Originalurteile des Berliner Ehrengerichts machen die Probleme konkreter faßbar und veranschaulichen zudem die Argumentationsweise in den Urteilsbegründungen. Die 13 erhaltenen Berliner Urteile können im Vergleich mit den unten zu besprechenden sächsischen Urteilen durchaus in Form und Inhalt als typisch bezeichnet werden. Die Geschäftsberichte der Ehrengerichte, die die

---

[17] Die Quellenlage für die Zeit vor dem Ersten Weltkrieg ist im Hinblick auf eine quantifizierende Studie wesentlich günstiger, denn es erschienen regelmäßige Statistiken im AVD und in diversen Ministerialblättern. Aus diesem Grund entschieden wir uns im Rahmen des Arbeitsprojektes, in der vorliegenden Untersuchung auf umfassende statistische Darstellungen zu verzichten und die Quellendaten der Weimarer Republik zusammen mit denjenigen der Jahre 1900 bis 1914 auszuwerten. Siehe Maehle, Ethics, (1999), S. 146ff.

Ärztekammern der Provinzen an das preußische Ministerium des Innern erstatteten, nannten neben Zahlen zu den erledigten Verfahren auch die im Geschäftsjahr bestraften Verfehlungen der ansässigen Ärzte in Form einer Liste, in der die Sachverhalte auf jeweils eine Überschrift reduziert erschienen. Insgesamt läßt sich unter Berücksichtigung der verschiedenen preußischen Quellen also zeigen, daß die Themen, die vor den preußischen EGH in Berlin gelangten und sogar publiziert wurden, auch auf Bezirks- und Provinzebene in den alltäglichen Auseinandersetzungen von Bedeutung waren.

Für Sachsen liegen dagegen für den Untersuchungszeitraum lückenlos die Urteilsabschriften des ärztlichen EGH in Dresden vor, zum Teil zusammen mit den entsprechenden Entscheidungen der ersten Instanz.[18] In den meisten Fällen läßt sich hier der dem jeweiligen Verfahren zugrundeliegende Sachverhalt gut nachvollziehen, und die in ihrer Ausführlichkeit erhaltenen Begründungen zeigen die Argumentationsweisen bei der Bewertung ärztlichen Verhaltens sehr deutlich. Berücksichtigt man dabei noch, daß die sächsische Standesordnung ein verbindliches Regelwerk darstellte, so vervollständigt sich das Bild. Eine veröffentlichte Entscheidungssammlung und Geschäftsberichte stehen für Sachsen allerdings nicht zur Verfügung.

Für Sachsen und Preußen habe ich zudem die Rezeption der Ehrengerichtsbarkeit in den einschlägigen ärztlichen Zeitschriften des Reiches und der Ärztekammern der beiden Länder untersucht. Dazu zog ich das „Aerztliche Vereinsblatt für Deutschland" und seine Fortsetzung, das „Deutsche Ärzteblatt", als Organ des Deutschen Ärztevereinsbundes, sowie die „Deutsche Medizinische Wochenschrift" und die „Münchener Medizinische Wochenschrift" als weitverbreitete medizinische Zeitschriften, zudem die „Berliner Aerztekorrespondenz" und seine Fortsetzung, das „Grossberliner Aerzteblatt" und das „Korrespondenzblatt der ärztlichen Kreis- und Bezirksvereine in Sachsen" als wichtige Organe der Ärztekammern in den untersuchten Ländern heran. In diesen Zeitschriften dominierten zwar die Geschehnisse im einflußreicheren, weitaus einwohner- und damit auch ärztereicheren Preußen, doch läßt sich die Stimmungslage und die Akzeptanz der Ehrengerichtsbarkeit für beide Länder herauslesen. Außerdem wurden dort die Gesetze zur Ehrengerichtsbarkeit, die Standesordnungen sowie die Diskussion und Besprechung einzelner Fälle abgedruckt.

Neben den Zeitschriften bieten einige zeitgenössische Werke zur ärztlichen Standesorganisation und Ehrengerichtsbarkeit einen Überblick über die

---

[18] SächsHStA, MI, Nr. 15199 - 15203: Ärztlicher EGH, Bd. 6-10. Zum Aufbau des Ehrengerichtswesens siehe Kap. 2.2.

Praxis im Reich. Hier waren vor allem die Ausführungen der Juristen Friedrich Altmann und Carl Kade, sowie der Ärzte Kurt Finkenrath und Arthur Gabriel hilfreich.[19] Außerdem zog ich einzelne deontologische Texte hinzu, um einen Eindruck davon zu erhalten, wie die ärztliche Ethik außerhalb der Standesorganisationen besprochen wurde, welche Themen die Autoren für relevant erachteten und welche Stellung sie zu speziellen Problemen bezogen. Vor allem Albert Molls „Aerztliche Ethik" aus dem Jahr 1902 ermöglichte tiefere Einblicke in den Stand des Diskurses um ethische Fragen in der Medizin. Moll erörterte zahlreiche Themen, die auch an den Ehrengerichten verhandelt wurden, so daß sich das Werk als wertvolle Referenzquelle erwies.

Zusammenfassend läßt sich sagen, daß das Quellenmaterial, auf das sich die vorliegende Arbeit stützt, geeignet ist, inhaltlich nachzuzeichnen, was die ärztliche Berufsehre ausmachte, sowie die wesentlichen Problembereiche ärztlichen Verhaltens zusammenzutragen und zu interpretieren. Eine quantifizierende Untersuchung scheint dagegen aufgrund der so ungleich gearteten Quellen eher problematisch. Allerdings bietet sich erstmals die Gelegenheit, die unterschiedlichen historischen Materialien im Zusammenhang zu bearbeiten, denn bis 1989 lagerte das Archivmaterial zum einen Teil in der alten Bundesrepublik und zum anderen, wohl größeren Teil in der ehemaligen DDR. Hieraus läßt sich in mancher Hinsicht die geringe Beachtung erklären, die man der Rechtsprechung der ärztlichen Ehrengerichte in der Medizingeschichte bisher schenkte. Zwar streifen die meisten standesgeschichtlichen Arbeiten den Themenkomplex Ehrengerichtsbarkeit, doch eine Untersuchung der konkreten Fälle, die an jenen Gerichten verhandelt wurden, existiert für die Weimarer Zeit bisher nicht.

Eine Übersicht über die ärztliche Standesgeschichte des 19. und 20. Jahrhunderts gewährt die „Geschichte der deutschen Ärzteschaft", herausgegeben von Jütte (1997). Dort sind insbesondere auch die Strukturen der ärztlichen Organisationen sowie die chronologische und formale Entwicklung der Ärztekammern und der Ehrengerichtsbarkeit ausführlich dargestellt. Die Disziplinarfälle, die an den deutschen Ehrengerichtshöfen vor dem Ersten Weltkrieg beurteilt wurden, und ihre Bedeutung für die ärztliche Ethik stellte Maehle (Werte, 1998 und Ethics, 1999) zum Teil schon vor. Smith (Discipline, 1994) beschrieb von juristischer Warte Struktur und Fortschritt des englischen

---

[19] Siehe Altmann, Ehrengerichte, (1900); Gabriel, Organisation, (1920); Finkenrath, Organisation, (1928); Kade, Ehrengerichtsbarkeit, (1906).

Standesrechts und wertete die Fälle des GMC, die 1858-1990 auftraten, nach den Themen aus. Für Deutschland liegt eine derartige Studie nur für die Ehrengerichtsbarkeit der Anwälte von Ledford (Estate, 1996) vor. Die umfangreiche Arbeit des Juristen Taupitz über „Die Standesordnungen der freien Berufe" (1991) enthält auch Ausführungen zur Entwicklung des ärztlichen Standesrechts und geht allgemein auf den gesellschaftlichen Stellenwert eines solchen Rechtes ein, ohne die Inhalte der Standesordnungen näher zu diskutieren.

Für die Geschichte der Ethik in der Medizin im 19. Jahrhundert liegen grundlegende Forschungsarbeiten vor, während für das beginnende 20. Jahrhundert jeweils einzelne Themen wie etwa die Abtreibung herausgegriffen wurden. Huerkamp (1985) beleuchtete den „Aufstieg der Ärzte im 19. Jahrhundert" und erklärte umfassend den Prozeß der Professionalisierung der Ärzteschaft unter Berücksichtigung der Entwicklung des Gesundheitswesens sowie der Bedeutung kollegialer Normen. Auf die Geschichte der ärztlichen Ethik, den Wandel des Arztbildes und der Arzt-Patient-Beziehung in dieser Zeit ging Brand (Ethik, 1977) in seiner Arbeit ein. Karstens (Déontologie, 1985) zeigte die Einflüsse der französischen „Déontologie médicale" auf das deutsche Verständnis von ärztlicher Ethik als Regelung zwischenärztlichen Verhaltens.

Die medizinhistorischen Forschungen für das beginnende 20. Jahrhundert beschäftigten sich in den 1960er und 1970er Jahren vor allem mit der Sammlung standesgeschichtlicher Daten und erschöpften sich in der Beschreibung der Geschehnisse. Analyse und Interpretation finden sich nur in Ansätzen. Herweg (Themen, 1976), Knüpling (Untersuchungen, 1965), Schmaltz (Medizinalreformbewegung, 1977) und Steinhoff (Einwirkungen, 1974) beziehen sich in ihren Dissertationen im wesentlichen auf die ärztlichen Standeszeitschriften und die Protokolle des Geschäftsausschusses des Deutschen Ärztevereinsbundes und geben damit einen Überblick über die Stationen auf dem Weg zur einheitlichen Ärzteordnung, die Themen der Ärztetage und die Grundzüge der ärztlichen Standespolitik. Für den Untersuchungszeitraum 1918-1933 entstanden Arbeiten zu speziel- len ethischen Problemen wie etwa den Schwangerschaftsabbruch von Usborne (Politics, 1992) oder die Debatte um die Humanexperimente von Steinmann (Debatte, 1975). Eine Darstellung der weiteren Entwicklung der ärztlichen Deontologie zu Beginn des 20. Jahrhunderts liegt nicht vor.

Den Zusammenhang zwischen Standesordnungen, Ethik und Ehre zeigte Nye (Codes, 1995 und Medicine, 1997) für die Situation in Frankreich und England im 19. und beginnenden 20. Jahrhundert. Ein ähnliches Anliegen verfolgt

Morrice in seinem aktuellen Projekt zur Ehre und Ethik der British Medical Association (BMA).[20] In der deutschen Medizingeschichte behandelte man das Thema ärztliche Ehre bislang eher am Rande. Thomsen (1996) unternahm in seiner wegweisenden Arbeit über „Ärzte auf dem Weg ins 'Dritte Reich'", die sich mit der Arbeitsmarktsituation und dem ärztlichen Selbstverständnis gegenüber der Sozialversicherung beschäftigt, auch einen kleinen Exkurs zu Fragen nach der Bedeutung der Ehre für das Selbstbild der Ärzte. Eine eingehende Analyse des sozialen Phänomens der ärztlichen Standesehre und seine Verquickung mit der ärztlichen Ethik fehlt für den deutschen Raum bisher.

In der Sozialwissenschaft und auch in der Geschichtswissenschaft beschäftigte man sich in letzter Zeit recht intensiv mit dem Phänomen Ehre. Das Thema entfachte regelrecht Streit zwischen zwei Vertreterinnen dieser Disziplinen. Während die Soziologin Vogt (Logik, 1997) die bis heute wichtige gesellschaftliche Funktion der Ehre unterstreicht, hält die Historikerin Frevert (Ehrenmänner, 1995 und Mann, 1995) die Ehre für ein rein historisches Pro- blem.[21] Einig ist man sich jedoch allenthalben über die Relevanz dieses Themas, und für die vorliegende medizinhistorische Studie waren beide Darstellungen hilfreich. Die weitere Literatur zum Problem Ehre wird im folgenden Kapitel dargestellt.

## 4. Methodisches Vorgehen und theoretisches Werkzeug

Zur Untersuchung lagen 404 Urteile der preußischen und sächsischen Ehrengerichtshöfe für den Zeitraum 1918-1933 vor, die als Dokumente in sehr verschiedener Form erhalten sind. Zusätzlich nannten die Geschäftsberichte der preußischen Ehrengerichte, soweit sie für diese Zeit erhalten sind, 334 Verfehlungen. Der erste Schritt, Übersicht über diese ergiebige aber auch inhomogene Datenmenge zu gewinnen, bestand darin, Kategorien für die problematischen Verhaltensweisen von Ärzten zu finden und diese zu größeren Themengruppen zusammenzufassen. Die Begrifflichkeiten der einzelnen Kategorien, wie etwa „Beleidi-

---

[20] A. Morrice, „Honour and Interests": Medical Ethics in Early Twentieth Century Britain. Vortrag gehalten am 11.1.99 im Freiburger Medizinhistorischen Kolloquium.
[21] Zur hitzigen Diskussion um Bedeutung und Modernität der Ehre siehe auch Vogt, Modernität, (1999) und Kritiken von Vertretern verschiedener Fachrichtungen in EuS 10 (1999).

gung", „Sexualvergehen" oder „Reklame" lehnen sich zum einen an die Urteilstexte selbst, an die Standesordnungen und damit an die zeitgenössischen Begriffe an, zum anderen beziehen sie sich auf die verwandte Untersuchung der Urteile des englischen ärztlichen Berufsgerichts GMC von Smith (1994).

Als übergeordnete Größe bot sich eine Einteilung in die drei großen Bezugsfelder ärztlichen Handelns an: das Verhalten gegenüber Kollegen, gegenüber Patienten und in der Öffentlichkeit. Diese Bereiche wurden in der Deontologie des 19. Jahrhunderts als zentral angesehen[22] und fanden sich häufig in den Standesordnungen wieder. Daher waren diese Bezugsgrößen auch für eine Einordnung der ehrengerichtlichen Fälle hilfreich. Die Urteile aus unterschiedlichen Quellen führte ich in den Themengruppen zusammen und stellte anhand einzelner typischer Fälle die wesentlichen Aspekte eines Problemverhaltens heraus. Ich suchte einen Mittelweg zwischen einer Kasuistik und einer verallgemeinernden Darstellung. An den einzelnen ausgeführten Fällen ließen sich charakteristische ärztliche Verhaltensweisen oder auch Denkweisen darstellen und analysieren.

Um einen Eindruck davon zu erhalten, inwieweit die Urteile mit gängigen Auffassungen in deontologischen Schriften übereinstimmten, zog ich ausgewählte ärztliche Ratgeber und insbesondere Molls „Ärztliche Ethik" aus dem Jahr 1902 hinzu und verglich Betrachtungsweise und Diskussionsschwerpunkte. Eine umfassende Darstellung dieses ärztlichen Schrifttums wird in der ebenfalls in diesem Arbeitsprojekt entstehenden Dissertation von Georg Schomerus erfolgen. Daher wählte ich kritische oder ergänzende Passagen aus, die mit den Themen der Ehrengerichte in Beziehung standen, ohne die Entstehungsbedingungen, Inhalte und Hintergründe der zahlreichen standesethischen Bücher ausführlich zu behandeln.

Auf der Basis medizinhistorischer Arbeiten, insbesondere von Brand (1977), Huerkamp (1985), Thomsen (1996) und Jütte (1997), konnten Bezüge zur standesgeschichtlichen Entwicklung im 19. und 20. Jahrhundert hergestellt werden, die die Bedeutung der Problemkreise für die politischen, wirtschaftlichen und sozialen Interessen der Ärzteschaft faßbar werden lassen. Viele der beklagten ärztlichen Verhaltensweisen hatten sich bereits im 19. Jahrhundert als Gegenstände öffentlicher oder intraprofessioneller Diskussion gezeigt. Im 20. Jahrhundert wurde nun innerhalb der staatlich legitimierten Ehrengerichte eindeutig Stellung zu den Fragen der Standesehre und der Berufspflichten genommen, und Verstöße wurden mit Sanktionen belegt. So lieferte die Ansicht der Probleme im

---

[22] Percival (1803) und auch Simon (1845) sahen diese Bereiche als zentrale Themen der ärztlichen Ethik. Siehe dazu v. Engelhardt, Entwicklung, (1989), S. 77ff.

medizinhistorischen Kontext häufig Begründungen für das Interesse der ärztlichen Organisationen und der Ehrengerichte an bestimmten Themen.

Aber immer noch blieben wesentliche Fragen meiner Arbeit unbeantwortet: Was bedeutete ärztliche Ethik im Bereich der Ehrengerichtsbarkeit? Welche Grundhaltungen, welche Motive erklärten die Verteilung der Problemschwerpunkte und die Urteilsbegründungen der Ehrengerichte? Meine Suche nach moralphilosophischen Bezugssystemen in den Urteilsbegründungen erwies sich als unergiebig. Noch mehr als die Mollsche Ethik der Jahrhundertwende waren die ehrengerichtlichen Urteile von der philosophischen Ethik distanziert und den gängigen Moralsystemen entzogen. Moll bezeichnete die Standespflichten - darin bestätigen die Ergebnisse dieser Untersuchung seine Sichtweise - als „Ettikettevorschriften", die von den eigentlichen „Forderungen der Ethik" zu unterscheiden seien.[23] So bezogen sich die Urteilsbegründungen nicht auf religiöse Vorstellungen, nicht auf philosophische Strömungen, nicht einmal auf die hippokratische Tradition wurde verwiesen. Die Ehrengerichte stellten sich in den Urteilstexten keineswegs ethischen Grundfragen: Ist diese oder jene ärztliche Handlung oder Haltung gut, gerecht, vernünftig, sinnvoll? Konfliktsituationen der ärztlichen Praxis und daraus folgende Gewissensnöte der Mediziner reflektierten und diskutierten sie nicht. Fragen nach Gesinnung und Verantwortung kamen nicht zur Sprache und auch die Worte „Ethik" oder „Moral" an sich fehlten nahezu gänzlich.[24]

Entscheidungskriterium und zentraler Wert in den standesrechtlichen Urteilen war - der Begriff „Ehrengericht" drückt dies deutlich aus - die Ehre. Die Begriffe Standesehre und Standeswürde wurden dabei synonym benutzt. Nur ehrenhafte Verhaltensweisen waren eines Arztes würdig. Würde kennzeichnete in diesem Zusammenhang weniger die allgemeine Menschenwürde, sondern stand wie die Ehre für die herausgehobene Stellung des ärztlichen Berufsstandes in der Gesellschaft, die ein besonderes Benehmen der Mediziner verlangte.

Das Konstrukt „Ehre" eröffnet Erklärungsmöglichkeiten für die Logik ehrengerichtlicher Klagen und Urteilsbegründungen. Beschäftigt man sich mit der

---

[23] Siehe Moll, Ethik (1902), S. 17 und S. 357ff.
[24] Auch Maehle beobachtete die Distanz der Standesethik von der philosophischen Ethik und die Bedeutung des ärztlichen Standesrechts als Ehrenrecht für die ehrengerichtlichen Entscheidungen in den Jahren 1900-1918. Siehe Maehle, Ethics, (1999).

Ehre, so findet man in der Hauptsache die Soziologie als Zugangsweg, die sich intensiv mit der Ehre und ihren Erscheinungsformen auseinandersetzte. Vogt (1997) rezipierte die wesentlichen soziologischen Theorien der Ehre und stellte dabei die Bedeutung des Themas für Kulturwissenschaft und Geschichtswissenschaft heraus. In der vorliegenden Arbeit verfolge ich zwei theoretische Erklärungswege für das Phänomen ärztlicher Ehre zu Beginn des 20. Jahrhunderts: Georg Simmels Gedanken zur Ehre als Aspekt der „Selbsterhaltung der sozialen Gruppe" und Pierre Bourdieus Überlegungen zur Ehre als „symbolisches Kapital". Mit der Anwendung ihrer theoretischen Konzepte in der Untersuchung lassen sich Themenschwerpunkte, Urteilsbegründungen und gesellschaftliche Funktion der Einrichtung Ehrengericht von uns heute besser begreifen.

Simmel wird in letzter Zeit eine herausragende Bedeutung für die historische Erforschung soziokultureller Prozesse zugeschrieben. Er gilt als scharfsichtiger zeitgenössischer Beobachter der gesellschaftlichen und kulturellen Veränderungen des ausgehenden 19. und frühen 20. Jahrhunderts.[25] Seine Wahrnehmung der Ehre als gruppenintegrierende Erscheinung bezieht sich auf die Gesellschaft der Zeit, in der er lebte und ist von der großstädtischen Lebenswelt Berlins beeinflußt.[26] Seine Analyse der sozialen Beziehungen ist infolgedessen auf die Verhältnisse in der Ärzteschaft der Weimarer Zeit gut anwendbar, denn seine Begrifflichkeiten stehen in enger Beziehung zum Untersuchungsraum - örtlich wie zeitlich.

Doch Simmels Werk nur als reine Beobachtung eines Zeitzeugen zu verwerten, würde die wesentlichen Qualitäten seiner Arbeit unberücksichtigt lassen. Er lieferte mit seiner Soziologie eine „historische Anthropologie der Moderne" und entwarf Raster und Kategorien sozialen Verhaltens und sozialer Beziehungen, die hier erstmals für die Medizingeschichte genutzt werden sollen.[27] Simmel richtete seine Aufmerksamkeit auf die sozialen Wechselbeziehungen zwischen

---

[25] Siehe Nolte, Anthropologie (1998).

[26] Georg Simmel wurde 1858 in Berlin geboren. Er studierte an der Berliner Universität Geschichte, Ethnologie, Völkerpsychologie, Philosophie und Kunstgeschichte und schlug dann eine wissenschaftliche Laufbahn ein. Zusammen mit Ferdinand Tönnies, Werner Somart und Max Weber gründete er 1908 die Deutsche Gesellschaft für Soziologie. 1911 verlieh ihm die Universität Freiburg den Ehrendoktortitel der Staatswissenschaften, 1914 wurde er auf einen philosophischen Lehrstuhl nach Straßburg berufen. Er starb 1918 in Straßburg. Siehe Lichtblau, Simmel, (1997).

[27] Nolte rekonstruierte Simmels Werk als „Programm einer 'Historischen Anthropologie der Moderne'" und sah in den Kategorien seiner Soziologie Nutzen und Anregung für die kulturhistorisch, sozialgeschichtlich und anthropologisch orientierte Geschichtswissenschaft. Siehe Nolte, Anthropologie, (1998), S. 226.

Individuen und auf den Alltag, der durch die zwischenmenschlichen Beziehungen als Grundelemente der Gesellschaft geprägt wird.[28] Diese Sichtweise bereichert die vorliegende Arbeit, in der die soziale Interaktion zwischen einzelnen, wie z. B. diejenige zwischen Ärzten oder zwischen Arzt und Patient, von zentraler Bedeutung ist.

Simmel lokalisiert die Ehre als Normierungsart in einer Mittelstellung zwischen Recht und Moral und gibt dadurch nicht nur Antworten auf die Kernfrage nach der ärztlichen Ehre in den ehrengerichtlichen Urteilen, sondern vermittelt gleichzeitig die Eckpunkte der anderen Normierungsarten und ihre Bedeutung für soziale Gruppen. Der Bezug des standesrechtlichen Kriteriums Ehre zur Ethik kann auf diesem Weg nachvollzogen werden. Sein Konzept der Ehre als Regelungsmöglichkeit, die die soziale Gruppe schafft, erhält und abgrenzt, soll im folgenden zusammenfassend mit Bezug auf die ärztliche Ehre vorgestellt werden.

Simmel unterscheidet in der Tat drei Bereiche: Recht (hierbei ist das Strafrecht gemeint), Ehre und Moral. Das Recht hat den kleinsten Umfang, die Ehre stellt eine Erweiterung dar und die Moral reicht am weitesten. Die Bereiche decken sich - sofern sie als vollkommen gedacht sind - jeweils mit dem nächstkleineren, wobei das Recht die Minimalforderungen enthält, die die Ehre und die Sittlichkeit von sich aus gebieten. Sie sind jedoch in ihrer Ausrichtung und Umsetzung verschieden: Simmel bezieht sie auf außen und innen. Als äußerlich versteht er die Gesellschaft oder die soziale Welt und als innerlich die im Individuum gelegene Sphäre. Das Recht verfolgt demnach äußere Zwecke durch äußere Mittel, die Moral innere Zwecke durch innere Mittel, und die Ehre richtet sich auf äußere Zwecke durch innere Mittel.

Äußere Zwecke können etwa Eigentum und Besitzstand, Persönlichkeitsrechte, Staatssicherheit oder auch Prestige, Einfluß und soziale Beziehungen sein. Eine wirksame Exekutive sorgt mit ihren äußeren Mitteln, wie der Polizeigewalt oder dem Strafvollzug, für die Durchsetzung des Rechts. Innere Mittel liegen dagegen im Individuum in Form etwa des Gewissens, des Verantwortungsgefühls, der Vernunft oder auch des Ehrempfindens vor. Sie sichern das moralische sowie das ehrenhafte Handeln einer Person. Ebenso beziehen sich innere Zwecke auf die Innerlichkeit des Menschen. Ideen von Menschenwürde, Bewußtsein, Selbstbestimmung, Erkenntnis, Freiheit oder Glückseligkeit stellen z.

---

[28] Siehe ibid.; Lichtblau, Simmel, (1997).

B. solche inneren Zwecke dar. Diese Ziele werden sowohl für das eigene Ich wie für andere Individuen verfolgt.[29]

Auf dieser Vorstellung basierend befaßt sich ärztliche Ethik als Lehre und Wissenschaft der ärztlichen Moral mit den Handlungsfeldern des Arztes unter dem Aspekt seiner inneren Haltung, seiner Gesinnung, seines Verantwortungsgefühls im Entscheidungsprozeß bezogen auf die inneren Werte anderer Individuen, insbesondere der Patienten und Kollegen. Dabei ist für Simmel die Verwirklichung eines idealen Zweckes - z. B. allgemeiner Glückseligkeit - an sich selbst ebenso Pflicht wie die Realisierung desselben gegenüber der Gesellschaft, also an anderen. Denn für den Soziologen ist eben das Soziale „für alles Ethische die tiefste Voraussetzung und Grundlage [...]: dass der Einzelne einerseits einem Ganzen zugehört und Theil desselben ist, andrerseits aber doch selbständig ihm gegenübersteht."[30]

Die Zwischenstellung der ärztlichen Ehrengerichte zwischen öffentlicher Rechtsprechung und Gewissensfragen ist charakteristisch für eine Institution der Ehre:

„Die Ehre nimmt eine mittlere Stellung ein: ihre Verletzung wird von Strafen bedroht, die weder die reine Innerlichkeit des moralischen Vorwurfs, noch die körperliche Gewalt der rechtlichen Sphäre besitzen."[31]

Obwohl die Standeswürde einer innerlichen Haltung entsprach, richtete sie sich doch auf äußerliche Zwecke, wie Ansehen, Verdienst und Macht. Die ehrenrechtlichen Sanktionen stehen gerade auf der Stufe zwischen äußerer Gewalt und inneren Skrupeln: Die Bestrafungsmaßnahmen der Ehrengerichte scheinen uns heute milde, die Urteilsbegründungen wenig nachdenklich oder ethisch reflektiert.

Das Wirken der Ehrengerichte zielte nicht auf die „Selbstverantwortlichkeit des Gewissens"[32] ab, die nach Simmel die Moral des Individuums kennzeichnet, sondern auf die Zweckmäßigkeit von Verhaltensweisen für die Sondergruppierung Ärzteschaft, wie sie für die Ehre charakteristisch ist.

---

[29] Siehe Simmel, Einleitung, ($^1$1989), S. 174ff.; ders., Soziologie, ($^2$1995), S. 598ff.
[30] ders., Einleitung, ($^1$1989), S. 178.
[31] Simmel, Soziologie, ($^2$1995), S. 599.
[32] ibid., S. 600.

„Was über den Sinn der Ehre als einer soziologischen Zweckmäßigkeit leicht täuscht, ist gerade der Umstand, mit dem diese Zweckmäßigkeit ihren höchsten Triumph feiert: daß es ihr nämlich gelungen ist, dem Individuum die Bewahrung seiner Ehre als sein innerlichstes, tiefstes, allerpersönlichstes Eigeninteresse zu infundieren."[33]

Für die ärztliche Ehre bedeutet dies, daß die soziale Zweckmäßigkeit, die hinter der Ehre und Ehrverletzung steht, in den Urteilen nicht mehr unbedingt zum Ausdruck kommt, auch nicht zwischen den Zeilen. Die Ehre an sich ist der zentrale Wert, und durch die innere Empfindung des Ehrgefühls verwechselten Ärzte sie offenbar leicht mit der Ethik. Der Begriff Ethik wurde nicht nur plakativ zur Erreichung von Standesprivilegien in Form der Ehrengerichtsbarkeit eingesetzt, sondern vermutlich hielt man die Ehrgefühle auch tatsächlich für moralische Empfindungen.

Dabei geht es nicht darum, die Ehre in ihren inhaltlichen Vorstellungen abzuwerten, denn natürlich deckten sich Ehrauffassungen auch mit ethischen Gedanken, aber eben nur teilweise. Es soll lediglich hervorgehoben werden, daß die Ehre eine soziale Funktion für eine Gruppe hat, die sich an den äußeren Umständen orientiert und nicht an der Reinheit des Gewissens. Das wird sich in den Kapiteln, die die Problemfelder ärztlichen Verhaltens behandeln, immer wieder bestätigen.

Während Simmels Ansatz die Abgrenzung der Ehre von Recht und Ethik liefert und die Ehre als gruppenbezogene Erscheinung plausibel macht, verweist Bourdieus Theorie der Kapitalien auf den symbolischen Charakter der Ehre und die damit verbundene soziale Erzeugung und Akzeptanz von Macht. Bourdieus Konzept der Ehre liegt leider „nicht als fertiges, anwendungsfähiges Paket vor"[34], es muß erst aus seinem Werk erschlossen werden, was in der Sozialwissenschaft in breitem Umfang geschehen ist. Über seine Theorien und Begriffe wird bisher jedoch mehr gesprochen und geschrieben als mit ihnen gearbeitet. In der vorliegenden Arbeit wende ich Bourdieus Kapitaltheorie auf die Verhaltens- und Sanktionsformen der Ärzteschaft an. Um dieses Unternehmen praktikabel zu gestalten, verzichte ich darauf, die Probleme der Begrifflichkeiten und der

---

[33] ibid., S. 601f.
[34] Vogt, Ehre (1997), S. 104.

Übersetzung näher zu diskutieren, die die komplexe und in steter Entwicklung befindliche Arbeit des Franzosen in sich trägt.[35]

Verwiesen sei auf den Hauptkritikpunkt, den man gegen Bourdieus soziologische Konzeptionen vorbringt: Bourdieu setze seine Begriffe nicht immer präzise und konsequent. Er betreibe eine „Realpolitik des Begriffs"[36], die dazu führe, daß seine Begrifflichkeiten Unschärfen aufwiesen und manchmal auch quer zu denjenigen anderer Autoren stünden. Der „Verwerter" entscheide deshalb auch, „welcher Sprachgebrauch für den jeweiligen analytischen Verwendungszweck der adäquate ist".[37] Trotz dieser definitorischen Schwierigkeiten ist man sich darüber einig, daß die Brauchbarkeit seiner Anregungen alle kritischen Einwände bei weitem überwiegt. Man muß sie aber zumindest zur Kenntnis nehmen.[38]

Bourdieu bezieht sich in seinem Werk zwar auf seine ethnologischen Studien in der Kabylei (Nordalgerien) sowie auf seine soziologische Analyse der Bildungssituation und Kulturentwicklung im Frankreich der 1960er und 1970er Jahre. Sein Theorieangebot und sein begriffliches Instrumentarium bieten jedoch fruchtbare Ansätze für eine Anwendung auf andere Kultur- und Zeiträume.[39] Das Thema Ehre beschäftigte Bourdieu schon früh im Zusammenhang mit seinen ethnologischen Studien über die Kabylen.[40] Doch stellte das Phänomen nur einen Aspekt seiner Theorie dar, den er immer wieder aufgriff und in seine Vorstellungen über das soziale Leben einbezog.

In welchem theoretischen Gebäude findet die Konzeption der Ehre als symbolisches Kapital ihren Platz? Am bekanntesten ist wohl die Idee des Habitus in der Soziologie Bourdieus. Der Habitus (aus dem Lateinischen kann der Begriff

---

[35] Bourdieu gilt zwar als „Schlüsselautor für die Kulturtheorie und -forschung", aber meistens wird über ihn und nicht mit seinen Erkenntnissen gearbeitet. Das Unternehmen einer Ökonomie der kulturellen und symbolischen Phänomene gibt sich nicht so leicht preis, stellte Gilcher-Holtey mit Bourdieu fest, nicht einmal dem Autor Bourdieu selbst. Außerdem ist zu bedenken, daß nur ein Bruchteil seiner Arbeiten ins Deutsche übersetzt wurde. Siehe Fröhlich / Mörth, Lebensstile, (1994), S. 9f.; Gilcher-Holtey, Praktiken, (1998), S. 113f. In der Sozialgeschichte werden derzeit erste Versuche unternommen, Bourdieus Theorieangebote für historische Untersuchungen anzuwenden. So beleuchtete Reitmayer die Lebensweise deutscher Großbankiers im Kaiserreich unter Zuhilfenahme von Bourdieus Konzept des Habitus. Siehe Reitmayer, Bürgerlichkeit, (1999).
[36] Bourdieu, Rede, (1992), S. 40.
[37] Vogt, Logik, (1997), S. 144.
[38] ibid., S. 146 mit weiteren Verweisen.
[39] Siehe Fröhlich / Mörth, Lebensstile (1994) sowie Gilcher-Holtey, Praktiken, (1998).
[40] Siehe Bourdieu, Essais, (1960).

mit Haltung, Habe, Gehabe übersetzt werden) stellt für Bourdieu die Grundlage für die Ausbildung gesellschaftlicher Strukturen und die Herstellung von Kultur dar. Bourdieu faßt den Habitus als Disposition des Menschen, bestimmte Wahrnehmungen, Denkweisen, Vorstellungen und letztlich auch Handlungen zu erzeugen. Der Habitus kennzeichnet die Basis, die in jedem Mitglied der Gesellschaft vorhanden ist, um Kultur zu reproduzieren. Durch ihren Habitus strukturieren Menschen die Welt und gleichzeitig ist ihnen selbst dadurch eine Struktur verinnerlicht.

Die soziale Welt beschreibt Bourdieu als einen mehrdimensionalen Raum, in dem Akteure und Gruppen bestimmte aufeinander bezogene Positionen einnehmen. Dabei sind die Personen einzelnen Feldern ausgesetzt, d. h. sie handeln unter Einwirkung eines Kräftefeldes oder sie bewegen sich auf einer Art Spiel- oder Kampffeld. Diese Spiel-Räume konstituieren sich historisch mit eigenen Institutionen und Funktionsgesetzen. Die Stellung des einzelnen im sozialen Raum definiert sich über die ihm zur Verfügung stehenden Machtmittel wie etwa Geld oder Wissen - die Kapitalien.

Vereinfachend führt Bourdieu den Vergleich des sozialen Lebens mit einem Spiel, z. B. einem Kartenspiel. Das Bild des Spieles steht für ein Feld oder einen Teillebensraum der sozialen Welt, in dem einzelne Akteure - die Mitspieler - aufeinandertreffen. Sie bringen bereits einige Voraussetzungen mit in das Spiel: Die Spieler haben die Regeln bereits gelernt und verinnerlicht. Sie sind damit vertraut, was es bedeutet, überhaupt zu spielen, sie haben die speziellen Regeln des konkreten Spieles erlernt und geübt. Jeder hat ein Repertoire an Denk- und Handlungsmöglichkeiten, das er auf vielfältigen Wegen erworben hat und im Spiel einsetzen kann. Diese Grundlage, den Spielverlauf wahrzunehmen, mitzudenken und eigene Spielzüge zu entwerfen, nennt Bourdieu den Habitus. Es handelt sich um die inkorporierte Struktur des entsprechenden Spieles, das auf dieser Basis reproduziert werden kann.

Wesentlich bestimmt wird das Kartenspiel, um bei Bourdieus Bild zu bleiben, von der Verteilung der Karten. Die verschiedenen Kapitalsorten (Geld, Bildung, Beziehungen, Statussymbole), die Machtmittel, fungieren quasi als Trümpfe in dem Kartenspiel. Die Trümpfe determinieren die Gewinnchancen im entsprechenden Feld bis zu einem gewissen Grade. Doch kann der einzelne Spieler auf das Repertoire seines Habitus zurückgreifen und in dem Spiel trotz vorhandener, ungleicher Verteilung der Mittel eine Strategie verfolgen, um zu gewinnen. Das Spiel reproduziert sich immer wieder selbst, aber es ist bei objektiv vorhandenen Zwängen und Unterschieden der Position nicht vorhersagbar.[41]

Die Metapher des Kartenspiels verdeutlicht wesentliche Komponenten aus Bourdieus Soziologie. Das Beispiel steht für die fixen Konstruktionsprinzipien der sozialen Welt und die strukturgebenden Regeln und Spielmöglichkeiten, die das Individuum in sich trägt und reproduzieren kann, und zugleich ist die Flexibilität innerhalb des Kräftefeldes zu erkennen, die das jeweilige Spiel einzigartig macht und den Kampf zwischen den Inhabern verschiedener Positionen zuläßt und letztlich erzeugt. Bourdieu zufolge ist der Habitus ein Erzeugungsprinzip unter anderen, das besonders häufig wirksam wird, weil der Habitus in seinem Verhältnis zum Feld unterbewußt und vorreflexiv zum Tragen kommt. Das Bild des Spieles bringt uns auch Bourdieus Modell des Feldes im sozialen Raum näher, denn wie bei verschiedenen Spielen mit unterschiedlichen „Spielfeldern" befinden sich die Teilnehmer in immer anderen Kräfteverhältnissen und Auseinandersetzungen, verwenden aber letztlich gleichartige Ressourcen und Strategien mit dem Ziel, das Spiel zu gewinnen.

Die vorliegende Arbeit beabsichtigt indessen, die Bedeutung der Ehre für den ärztlichen Berufsstand und seine soziale Entwicklung zu beleuchten, also den Einsatz eines der wichtigsten Trümpfe im Spiel, nämlich das symbolische Kapital als Erklärungsmodell heranzuziehen. Dieses stellt freilich nur einen Aspekt der Bourdieuschen Soziologie dar, doch ginge der Versuch, den Habitus der Ärzte und ihr soziales Feld zu analysieren, weit über den Rahmen meiner Untersuchung hinaus. Die Urteile der ärztlichen Ehrengerichte können die Ehrvorstellungen der Mediziner und die Mechanismen der Ehre als soziales Symbol und Machtmittel reflektieren. Den Habitus des Arztes und sein Feld, die Medizin, zu erklären, ist dagegen ein zu universelles Anliegen, als daß es im Rahmen einer einzelnen Studie zu realisieren wäre.

Nachdem die Ausgangsüberlegungen der Soziologie Bourdieus umrissen wurden, soll nun der Fokus auf das Konzept der Kapitalien gerichtet werden. Was hat es auf sich mit der Bourdieuschen Kapitaltheorie und der Ehre? Die Kapitaltheorie stützt sich zunächst auf einen erweiterten Kapitalbegriff. Ausgehend von der Beobachtung, daß ökonomisches Handeln in manchen Bereichen der oberen Schichten scheinbar nicht vermutet wird, daß beispielsweise die künstlerische oder intellektuelle Sphäre den egoistischen Kalkülen der Geldwirtschaft entzogen zu sein scheint, versuchte Bourdieu, „die verdeckte und verschleierte

---

[41] Siehe Bourdieu, Raum, (1985), S. 10f.; ders., Rede, (1992), S. 28; Fröhlich, Kapital, (1994), S. 41f.

ökonomische Logik sozialer Praxis offenzulegen"[42]. Das Wort „ökonomisch" meint dabei Prozesse, die der Logik des Eigennutzes folgen.

Ein solches Spannungsverhältnis zwischen scheinbarer Uneigennützigkeit und dahinter verborgenen handfesten Eigeninteressen läßt sich für die Medizin des beginnenden 20. Jahrhunderts ausmachen. Das Idealbild des altruistischen Helfers trübte sich schon dadurch, daß der Arzt die Interessen seiner Person aus Existenzgründen verfolgen mußte. Trotzdem versuchte die Ärzteschaft, den Umstand so gut wie möglich für die Öffentlichkeit wie für sich selbst zu verschleiern und drängte beispielsweise darauf, in der Praxis jeden Eindruck, der Arzt betreibe ein Geschäft, zu vermeiden.

Was bedeutet Kapital in Bourdieus erweiterter Definition? Es erscheint als „Prinzip der inneren Regelmäßigkeiten der sozialen Welt"[43] und folgt der kapitalistischen Logik mit ihren Hauptmechanismen Akkumulation, Investition und Transformation. Die Verteilung von Kapital entspricht der inneren Struktur der Gesellschaft. Der Begriff Kapital läßt sich am ehesten mit dem Begriff Macht gleichsetzen. Bourdieu unterscheidet verschiedene Formen von Macht, wobei er die Herstellung von Machtstrukturen unter anderem anhand eines wirtschaftlichen Modells veranschaulicht. Die Kapitalien fungieren als Medien, die Machtrelationen zwischen verschiedenen Positionen ausbilden.

Bourdieu unterscheidet vier Arten von Kapital: ökonomisches, kulturelles, soziales und symbolisches Kapital. Typische Formen dieser Kapitalien sind für das ökonomische Kapital das Eigentum, für das kulturelle die Bildung und für das soziale das Beziehungsnetz. Diese Eigenschaften und Güter tragen zur Unterscheidung von Lebensstil und Ansehen bei. Diese Erkenntnis war auch für Bourdieu nicht neu, denn Max Webers Theorie der ständischen Ehre mit ihren Kriterien gemeinsamer Verkehrskreise und Lebensstile leistete hier bereits die wesentliche Vorarbeit.

Um nun beim Kapitalbegriff zu bleiben: Die jeweiligen Kapitalien können investiert, akkumuliert und transformiert werden. Zeit und Geld kann z. B. in die medizinische Ausbildung investiert werden, der kulturelle Ertrag wäre das medizinische Fachwissen. Geld kann auch für die Mitgliedschaft im Ärzteverein ausgegeben werden, das ökonomische Kapital wird dann in soziales Kapital

---

[42] ibid., S. 123.
[43] Vogt, Logik, (1997), S. 125.

I. Einleitung 33

transformiert. Bildung, Geld, Beziehungen, Stil und besondere Lebensführung als Merkmale sozialer Unterscheidung anzusehen, ist ein Schritt, der für die Untersuchung des Ärztestandes nicht nur neue Perspektiven bringt. Für die Ärzteschaft der Weimarer Republik wurden solche Formen ständischer Lebensführung verschiedentlich herausgearbeitet. Thomsen (1996) interessierte sich am Rande seiner Arbeit für die Ehre als Medium sozialer Distanz, Bergmann-Gorski (1966) umriß die Stellung des Ärztestandes in der Gesellschaft der 1920er Jahre mit Hilfe von Max Webers theoretischen Konzepten.

Über die bisher genannten ökonomischen, sozialen und kulturellen Kapitalien hinausgehend entwickelte Bourdieu das symbolische Kapital als vierte Kapitalsorte. Das symbolische Kapital ist „Resultat der semiotischen Transformation der anderen Kapitalsorten". Es bewegt sich in der „Zeichendimension der sozialen Welt".[44] Anerkennungsprozesse in der Gesellschaft vollziehen sich über das Medium symbolisches Kapital. Soziale Ungleichheit wird durch die Dimension sinnlicher Wahrnehmung akzeptabel. Der Arzt mußte sich beispielsweise vom Kurpfuscher nicht nur durch finanzielle Situation, Ausbildung und bürgerlichen Status unterscheiden, es war auch notwendig, daß dieser Unterschied nach außen kenntlich gemacht wurde, daß er sinnlich wahrnehmbar war. Dazu gehört die vornehme Regelung der ärztlichen Organisationen, auf aufdringliche Reklame und große, überfrachtete Praxisschilder zu verzichten. Es mußte nach außen hin sichtbar sein, daß das bescheidene Schild der höhergestellten Gruppierung Ärzte zuzuordnen war. Auch das symbolische Kapital kann angehäuft werden, die ärztlichen Ehrengerichte könnte man geradezu als „symbolische Bank" bezeichnen. Diese Wirkung der Ehrengerichte als Instanz der Regeneration symbolischer Macht soll im Hauptteil dieser Arbeit gezeigt werden.

Eng verbunden mit dem symbolischen Kapital ist die gesellschaftliche Benennungsmacht, „die Macht, Dinge mit Wörtern zu schaffen"[45]. Abhängig von dieser Macht ist die Durchsetzungsfähigkeit und Akzeptanz von Werten und Begriffen, die die soziale Welt mit schaffen. Für das Beispiel der Ärzte ist hier besonders die medizinische Definitionsmacht von Interesse. Ausdeutung und Schaffung medizinischer Begriffe sind für die Gesellschaft von Bedeutung. Prozesse der Medikalisierung haben immer auch mit der Benennung eines Bereichs als medizinisch zu tun. Symbolisches Kapital gibt denjenigen, die es besitzen, gewissermaßen die Kaufkraft für Definitionen. Ehre aufgefaßt als symbolisches Kapital eröffnet neue Wege in der Erforschung der ärztlichen Standesgeschichte, denn

---
[44] Vogt, Logik, 1997, S. 134.
[45] Bourdieu, Rede, 1992, S. 153.

der Begriff bezieht sich auf Machtmechanismen, die in der Medizin eine bedeutende Rolle gespielt haben.

Auch wenn die Soziologie Simmels an eine ganz andere Zeit und Umgebung anknüpft als die Bourdieus, waren beide Ansätze bei der Suche nach Erklärungsmodellen wertvoll, denn ihre Konzepte ergänzen sich bei der analytischen Betrachtung der ärztlichen Ehrvorstellungen. Die historische Anthropologie hat Brücken zu Simmels Soziologie wie zu Bourdieus Theorie der kulturellen und symbolischen Praktiken geschlagen. Beide eignen sich, Grundstrukturen der Verhaltens-, Denk- und Antriebsformen des Menschen über fundamentale Kategorien sozialer Interaktion wie über Symbolsysteme der individuellen Handlungsmotive zu erhellen.[46]

Simmels Denkstil erscheint uns heute wieder modern, weil er prinzipiell eine Vielfalt weltanschaulicher Strömungen zuläßt, ohne das Bedürfnis, alles einer einzigen fundamentalistischen Lösung zuführen zu wollen. Er zeigt uns, wie scheinbar unversöhnliche intellektuelle Positionen „in einem freien Spiel des Denkens produktiv miteinander in Beziehung zu setzen"[47] sind. Wendet man also seine Theorie auf die Standesgeschichte der Ärzteschaft an, so erhält man die Chance, ein theoretisches Konstrukt zur Erklärung heranzuziehen, das aufgrund seiner Offenheit und Vielfalt die Anwendung weiterer Erklärungskonzepte erlaubt, ohne sich selbst in Frage zu stellen.

Dort ist die Schnittstelle zu Bourdieus Konzept des symbolischen Kapitals zu sehen. Es scheint so zu sein, daß Bourdieu in den Unschärfen und Ungereimtheiten seiner Theorien, in seinen Begriffe, die ins Metaphorische reichen, die Pluralität der Denkstile voraussetzt und anerkennt, wenn er auch deswegen häufig kritisiert wurde. Eine generelle „Theorie der sozialen Formationen" ist für ihn nicht denkbar. Polemische Auseinandersetzungen zwischen Wissenschaftlern mit unterschiedlichen Ansätzen überzeichnet er mit dem Bild von „Komplizen", die

---

[46] Nolte erkannte nicht nur Simmels Programm für eine historische Anthropologie, er sah genauso eine Brücke von der Historischen Anthropologie zur Analyse Bourdieus. Siehe Nolte, Anthropologie, (1998), S.232 (Fußnote 25). Gilcher-Holtey erschloß „das Unternehmen Pierre Bourdieu", seine Theorie der kulturellen und symbolischen Praktiken, für die Kultur- und Sozialgeschichte wie für die Kulturanthropologie. Siehe Gilcher-Holtey, Praktiken (1996).
[47] Lichtblau, Simmel (1997), S. 11ff.

„sich gegenseitig als Alibi dienen".[48] Vielleicht sind dies Gründe, die seine Kapitaltheorie „so vielfältig anschließbar" machen.[49]

Diese offene Denkart der beiden Theoretiker machte es erst möglich, ihre Erkenntnisse nebeneinander zu verwerten. Da der untersuchte historische Gegenstand meiner Arbeit in sich dieselben Brüche und Unschärfen aufwies, die die soziale Welt in sich birgt, waren die Begriffe und Kategorien der beiden Soziologen wegweisend und konsistenzbildend.

---

[48] Bourdieu, Soziologie (1970) S. 7ff.
[49] Vogt, Logik (1997), S. 145.; siehe zur bewußten Wahl offener und provisorischer Begrifflichkeiten Bourdieu, Rede, (1992), S. 57f.

## II. ÄRZTE UND EHRENGERICHTSBARKEIT IN DER WEIMARER REPUBLIK

Die Ärzteschaft konnte in der Weimarer Zeit auf einen sehr erfolgreichen Weg der Professionalisierung im 19. Jahrhundert zurückblicken, der die wesentlichen Institutionen ärztlicher Standesorganisation mit sich gebracht hatte.[1] Die ärztliche Profession stellte einen homogenen Berufsstand mit einer einheitlichen akademischen Ausbildung dar, der sich dem Leitbild des freien Berufs verschrieben hatte und über eine staatlich legitimierte Organisationsstruktur sowie über einflußreiche Vereine verfügte.

In der Weimarer Republik erlebte die Ärzteschaft eine ebenso bewegte Zeit wie zahlreiche andere gesellschaftliche Gruppierungen. Die Folgen des Ersten Weltkrieges, die wirtschaftlichen Krisen und auch die politische Neuordnung wirkten sich auf das Dasein dieses Berufsstandes merklich aus. Einerseits setzten die Mediziner ihren Kurs in Richtung Vereinheitlichung des Standes und Monopolisierung des Gesundheitsmarktes fort, andererseits kamen politische Differenzen zwischen national eingestellten und sozialistisch gesinnten Kollegen sowie auseinanderstrebende Kräfte durch die zunehmende Fraktionierung des Standes in niedergelassene und angestellte Ärzte zum Tragen. Trotz aufbrechender Tendenzen konnten sich die Standesorganisationen in ihrer Form erhalten, und die Ärzteschaft präsentierte sich am Ende der Republik als führende Gruppe im Gesundheitswesen, die nicht zuletzt aufgrund ihrer beruflichen Autonomie ein hohes soziales Ansehen genoß.[2]

---

[1] Die Professionalisierung der Ärzte war ein Prozeß, der vor allem im 19. Jahrhundert stattfand. Die verschiedenen theoretischen Überlegungen zu diesem Vorgang zielen im wesentlichen auf die exklusive Ausbildung, die berufliche Autonomie mit einer stabilen Selbstorganisation sowie die wirtschaftliche Monopolstellung ab. Beim professionellen Aufstieg spielten daher die Vereinheitlichung der Ausbildung und die berufliche Selbstkontrolle eine zentrale Rolle. Zwar trugen die Errungenschaften der naturwissenschaftlich geprägten Medizin und die therapeutischen Erfolge, insbesondere der Chirurgie, stark zu dieser Entwicklung bei, doch gingen das Wachstum an gesellschaftlichem Ansehen und die Übernahme medizinischer Deutungen in der Bevölkerung weit über die realen Fortschritte hinaus. Siehe Stolberg, Heilkundige, (1998); Huerkamp, Aufstieg, (1985) jeweils mit weiteren Verweisen.

[2] Zur Situation der Ärzte in der Weimarer Republik siehe Wolff, Interessen, (1997), S. 97.

## 1. Organisation der Ärzteschaft

Auf welche Einrichtungen der beruflichen Selbstorganisation konnten die Mediziner in der Weimarer Republik bauen? Im letzten Drittel des 19. Jahrhunderts waren im Deutschen Reich auf Länderebene die Ärztekammern als gesetzlich anerkannte Standesvertretungen mit dem Status von Körperschaften öffentlichen Rechts entstanden. In Preußen trat das entsprechende Gesetz über die Ärztekammern 1887 in Kraft, während in Sachsen schon 1865 staatliche Vertretungen gebildet worden waren. Wie in den meisten Ländern des Reiches war die Mitgliedschaft bei der Kammer nicht freiwillig, sondern jeder Arzt - mit Ausnahme der Militärärzte und der Mediziner, die ihren Beruf nicht ausübten - mußte der Ärztekammer beitreten. Die staatlich eingesetzte Ehrengerichtsbarkeit gehörte zu den öffentlich-rechtlichen Ärztekammern, und ihre gesetzliche Regelung war wie die Verkammerung Sache der Länder. Sachsen erließ 1896 die Standes- und Ehrengerichtsordnung, und Preußen setzte 1899 das Gesetz über die ärztlichen Ehrengerichte in Kraft.[3]

Neben den Kammern mit ihrer Gerichtsbarkeit existierten die Ärztevereine als freiwillige Zusammenschlüsse, deren Dachorganisation der 1873 gegründete „Deutsche Ärztevereinsbund" darstellte. Zum Ärztevereinsbund gehörte als Unterabteilung seit 1903 der „Verband der Ärzte Deutschlands zur Wahrung ihrer wirtschaftlichen Interessen", der 1900 in Leipzig von Hermann Hartmann gegründet worden war und als „Leipziger Verband" oder seit 1924 als „Hartmannbund" bekannt war. Dieser kümmerte sich vor allem um die Interessenvertretung gegenüber den Krankenkassen und führte die Wirtschaftskämpfe gegen diese an. Außerdem verhandelte er die Verträge zwischen Kassen und Niedergelassenen, bis 1931 die Kassenärztlichen Vereinigungen als staatlich legitimierte Körperschaften öffentlichen Rechts mit Zwangsmitgliedschaft diese Aufgabe übernahmen.

Die jährlich zusammentretenden Ärztetage als Versammlung der Ärztevereine waren Ausdruck der freiwilligen Vereinsorganisation, und das „Aerztliche Vereinsblatt für Deutschland" (AVD) bildete gleichsam das Sprachrohr des Ärztevereinsbundes. Auch die privaten Ärztevereine unterhielten zum Teil eigene Vereinsgerichte, die „Ehrenrat", „Standesgericht" oder „Schiedsgericht" hießen. Die staatlich eingesetzten Ehrengerichte bestanden aber formal unabhängig von

---

[3] Siehe die Übersicht über die staatliche Einsetzung der ÄK in den Ländern des Deutschen Reiches bei Finkenrath, Organisation, (1928), S. 46ff.; Gabriel, Organisation, (1919), S. 17ff.; Herold-Schmid, Interessenvertretung, (1997), S. 51ff; Vogt, Selbstverwaltung, (1998), Kap. 1.

diesen Schlichtungsstellen der Vereine, die sich in erster Linie mit Streitigkeiten unter Kollegen befaßt haben dürften.[4]

Zwischen den privatrechtlichen Vereinen, den öffentlich-rechtlichen Ärztekammern und den Ehrengerichten bestanden enge personelle Verflechtungen.[5] Diese personelle Nähe stellte eine wichtige Voraussetzung für die Durchsetzungsfähigkeit der Standesvertretungen dar. Allerdings machte der föderale Charakter der staatlich verordneten Organisationsstruktur der ärztlichen Profession zu schaffen. Erst nach und nach erhielten die meisten Länder Ärztekammern und Disziplinargerichtsbarkeit: Während Sachsen und Preußen schon relativ früh - Ende des 19. Jahrhunderts - Gesetze zur Verkammerung des Arztwesens und zur ärztlichen Ehrengerichtsbarkeit erließen, bildeten andere Länder wie etwa Bayern oder Hessen diese Einrichtungen erst in den 1920er Jahren. Preußen hatte dabei eine Vorbildfunktion im Reich inne.[6]

In Preußen praktizierten, schon aufgrund der Fläche und Einwohnerzahl, die meisten Ärzte. 1928 arbeitete von 49974 Ärzten im Reich mehr als die Hälfte - 30278 Ärzte - in Preußen. In Sachsen gab es zu diesem Zeitpunkt 3777 Ärzte, womit es an dritter Stelle der Länder im Reich nach Bayern mit 5956 Ärzten lag. Der Großteil der Mediziner übte seine Tätigkeit frei aus. Im selben Jahr 1928 wies die statistische Erhebung 74,5 Prozent der Ärzte im Deutschen Reich als freipraktizierend aus, wobei der Anteil in Preußen bei 74,1 Prozent und in Sachsen bei 74,7 Prozent lag. Von den übrigen praktizierte ein Teil gar nicht, und ein Teil war in Anstalten tätig.[7] Das Gros der Ärzte gehörte in der Weimarer Republik zu den Ärztekammern der Länder und unterstand deren Ehrengerichtsbarkeit, die sich aufgrund der Zahlenverhältnisse fast nur auf die Probleme niedergelassener Mediziner bezog.

---

[4] Diesen Gerichten kam in den jeweiligen Vereinen eine mehr oder weniger große Bedeutung zu, und ihre Existenz wirkte sich unterschiedlich auf das Schlichtungswesen aus. 1927 ließ das Ministerium für Volkswohlfahrt in Preußen überprüfen, ob diese privaten Vereinsgerichte die Tätigkeit der staatlich eingesetzten Ehrengerichte störten, und mahnte an, die Standesgerichte, die Aufgaben der Ehrengerichte übernähmen, abzuschaffen. Siehe GStA PK, Rep. 76 VIII B, Nr. 791.
[5] Siehe Finkenrath, Organisation, (1928), S. 46ff.; Herold-Schmid, Interessenvertretung, (1997); Huerkamp, Aufstieg, (1985), S. 264; Thomsen, Ärzte, (1996), S. 180.
[6] Siehe auch Maehle, Ethics, (1999), S. 131.
[7] Siehe RMK II 52 (1931), S. 484ff.

## 2. Einführung der ärztlichen Ehrengerichtsbarkeit und gesetzliche Grundlagen

Im 19. Jahrhundert unterhielten viele Ärztevereine Ehrenräte, um Uneinigkeiten zwischen Vereinsmitgliedern zu schlichten. Mit der gesetzlichen Einrichtung von Standesvertretungen wurden in der Ärzteschaft auch die Rufe nach einer staatlich legitimierten Ehrengerichtsbarkeit laut. Im Hintergrund stand dabei immer der Gedanke, eine reichseinheitliche Organisation der Ärzte zu schaffen. Tatsächlich gab es nur im Dritten Reich eine einheitliche Organisation der Ärzteschaft, die 1936 mit der Reichsärzteordnung einsetzte.[8]

Auf dem Ärztetag 1882 verabschiedeten die Delegierten den Entwurf zu einer Deutschen Ärzteordnung, worin auch staatlich anerkannte Ehrengerichte vorgesehen waren. Die Einrichtung eigener Disziplinargerichte mit staatlicher Protektion war zwar umstritten, denn viele Mediziner befürchteten, durch die Ehrengerichte könnten mißliebige Ärzte diskriminiert werden. Dennoch forderte die Mehrheit in den Ärztevereinen die staatliche Einsetzung der Ehrengerichte. Im Unterschied zur privaten Vereinsgerichtsbarkeit sollte sich die gesetzliche Ehrengerichtsbarkeit auf alle Ärzte eines Landes erstrecken. Bei Zwangsmitgliedschaft in der Ärztekammer unterstanden die praktizierenden Ärzte automatisch den Ehrengerichten.[9]

Als Modell, wohl wegen der preußischen Hegemonialstellung, galt im Reich die preußische Ehrengerichtsbarkeit, auch wenn sie nicht als erste entstand und auf vergleichsweise unscharfen Regelungen baute.[10] Am 25. November 1899 erließ Wilhelm II. das „Gesetz betreffend die ärztlichen Ehrengerichte, das Umlagerecht und die Kassen der Aerztekammern" im Königreich Preußen.[11] Das

---

[8] Siehe Spann, Standeskunde, (1962), S. 19. Zu Situation und Politik der ärztlichen Standesorganisationen nach dem II. Weltkrieg siehe Gerst, Standesorganisationen, (1998).
[9] Zur Entstehungsgeschichte der Ehrengerichte in Preußen siehe Huerkamp, Aufstieg, (1985), S. 265ff.; Herold-Schmid, Interessenvertretung, (1997); Maehle, Ethics, (1999), S. 123ff.
[10] In Sachsen herrschte kein Zweifel darüber, daß der Vorbehalt religiöser, politischer und wissenschaftlicher Freiheit, den das preußische EGG von 1899 vorsah, auch für die sächsische Ehrengerichtsbarkeit galt, obwohl dort ein eigenes Gesetz ohne die entsprechende Einschränkung existierte. Auch im Großherzogtum Hessen wollte man beispielsweise eine Ehrengerichtsbarkeit nach preußischem Vorbild einsetzen. Siehe Rumpelt, Ärzteordnung, S. 93; AVD 27 (1900), Sp. 471; Bergmann-Gorski, Berufspolitik, (1966), S. 24.
[11] Das AVD druckte das Gesetz im ersten Heft 1900 vollständig. Kommentiert war es bei Kade oder bei Altmann nachzulesen. Siehe AVD 27 (1900), Sp. 3-10; Kade, Ehrengerichtsbarkeit, (1906); Altmann, Kommentar, (1900).

## II. Ärzte und Ehrengerichtsbarkeit

Gesetz bestimmte unter anderem Zuständigkeit, Zusammensetzung, Regelungsgrundlagen, Beschlußfassung und Strafmöglichkeiten der Ehrengerichte.

Alle approbierten Ärzte unterstanden der ärztlichen Ehrengerichtsbarkeit, mit Ausnahme der Beamten und Militärärzte, für die jeweils eine eigene Disziplinargerichtsbarkeit existierte. Klagen konnten sowohl Ärzte als auch Privatpersonen oder andere Rechtspersonen und Gesellschaften wie Krankenkassen oder Firmen, wobei nur Ärzte ihre Klage selbst vertreten durften, während für alle übrigen ein Vertreter bestellt wurde.[12]

Die ärztliche Ehrengerichtsbarkeit umfaßte zwei Instanzen: Jede Ärztekammer eines Bezirks bildete ein Ehrengericht (EG) mit einem Ehrenrat für die Vermittlungsverfahren, und für ganz Preußen stellte der preußische Ehrengerichtshof (EGH) in Berlin die zweite und damit höchste Instanz dar (vgl. Abb. 1). Eine Revision an einem ordentlichen Gericht, wie es die Ehrengerichtsbarkeit in Baden vorsah, war in Preußen nicht möglich.[13]

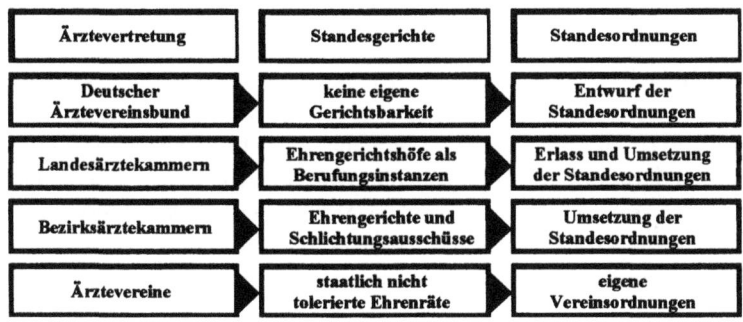

Abb.1
Standesvertretungen und Disziplinareinrichtungen in der Weimarer Zeit

Den Tätigkeitsbereich der ärztlichen Ehrengerichte in Preußen regelte im wesentlichen der § 3 des EGG:

---

[12] Vgl. Kap. 2.4.2.
[13] Siehe Finkenrath, Organisation, (1928), S. 51. Der preußische Ärztekammerausschuß entschied sich 1924 wieder gegen die Schaffung einer zusätzlichen Berufungsinstanz. Nach einer Anfrage des preußischen Ministers für Volkswohlfahrt bei der badischen Ärztekammer, fochten Ärzte die Urteile des badischen EGH nur sehr selten an. Siehe GStA PK, Rep. 76 VIII B, Nr. 788: Sitzungsbericht vom 17.2.1924 und Brief vom 25.9. 1924.

"§ 3. Der Arzt ist verpflichtet, seine Berufsthätigkeit gewissenhaft auszuüben und durch sein Verhalten in Ausübung des Berufs sowie ausserhalb desselben sich der Achtung würdig zu zeigen, die sein Beruf erfordert. Ein Arzt, welcher die ihm obliegenden Pflichten verletzt, hat die ehrengerichtliche Bestrafung verwirkt. Politische, wissenschaftliche und religiöse Ansichten oder Handlungen eines Arztes als solche können niemals den Gegenstand eines ehrengerichtlichen Verfahrens bilden. [...]"[14]

Der Vorbehalt wissenschaftlicher, religiöser und politischer Freiheit war wegen der Befürchtungen der Ärzteschaft aufgenommen worden, der Staat könnte sie mittels der Ehrengerichtsbarkeit gängeln und bevormunden. Eine Konkretisierung der Berufspflichten nahm die preußische Gesetzgebung nicht vor. Damit orientierte man sich wohl am Vorbild der Rechtsanwälte, deren Rechtsanwaltsordnung von 1878 ebenfalls nur eine sehr vage Bestimmung der Standespflichten vorsah.[15] Der ganz allgemein gehaltene § 3 des preußischen EGG bildete die alleinige Entscheidungsgrundlage für die Ehrenrichter. Diese hatten nach ihrer freien Überzeugung zu urteilen, ohne auf ein bindendes Regelwerk zurückgreifen zu können. Zwar stellten die Standesordnungen einen Anhaltspunkt für das standeswürdige Verhalten dar, aber ihnen kam kein verbindlicher Charakter zu.

Das ärztliche EG setzte sich aus dem Vorsitzenden und drei weiteren Mitgliedern der Ärztekammer sowie einem ordentlichen Richter zusammen. Den preußischen EGH, also die zweite Instanz, führten sieben Richter: der Leiter der Medizinalabteilung des Ministeriums für Volkswohlfahrt, vier Mitglieder des Ärztekammerausschusses und zwei andere Ärzte. Entscheidungen trafen die Gerichte jeweils einfach mehrheitlich. Allerdings war für ein für den Angeklagten nachteiliges Urteil mindestens eine Zweidrittelmehrheit im Gremium erforderlich.

Der Vertreter der Anklage und der Beschuldigte konnten nach einer Entscheidung des EG am EGH Berufung einlegen. Der EGH bestätigte dann das Urteil, setzte es herab oder verwies bei erheblichen Verfahrensmängeln zur erneuten Verhandlung an die erste Instanz zurück. Erhöhen konnten die Richter das Strafmaß in Analogie zur Strafprozeßordnung jedoch nicht.[16] Die ehrengerichtlichen Strafen waren Warnung, Verweis, Geldstrafe, Entziehung des aktiven und passiven Wahlrechts zur Ärztekammer und Veröffentlichung der Entscheidung in der Standespresse. Warnungen oder Verweise konnten mit den übrigen Maßnahmen kombiniert werden. Die Approbation konnten die EG nicht aberkennen.

---

[14] Siehe AVD 27 (1900), Sp. 3.
[15] Siehe Rumpelt, Ärzteordnung, (1904), S. 6; Ledford, Estate, (1996), Kap. 6.1.
[16] Siehe AVD 27 (1900); Kade, Ehrengerichtsbarkeit, (1906), S. 42.

Allerdings verlor ein Arzt, dem das Wahlrecht zur Ärztekammer entzogen war, unter Umständen seine Kassenzulassung. Mit dem formalen Ausschluß aus der Ärztekammer stand man wohl auch außerhalb der wirtschaftlichen Organisationen. Über die Kassenzulassung entschieden die lokalen Vertretungen des Hartmannbundes oder kassenärztliche Vereinigungen, die eng an die Kammern gekoppelt waren. Durch die Nähe der Wirtschaftsverbände zu den Kammern kam es anscheinend dazu, daß sich ein Wahlrechtsentzug derart auswirkte, obwohl dies gesetzlich nicht vorgesehen war und auch nicht gebilligt wurde. Die Handhabung war allerdings wahrscheinlich von Ort zu Ort unterschiedlich.[17]

Die Höchstgeldstrafe richtete sich wie die Verfahrenskosten, über die jeweils ein eigener Urteilsspruch erging, nach der finanziellen Situation der Ärzteschaft. Zu Beginn der Weimarer Republik lag die Grenze für Geldstrafen bei 3000 Mark und Ende der 1920er Jahre bei 1500 Mark. Während der Inflation 1923 gab es aber auch Strafen von beispielsweise 50 Mio. Mark. Am EGH Sachsen paßte man die Verfahrenskosten an die Wertentwicklung der Währung an. Ein Berufungsprozeß kostete daher zwischen 30 Mark und 100 Mark, in den Inflationsjahren konnten sich die Kosten aber auch auf 1000 Mark oder 250 Mio. Mark belaufen. Zum Vergleich: Vor dem Ersten Weltkrieg hatte das jährliche Durchschnittseinkommen zwischen 13000 und 15000 Mark gelegen, in den ersten Jahren der Weimarer Republik wirkten sich die wirtschaftlichen Probleme auch auf die finanzielle Situation der Ärzte aus, d. h. die Einkommen waren ebenso labil wie die ökonomischen Verhältnisse. 1928 betrug das Jahreseinkommen etwa 13000 Mark der neuen Währung.[18]

Die Kosten eines ehrengerichtlichen Verfahrens trug in der Regel entweder der verurteilte Arzt, je nach Kostenentscheidung des EG ganz oder teilweise, oder aber die Kasse der zuständigen Ärztekammer im Falle eines Freispruchs oder der Einstellung des Verfahrens. Dabei veranschlagten die Gerichte lediglich die baren Auslagen wie etwa Reisekosten oder Aufwandsentschädigung an Zeugen, jedoch keine Prozeßgebühren. Der Anzeigende konnte, selbst wenn er kein Arzt war, ausnahmsweise zur Zahlung der Kosten verurteilt werden, wenn er die Anzeige „wider besseres Wissen oder grobfahrlässig erstattet" hatte. Im übrigen

---

[17] In Preußen wandte sich etwa ein Arzt an das Ministerium für Volkswohlfahrt mit der Bitte um Aufhebung des EG-Urteils, das eine Entziehung des Wahlrechts vorsah. Er sei nun auch aus der kassenärztlichen Tätigkeit ausgeschlossen und habe die Folgen des Urteils vorher nicht übersehen können. Das Ministerium wies die Kammer an, den Wahlrechtsentzug sofort auszusetzen, damit der Arzt wieder praktizieren könne. Tatsächlich erhielt der Arzt seine Kassenzulassung zurück. Siehe GStA PK, Rep. 76 VIII B, Nr. 598, Bl. 239-246.

[18] Siehe Urteile des EGH Dresden, SächsHStA; Wolff, Interessen, (1997), S. 127f.

finanzierten die ärztlichen Organisationen die Kosten der Ehrengerichte und der Prozesse aus ihren Mitgliedsbeiträgen.[19]

In Preußen hatten die Urteile richtungsweisende Funktion, und die Standesordnungen sollten nach den Richtersprüchen modifiziert werden. Den Urteilssammlungen kam daher eine große Bedeutung zu. Diese Form der Rechtsprechung hielten viele Zeitgenossen für problematisch - Ärzte wie Juristen. Die Schwierigkeit sahen sie vor allem darin, daß der Arzt nicht wüßte, an welche Regeln er sich nun genau zu halten hätte, und daß den Richtern zuviel Spielraum bei den Entscheidungen eingeräumt würde. Als Vorteil erkannte man allerdings, daß die Rechtsprechung der Ehrengerichte sich durch diese Flexibilität gut an den Wandel der Vorstellungen von der Standesehre und den Berufspflichten anpassen ließe.[20] Trotz wiederholter Vorstöße konnten sich die preußischen Ärztekammern nicht auf eine für die Ehrengerichte verbindliche Standes- oder Berufsordnung einigen.

In Sachsen war die ärztliche Ehrengerichtsbarkeit schon 1896 mit der Standes- und Ehrengerichtsordnung (EGO) eingesetzt worden, und 1904 folgte die Ärzteordnung (ÄO), die die Einrichtung von Ärztekammern und Ehrengerichtsbarkeit sowie die Standespflichten regelte. Das Ehrengerichtsmodell war dem preußischen sehr ähnlich. In einigen wichtigen Punkten unterschied sich die sächsische Ehrengerichtsbarkeit jedoch von der preußischen. Im Gegensatz zu dem ganz allgemein formulierten § 3 des preußischen EGG, erklärte die sächsische ÄO die Standesordnung zum verbindlichen Regelwerk. § 13 der EGO lautete daher:

---

[19] Siehe Kade, Ehrengerichtsbarkeit, (1906), S. 47f. Beispielsweise gab die ÄK der Provinz Ostpreußen im Jahr 1928 7% ihrer gesamten Ausgaben für ihr Ehrengericht aus. Dabei konnten diese Kosten zu 93% durch die eigens für das EG vorgesehenen Beiträge finanziert werden. Der Rest wurde durch Gerichtskostenerstattung und Einnahmen aus den Geldstrafen ausgeglichen. Siehe GStA PK, Rep. 76 VIII B, Nr. 836.

[20] 1927 sprachen sich die Mitglieder der ÄK für die Provinzen Brandenburg, Grenzmark Posen Westpreußen und Stadt Berlin über die Ehrengerichtsbarkeit aus. In der Debatte ging es auch um die Vor- und Nachteile einer fehlenden verbindlichen Standesordnung. Siehe GStA PK, Rep. 76 VIII B, Nr. 830: Verhandlungen der ÄK Brandenburg, Posen, Westpreußen und Berlin 1927, S. 55. Im Zusammenhang mit den Richtlinien zur Facharztfrage erschienen im AVD einige Beiträge von Ärzte und Rechtsanwälten, die sich mit der Rechtsbildung im Standesrecht beschäftigten und aufgrund der Unverbindlichkeit der Standesordnungen forderten, daß auch die Gebietsbezeichnungen erst „Sitte" werden müßten bevor sie ehrenrechtlich eingeklagt würden. Siehe AVD 54 (1927), Sp. 155-157, Sp. 321-324 u. Sp. 560-562.

„§ 13. Die Ehrengerichte haben ausschließlich über die Zuwiderhandlungen gegen die Standesordnung zu entscheiden [...]."[21]

Die Standesordnung umfaßte als Teil der ÄO die wesentlichen Standespflichten, enthielt aber auch einen allgemeinen Paragraphen, dessen Formulierung eine Ausweitung der Berufspflichten zuließ. Die Entwicklung und Bedeutung der Standesordnungen werden im nächsten Kapitel zu besprechen sein.

Ein weiterer wesentlicher Unterschied zur preußischen Ehrengerichtsbarkeit bestand hinsichtlich der Zusammensetzung des EGH, der höchsten Instanz, die sich in Sachsen in Dresden befand. Seit 1920 gehörte am EGH Dresden Juristen die Mehrheit: Vier Juristen und drei Ärzte saßen nun über das Verhalten von Ärzten zu Gericht. Diese Neuerung der ÄO war Resultat der sozialdemokratischen Politik, und die Ärzte sahen sich durch diese Neufassung entrechtet.[22]

Die Rechtsprechung der sächsischen Ehrengerichte ähnelte damit viel mehr den ordentlichen Gerichten im Deutschen Reich als dies in Preußen der Fall war. Aus den Entscheidungen des EGH Berlin, die regelmäßig als Sammelband ausgesuchter Fälle erschienen, sprach daher erheblich mehr Willkür der Richter, die mehrheitlich Ärzte waren, als aus den Urteilen des EGH Dresden. Das preußische System schien auch nicht wirklich auf Präzedenzfällen aufzubauen, sondern jeweils dem ganz individuellen Fall Rechnung zu tragen. Gesellschaftliche Stellung der Angeklagten und der Kläger spielten eine Rolle, aber auch Alter und Erfahrung fanden Berücksichtigung. Die Richter mußten sich auf ihr Empfinden für ehrenhaftes Verhalten stützen und danach urteilen. Die Standesordnungen halfen ihnen zwar dabei, aber grundsätzlich war der Ausgang des Verfahrens sehr abhängig vom Richtergremium.[23]

In der Weimarer Republik gerieten die ärztlichen Standesorganisationen wegen der Ehrengerichtsbarkeit in Bedrängnis, weil die Sozialdemokraten in dieser ein ungerechtes Standesprivileg der Ärzteschaft vermuteten und außerdem meinten, die Ehrengerichte schikanierten ihre politischen Gesinnungsgenossen. Diese feindselige Einstellung zur ärztlichen Ehrengerichtsbarkeit hatte bei den Sozialdemokraten schon Tradition. Als die Deputierten der preußischen Ärztekammer 1894 die Ehrengerichtsbarkeit in ihrer Eingabe an den Kultusminister forderten, begründeten sie ihr Anliegen damit, daß dadurch das „Gift der

---

[21] Siehe Rumpelt, Ärzteordnung, (1904), S. 112.
[22] Siehe Baron, Aerzteordnung, (1920).
[23] Siehe AVD 55 (1928), Sp. 695ff.

Sozialdemokratie"[24], das sich in der Ärzteschaft ausbreite, bekämpft werden könne. Die Diskussionen, die diese Begründung auslöste, führten zum Vorbehalt politischer Freiheit im preußischen EGG von 1899. Trotzdem blieben Sozialdemokraten und Sozialisten skeptisch, denn die Ehrengerichte zeigten sich als zutiefst konservative Institutionen, die sozialdemokratisch gesinnten Ärzten Probleme bereiteten. Die subtilen Zusammenhänge zwischen der Ehrengerichtsbarkeit der Ärzte und politischen Richtungskämpfen werden in einem eigenen Kapitel zu untersuchen sein.

In der Anfangsphase der Weimarer Republik sahen die Sozialdemokraten allenthalben die Gelegenheit, die verhaßte ärztliche Ehrengerichtsbarkeit abzuschaffen, doch erreichten sie lediglich Modifizierungen der bestehenden Standesgerichtsbarkeit. In Sachsen änderte man auf Antrag der Sozialdemokraten 1920 die ÄO dahingehend ab, daß die Ehrengerichtsbarkeit unter wirksamer juristischer Kontrolle stand, indem man, wie oben angeführt, den juristischen Vertretern am EGH Dresden die Mehrheit im Gericht gab.[25] In Preußen beantragten 1921 SPD und USPD im preußischen Landtag die Aufhebung des Gesetzes über die ärztlichen Ehrengerichte. In der Folge initiierte das preußische Ministerium für Volkswohlfahrt eine Umfrage bei den Ärztekammern mit der Bitte um Stellungnahme zur Notwendigkeit der ärztlichen Ehrengerichte.

Alle Ärztekammern in Preußen sprachen sich für die Erhaltung der Ehrengerichte aus. Außerdem brachten sie Verbesserungsvorschläge für das vorhandene Gesetz ein. Dabei ging es vor allem darum, die Möglichkeit einer zusätzlichen Revisionsinstanz sowie die Zusammensetzung des EGH zu erörtern. Beides bedeutete für die Ärzteschaft, die Frage zu beantworten, ob sie eine Außenkontrolle der Standesgerichte zulassen wollte oder nicht.

So sah der von den Medizinern favorisierte preußische Gesetzesentwurf zur Abänderung des EGG von 1899 auch keine Revisionsinstanz vor. Der Entwurf forderte lediglich kleinere Änderungen wie etwa die Einführung einer Verjährung nach fünf Jahren, die Möglichkeiten der Verfahrenseinstellung bei geringfügigen Vergehen und der Wiederaufnahme des Verfahrens. Als bedeutende Neuerung nannte dieser Gesetzesvorschlag eine veränderte Zusammensetzung des EGH mit mehrheitlich juristischen Mitgliedern und den Anspruch auf einen Rechtsbeistand bereits im Vorverfahren und im Vermittlungsverfahren.

Insgesamt zielte der Entwurf auf eine Beschleunigung der ehrengerichtlichen Prozesse und mehr Rechtssicherheit durch stärkere Repräsentation

---

[24] AVD 22 (1895), Sp. 123.
[25] Siehe Baron, Aerzteordnung, (1920).

juristischer Vertreter. Dieser Antrag auf eine Gesetzesänderung stellte wohl die Kompromißvorstellungen der preußischen Ärzteschaft dar, denn eine Abschaffung der EG wollte sie in jedem Fall verhindern. Die Beschleunigung des Verfahrens und einige Änderungen der Prozeßordnung lagen durchaus im Interesse des Ärztestandes, wohingegen eine vermehrte Einmischung von juristischer Seite immer wieder abgelehnt worden war. Letztlich wurde das Gesetz aus koalitionsstrategischen Gründen im preußischen Parlament nicht verabschiedet, und mit der preußischen Ehrengerichtsbarkeit blieb in der Weimarer Zeit formal alles beim Alten.[26]

## 3. Entwicklung und Bedeutung der Standesordnungen

In der Weimarer Republik besaßen die meisten preußischen und sächsischen Ärztekammern Standesordnungen, die die beruflichen und zum Teil auch privaten Pflichten der Mitglieder vorschrieben. Dabei galten diese Regeln jedoch lediglich als freiwillig gesetzte Richtschnur für das standeswürdige und gewissenhafte Verhalten der Ärzte, ohne daß ihnen die Verbindlichkeit eines Gesetzes zukam. Die Standesordnungen des ausgehenden 19. und beginnenden 20. Jahrhunderts, die man dem „modernen Standesrecht" zuordnet[27], gingen einerseits auf die Satzungen der bürgerlichen Ärztevereine zurück. Andererseits waren sie stark beeinflußt von dem Gedanken, einen Kodex in der Art des „Code of medical ethics", den die American Medical Association 1847 verabschiedet hatte, für die deutschen Ärzte zu schaffen.[28]

---

[26] Siehe Domke, Gesetzentwurf, (1926); Wester, Landesgesetze, (1926). Die Ablehnung des Gesetzentwurfes zur Änderung des EGG für den preußischen Landtag ist außerdem anhand der Parlamentaria nachzuvollziehen. Siehe PLT 18 (1921), Eintrag 19.

[27] Eine Darstellung der Geschichte der Standesordnungen der Humanärzte als Teil der Untersuchung der Entwicklung des Standesrechts findet sich bei Taupitz. Er zeigt verschiedene Formen der Reglementierung ärztlichen Verhaltens wie den Hippokratischen Eid, die Medizinalordnungen, Zunftordnungen und Fakultätsstatuten. Den Beginn des „modernen Standesrechts" setzt er in der ersten Hälfte des 19. Jahrhunderts an, als im Zuge der bürgerlichen Freiheitsbewegungen auch die Ärzte Vereine bildeten, die sich eigene Satzungen gaben. Die moderne Konzeption des ärztlichen Standesrechts sieht Taupitz insbesondere in der zu diesem Zeitpunkt deutlich hervortretenden Antinomie zwischen Staat und Gesellschaft und der betonten Eigenständigkeit kleiner Lebenskreise. Siehe Taupitz, Standesordnungen, (1991), § 5 B I. Zur Geschichte der Standesordnungen im 19. Jahrhundert siehe auch Brand, Ethik, (1977), S. 47ff.; Huerkamp, Aufstieg, (1985), S. 119ff.

[28] Der amerikanische Kodex baute insbesondere auf das Buch „Medical ethics" des Engländers Thomas Percival aus dem Jahr 1803. Siehe Taupitz, Standesordnungen, (1991); Burns, Hi-

## II. Ärzte und Ehrengerichtsbarkeit

Richtungsweisend war im Deutschen Reich vor allem die Karlsruher Standesordnung aus dem Jahr 1876, die sich ebenso wie die Münchener Standesordnung von 1875 ausdrücklich auf den amerikanischen Kodex bezog.[29] Pagel sah in der Karlsruher Standesordnung gegenüber dem in der Ärzteschaft stark kritisierten Münchener Modell „eine nahezu ideale Lösung", „etwas für jeden Gentleman Erfüllbares", ja geradezu ein „Musterspecimen ärztlicher Ethik".[30] Hier handelte es sich gewissermaßen um den Prototyp einer ärztlichen Standesordnung, die die „Aufrechterhaltung der Ehre und Würde des Standes als oberstes Gesetz"[31] vorgab, die Normen der Kollegialität in den Vordergrund rückte und die Umgangsformen betonte. Hatte das Münchener Modell noch die „Pflichten der Aerzte gegen ihre Patienten und Verbindlichkeiten der Patienten gegen ihre Aerzte" an erste Stelle gesetzt, fiel dieser Abschnitt mit immerhin 17 Paragraphen in der Karlsruher Fassung gänzlich fort. Der hohe Stellenwert kollegialer Pflichten und die Geringschätzung des Arzt-Patient-Verhältnisses charakterisierte die Standesordnungen der Jahrhundertwende. Tatsächlich zogen die Ärztekammern das Karlsruher Vorbild als Basis für ihre eigenen Standesordnungen heran.

In den preußischen Ärztekammern erließ man um 1900 derartige Pflichtkataloge, die als Orientierung für ehrengerichtliche Verfahren dienten. Sie enthielten neben der allgemeinen Verpflichtung auf die Standesehre Bestimmungen zu Reklame, Niederlassung, Praxisverkauf, Zeugnisausstellung, Facharztbezeichnung, Hilfe in Notfällen, Behandlung von Patienten eines Kollegen, Übervorteilung, Kritik und konsiliarischer Zusammenarbeit.[32] In Sachsen fand sich auch ein Passus, der allgemein Sorgfalt gegenüber den Patienten verlangte.[33]

Erst mit den Entwürfen einer Standesordnung für die gesamte deutsche Ärzteschaft, die die Ärztetage 1925 in Leipzig und 1926 in Eisenach diskutierten, kam Bewegung in die festgefahrenen Normvorschriften, und die Erfahrungen aus

---

story of Medical Ethics, in Encyclopedia of Bioethics; Baker, Codification, (1993).

[29] Der ärztliche Bezirksverein München nahm die bearbeitete Fassung des New Yorker „Code of medical ethics" 1875 einstimmig an. Auch die Karlsruher Standesordnung bezog sich explizit auf diesen amerikanischen Kodex. Beide Fassungen unterschieden sich aber wohl deutlich vom Original. Siehe Lindwurm von, Stand, (1875), S. 2; Mettenheimer, Standesordnung, (1878), S. 3; Pagel, Deontologie, (1897), S.58f.; Huerkamp, Aufstieg, (1985), S. 128; Baker, Codification, (1993).

[30] Siehe Pagel, Deontologie, (1897), S. 58f.

[31] ibid., S. 62.

[32] Siehe GStA PK, Rep. 76 VIII B, Nr. 793: Die ärztlichen Vereine mit ehrengerichtlichen Satzungen und Standesordnungen, 1894-1924.

[33] Laut § 2 der sächsischen ÄO hatte „jeder Arzt seine Pflichten gegenüber seinen Patienten sorgfältig zu erfüllen, sowie auf ein gutes Einvernehmen mit seinen Standesgenossen bedacht zu sein." Siehe Rumpelt, Ärzteordnung, (1904), S. 96.

25 Jahren Ehrengerichtsbarkeit schlugen sich nunmehr auch inhaltlich nieder. Ziel dieser Entwürfe war die Einführung einer reichsweiten Ärzteordnung, die dann die Stellung und Verpflichtungen des ärztlichen Berufsstandes mit Gesetzeskraft regeln sollte. Eine einheitliche Reichsärzteordnung existierte hingegen erst im Dritten Reich: Am 13.12.1935 wurde mit Einrichtung einer Reichsärztekammer die erste Reichsärzteordnung erlassen. Zugleich schaffte man mit der Auflösung der auf Landesebene selbstverwalteten Kammern und Vereine die Ehrengerichtsbarkeit ab.[34] Obwohl der Staat die „Standesordnung für die deutschen Ärzte" in der Weimarer Republik nicht legitimierte und es bei der föderalen Organisationsstruktur innerhalb des Ärztestandes blieb, wirkte der Entwurf, den der Ärztetag 1926 annahm, wie eine Musterordnung. Indem zahlreiche Ärztekammern diese Standesordnung umsetzten, verwirklichten sie die Einführung eines einheitlichen Kodex immerhin ein Stück weit, auch wenn einzelne Vertretungen die Vorlage nach ihren Vorstellungen modifizierten.[35]

Die Standesordnung von 1926 setzte den Schwerpunkt wie ihre Vorläufer auf kollegiale Normen. Allerdings erweiterte die Ärzteschaft die allgemeinen Bestimmungen im Vergleich zu den früheren Regelwerken ganz erheblich. Im ersten Absatz charakterisierte man den Arztberuf als „Gesundheitsdienst am deutschen Volke", der frei von gewerblichen Interessen sein solle. In den weiteren Abschnitten des allgemeinen Teiles benannte man die Grundsätze der ärztlichen Berufstätigkeit. Dazu gehörte die Nothilfe, die Wahrung der Standeswürde, die Schweigepflicht, die Freiheit wissenschaftlicher, politischer und religiöser Ansichten, die Pflicht, den ärztlichen Vereinen beizutreten, und die Bekämpfung der Kurpfuscherei. Weiterhin schrieb man die Pflicht zur Förderung der öffentlichen Gesundheitspflege und zur Erhaltung des keimenden Lebens und der Fortpflanzungsfähigkeit in den allgemeinen Teil der Standesordnung.

Neben den Standesordnungen existierten in der Weimarer Republik eine Reihe von Richtlinien, die auf den Ärztetagen zusammengestellt und verabschiedet wurden. Zur Klärung der Frage, welche Facharzttitel bei welcher Ausbildung zu führen seien, nahm 1924 der Ärztetag in Bremen die „Leitsätze zur Facharztfrage" an.[36] Weiterhin bestanden über die Standesordnung hinausgehende Regelungen zur Abtreibung, die der Schriftleiter des *Aerztlichen Vereinsblattes*

---

[34] Siehe Spann, Standeskunde, (1962), S. 19; Knüpling, Vorgeschichte, (1965), Kap.1; Maehle, Ethics, (1999), S. 125.

[35] Beispielsweise nahm die Berliner ÄK Standesordnung nach dem Beschluß des deutschen Ärztetages von 1926 unter Anbringung einiger Anmerkungen an. Siehe Beilage der BÄC 33 (1928).

[36] AVD 51 (1924), Sp. 261ff.

## 50  II. Ärzte und Ehrengerichtsbarkeit

Siegmund Vollmann (1871-1933) auf dem Leipziger Ärztetag 1925 vorlegte.[37] Außerdem erließen die Standesorganisationen 1928 auf dem Ärztetag in Danzig Richtlinien zur Schilderfrage, die Form und Aussehen des Arztschildes für die Praxis festlegten.[38] Die Richtlinien wirkten sich wie die Standesordnungen in den Entscheidungen der Ehrengerichte aus. Die einzelnen Vorschriften der verschiedenen Regelwerke sollen anhand der konkreten Fälle im Hauptteil der Arbeit erläutert werden.

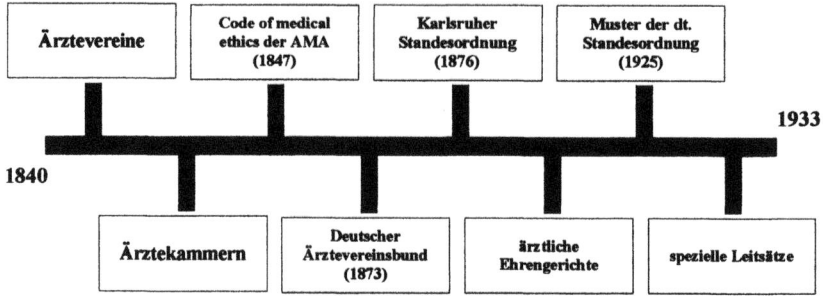

Abb.2
Entwicklung ärztlicher Institutionen und Standesordnungen

Die Ehrenrichter orientierten sich also an den Standesordnungen und an zu einzelnen Problemen bestehenden, detaillierten Richtlinien. Alle diese Regelwerke besaßen aber lediglich empfehlenden Charakter, und die Richter entschieden gemäß ihren Überzeugungen. Dabei beeinflußte die Rechtsprechung die Standesregeln. Bis 1926 hatten die Ärztekammern Standesordnungen, die im Stil der Karlsruher Standesordnung von 1875 die Kollegialität und Umgangsformen betonten. Der Entwurf einer Standesordnung für alle deutschen Ärzte von 1926 beinhaltete darüber hinausgehend eine Definition des Berufes und ein deutlich erweitertes Spektrum allgemeiner ärztlicher Pflichten. Die einzelnen Vorschriften des speziellen Teils bezogen sich jedoch weiterhin vor allem auf das Verhalten gegenüber Kollegen und das öffentliche Erscheinungsbild.

---

[37] Stenographischer Bericht des ÄT, AVD 52 (1925).
[38] Stenographischer Bericht des ÄT, AVD 55 (1928).

II. Ärzte und Ehrengerichtsbarkeit 51

## 4. Urteile der preußischen und sächsischen Ehrengerichtshöfe 1918-1933

### 4.1. Entwicklung der Fallzahlen

Nach Ende des Ersten Weltkrieges nahmen die ärztlichen Ehrengerichtshöfe ihre Arbeit zögerlich wieder auf. Die Verfahren, die noch aus der Zeit vor und während des Krieges zur Entscheidung anstanden, wurden in Preußen auf dem Wege einer gesetzlichen Verordnung eingestellt. In Sachsen ließ man solche Fälle in der Regel einfach auf sich beruhen und konzentrierte sich auf die neu auftretenden Probleme. So verhandelte der EGH Berlin wohl 1918 keinen Fall, und der EGH Dresden hatte zwei Fälle zu entscheiden.

Im Verlauf der 1920er Jahre nahm die Zahl der Urteile an beiden Gerichtshöfen deutlich zu. Für Preußen liegt keine Statistik über den gesamten Untersuchungszeitraum vor. Nach den Angaben in den „Entscheidungen der ärztlichen Ehrengerichtshöfe", erschienen im Verlag Richard Schoetz, zeigte die Zahl der Berufungen am EGH Berlin von 1918 bis 1926 starke Schwankungen zwischen keiner Berufung in den Jahren 1918 und 1923 und 58 Berufungen im Jahr 1924.

In dieser Reihe wurden allerdings wesentlich weniger Urteile veröffentlicht als der EGH Berlin tatsächlich entschied, wobei auch die Zuverlässigkeit der Daten zu bezweifeln ist, denn während die Liste des Vorwortes für 1923 null Berufungen und Beschwerden zeigte, fand sich ein Urteil vom 15.6.1923 in der Entscheidungssammlung.[39] Zudem stimmten die Angaben nicht mit dem Bericht über die Tätigkeit des EGH im Ministerialblatt „Volkswohlfahrt" überein. Auch nach dessen Angabe hatte der EGH wegen der Inflation die Geschäfte im Jahr 1923 pausiert.[40]

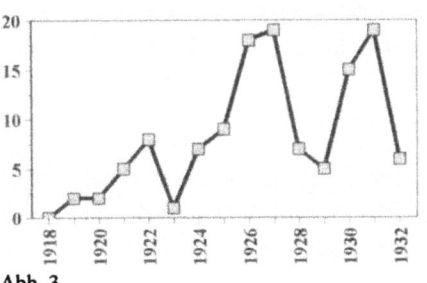

Abb. 3
Veröffentlichte Fälle am preußischen EGH (EPEA 4 u. 5)

---

[39] EPEA 4, S. VI u. 75.
[40] In der „Volkswohlfahrt" wurde für 1924-1926 eine Fallzahl von 232 am EGH Preußen angegeben, wobei in 165 Fällen ein Urteil gefällt wurde. Die übrigen Klagen standen noch an oder wurden später zurückgewiesen. In den EPEA zählte man für denselben Zeitraum 290 Berufungen und Beschwerden. Siehe EPEA 4, S. VI; Siehe, Ehrengerichtshof, (1927).

## 52  II. Ärzte und Ehrengerichtsbarkeit

Aufgrund der problematischen Quellenlage dient daher die Betrachtung der Fallzahlentwicklung anhand der bei Schoetz veröffentlichten Urteile zur Orientierung (Abb. 3). Die tatsächliche Zahl an Berufungsverfahren in den Jahren der Weimarer Republik dürfte allerdings höher liegen.

Vermutlich wirkten ganz unterschiedliche Faktoren auf die Entwicklung der Fallzahlen am preußischen EGH ein. Die schleppende Arbeit des EGH wurde immer wieder beklagt. Dies lag wohl auch an der inhomogenen Zusammen- setzung aus Ärzten und Juristen, aus Regierungsvertretern und ärztlichen Standesvertretern. Die Zahl der Berufungen und insbesondere die noch geringere Zahl veröffentlichter Berufungsentscheidungen ist auch nur bis zu einem gewissen Grade geeignet, um eine Aussage über die Dringlichkeit von Problemen oder die Zunahme von Konflikten zu treffen. Hing doch der Entschluß, in einer Sache Berufung beim EGH einzulegen, nicht nur von der Strittigkeit und Aktualität des Verfahrensgegenstandes sondern auch von der persönlichen Situation und Betroffenheit des verurteilten Arztes bzw. vom Engagement des Vertreters der Anklage ab. Eine Korrelation mit den wirtschaftlichen Krisenzeiten in der Weimarer Republik ist an diesem Verlauf nur insofern zu erkennen, als in den Krisenjahren 1923 und 1929 weniger Verfahren als sonst zur Beurteilung kamen.[41]

Obwohl die Quellenlage für den EGH Dresden günstiger scheint und die lückenlos erhaltenen Akten über die Entwicklung der Fallzahlen Aufschluß geben können, finden sich bei der Betrachtung des Verlaufes über die Jahre der Weimarer Republik (Abb. 4) keine Anhaltspunkte für einen Einfluß wirtschaftlich schwerer Zeiten auf die Nutzung der Klagemöglichkeiten am EGH. Nach dem Ersten Weltkrieg kam es zu sehr wenigen Berufungsurteilen. Der sprunghafte Anstieg von drei Urteilen 1920 auf 15 Urteile 1921 läßt sich wohl am ehesten mit der veränderten Besetzung des EGH erklären, der nun nicht mehr aus sechs Ärzten und einem Juristen im Vorsitz bestand, sondern von vier juristischen Mitgliedern und drei ärzt- lichen Richtern gebildet wurde. Im übrigen wirkten sich die wirtschaftlichen Krisenzeiten auch in Sachsen am

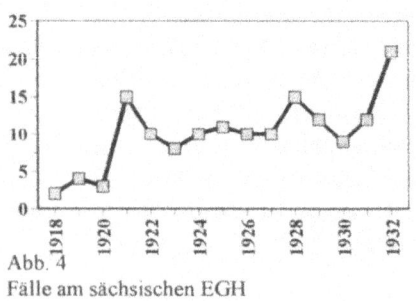

Abb. 4
Fälle am sächsischen EGH
(Urteile, SächsHStA)

---

[41] Siehe zu den Krisenzeiten der Weimarer Republik Peukert, Republik, (1987); Winkler, Weimar, (²1994).

ehesten dahingehend aus, daß die Fallzahlen am EGH Dresden 1923 und 1929 tendenziell rückläufig war. Dies mag daran gelegen haben, daß Ärzte Berufungsverfahren aufgrund der zu befürchtenden Verfahrenskosten scheuten.

Um ein deutlicheres Bild vom Anzeigeverhalten und von der Bedeutung der Ehrengerichte in der Weimarer Zeit zu erhalten, können die Fallzahlen, die die Geschäftsberichte des Ehrengerichts für Berlin und Brandenburg, einem Gericht der ersten Instanz mit großen Einzugsbereich, verzeichneten, hinzugezogen werden (Abb. 5).[42] Die Anzeigen in Berlin und Brandenburg nahmen zwischen 1918 und 1927 deutlich zu. Sie verdoppelten sich in diesem Gebiet von 103 im Jahr 1918 auf 200 im Jahr 1924. Der massive Anstieg auf 287 Anzeigen im Folgejahr 1925 war wohl, wenigstens zum Teil, durch die Angliederung der ÄK der Grenzmark Posen-Westpreußen an die ÄK Berlin-Brandenburg in diesem Jahr bedingt. Die Arztzahlen stiegen bei 4196 praktizierenden Ärzten im Jahr 1918 und 6790 Ärzte 1927 in deutlich geringeren Umfang (um 40% von 1918 bis 1924 und um weitere 16% bis 1927).[43]

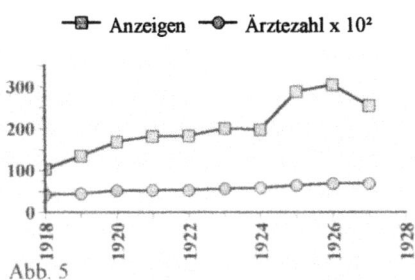

Abb. 5
Anzeigeverhalten in Berlin und Brandenburg
(ab 1925 mit Grenzmark Posen-Westpreußen)

Während am EGH nur Ärzte oder ärztliche Organisationen - gegebenenfalls stellvertretend für die nichtärztliche Klägerpartei - Berufung einlegen durften, konnten sich an den Ehrengerichten der Ärztekammern als erster Instanz auch andere Personen beschweren bzw. eine Klage einreichen. Das Anzeigeverhalten in einem Gebiet erlaubt daher eher den Rückschluß auf die Unzufriedenheit und das Konfliktpotential als die Zahl der Urteile und Berufungen. Indessen wies das EG für Berlin und Brandenburg wohl die meisten Klagen ab oder man einigte sich bereits im Vermittlungs- oder Schlichtungsverfahren, einer Möglichkeit zur vorprozessualen Lösung eines Problems, denn nur etwa 20% der Anzeigen führten tatsächlich zu einem Urteilsspruch.

---

[42] GStA PK, Rep. 76 VIII B, Nr. 830: Das ärztliche Ehrengericht für die Provinz Brandenburg und den Stadtkreis Berlin, 1900-1929.
[43] Zur Entwicklung der Zahlen der Verfahren an den Ehrengerichten der preußischen Provinzen bzw. am Ehrengericht für Berlin und Brandenburg in den Jahren 1903-1918 siehe Maehle, Ethics, (1999), Tab. 1 u. 3.

## 4.2. Kläger

An die Ehrengerichte konnte sich jeder mit seinen Klagen über die ansässigen Ärzte wenden. Das preußische Ministerium für Volkswohlfahrt erklärte sich bei Beschwerden aus der Bevölkerung über die Handlungsweisen von Ärzten für nicht zuständig und verwies die betreffenden Personen an die ärztlichen Ehrengerichte.[44] Ärzte, Patienten, aber auch Krankenkassen und Behörden richteten ihre Klagen also an die zuständige ÄK oder das Ehrengericht.

Die Anzeige oder der Antrag wurde dort entgegengenommen und ein Beauftragter vom Oberpräsidenten einer Provinz als Vertreter der Anklage bestellt. Der Anklagevertreter war während des gesamten Verfahrens für die Klägerpartei eingesetzt und legte entsprechend auch die Berufung ein. Aus den EGH-Entscheidungen ist meist nicht mehr zu ersehen, wer ursprünglich als Kläger aufgetreten war. Die Geschäftsberichte der preußischen ÄK geben hingegen Aufschluß darüber, wer an den ärztlichen Disziplinarhöfen klagte (Abb. 6). Ärzte erstatteten wohl am häufigsten Anzeige an den Ehrengerichten. Ihr Anteil an den Anzeigen lag um 45%. Aber auch Privatpersonen stellten immerhin etwa 25% der Kläger, und ebenso wandten sich Behörden regelmäßig - in etwa 30% der Fälle - an die Ehrengerichte. Welche Aussicht auf Erfolg die jeweiligen Parteien mit ihren Klagen hatten, ist aus den Geschäftsberichten nicht abzuschätzen.[45]

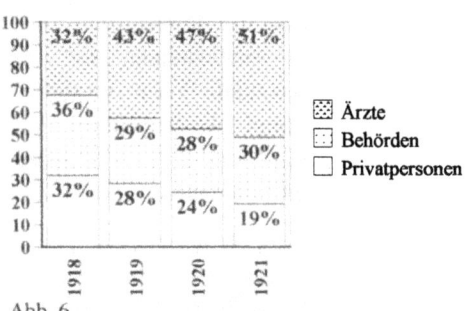

Abb. 6
Kläger an den preußischen Ehrengerichten 1918-192
(Geschäftsberichte, GStA PK)

## 4.3. Themenschwerpunkte

Die Analyse der EGH-Entscheidungen in Preußen und Sachsen hinsichtlich der verhandelten Themen und die zusätzliche Auswertung der strafbaren Vergehen,

---

[44] Siehe Publikumsbeschwerden an das Ministerium für Volkswohlfahrt und zugehörige Antwortschreiben beispielsweise GStA PK, Rep. 76 VIII B, Nr. 596, Bl. 99f.; 114f.; Nr. 598, Bl. 17; 107; 202; 205.

[45] Zu den Klägern an den preußischen Ehrengerichten 1903-1918 siehe Maehle, Ethics, (1999), Tab. 2.

die die Geschäftsberichte des Ehrengerichts für Berlin und Brandenburg nannten, ergeben ein recht stimmiges Bild von den zentralen Problemen, die die Ärzteschaft im Rahmen ihrer Berufsgerichtsbarkeit regelte. Der größte Teil der Urteile befaßte sich mit Fragen der Kollegialität und dem öffentlichen Erscheinungsbild der Ärzte (Abb. 7). Die Grenzen zwischen diesen beiden Bereichen waren allerdings fließend, denn häufig war ein bemängeltes Verhalten in der Öffentlichkeit zugleich eine unkollegiale Handlung, und auch umgekehrt brachten manche Unkollegialitäten die Ärzteschaft öffentlich in Verruf. Die Einteilung der Fälle soll daher mehr der Orientierung dienen, als den Anspruch einer exakten Auswertung erfüllen.[46]

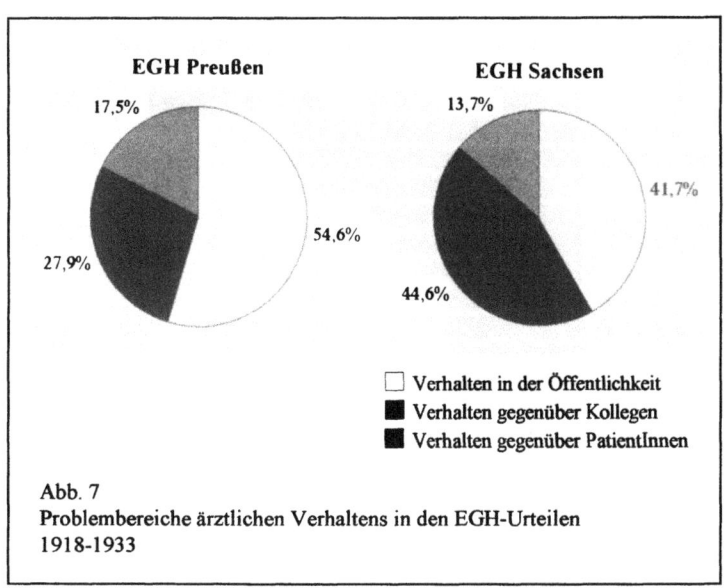

Abb. 7
Problembereiche ärztlichen Verhaltens in den EGH-Urteilen
1918-1933

Während in Preußen die Repräsentation der Ärzteschaft nach außen im Vordergrund stand, ging es in Sachsen in den meisten Fällen um Probleme der Kollegialität. In beiden Ländern spielte der Umgang mit Patienten eine vergleichsweise geringe Rolle. Berücksichtigt man, daß nur etwa ein Viertel der Anzeigen von Privatpersonen ausging, so scheint der Bereich der Arzt-Patient-Beziehung bei der Gesamtzahl der Urteile mit einem Anteil von circa 15% unterrepräsentiert. Aber immerhin bestand auch für Patienten die Möglichkeit, die Ehrengerichte anzurufen, und es kam doch in einigen Fällen zum Prozeß. In den Bereich unkollegialen Verhaltens fielen Vergehen wie die Beleidigung eines

---

[46] Zu den Themengebieten am EGH Berlin 1900-1914 siehe ibid., Tab. 5.

Kollegen, die Kritik an dessen Tätigkeit sowie Anzeige und Denunziation. Außerdem urteilten die Ehrengerichte über unkollegiales Verhalten bei der Ausübung der ärztlichen Praxis, also etwa im Zusammenhang mit der Übernahme von Patienten, mit dem Niederlassungsort oder den Sprechzeiten. Auch die Solidarität bei den Auseinandersetzungen mit den Krankenkassen konnte berufsgerichtlich eingeklagt werden. In den Urteilen zum ärztlichen Verhalten in der Öffentlichkeit ging es um standesunwürdige Reklame, das Führen von Facharzttiteln, Gutachtensachen, die Leistungsabrechnung und um das gewerbsmäßige Auftreten von Ärzten. Die Entscheidungen, die den Umgang mit Patienten zum Gegenstand hatten, beinhalteten vor allem Sexualdelikte, Abtreibungen, Kunstfehler und verweigerte Hilfeleistung.

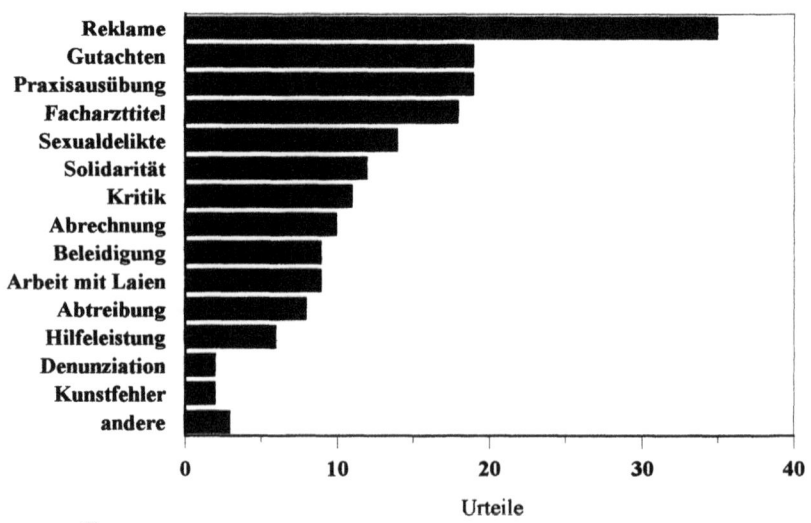

Abb. 8
Themen am preußischen EGH (EPEA 4 u. 5, RMK)
1918-1933

Die Hauptthemen, die den preußischen EGH beschäftigten, waren ärztliche Reklame, Gutachtensachen, die Praxistätigkeit, fehlerhafte Facharzttitel sowie Sexualvergehen (Abb. 8). Dies deckt sich in etwa auch mit den in den Geschäftsberichten der EG benannten Vergehen in Berlin und Brandenburg. Dort ging es mit Abstand am häufigsten um Reklame; weitere wichtige Probleme waren Beleidigung, Fragen der Niederlassung und Praxisausübung, Gutachtensachen und Sexualvergehen. In den Urteilen des EGH Dresden zeigte sich ähnliches (Abb. 9).

Allerdings war dort Beleidigung das deutlich am meisten beklagte Vergehen, und Reklamesachen standen erst an zweiter Stelle vor Fragen der Titelführung, Problemen mit Kritik an Kollegen und Abrechnungsfehlern. Die konkreten Probleme, die sich im jeweiligen Themenbereich stellten werden in den entsprechenden Kapiteln im Hauptteil der Arbeit vorgestellt.

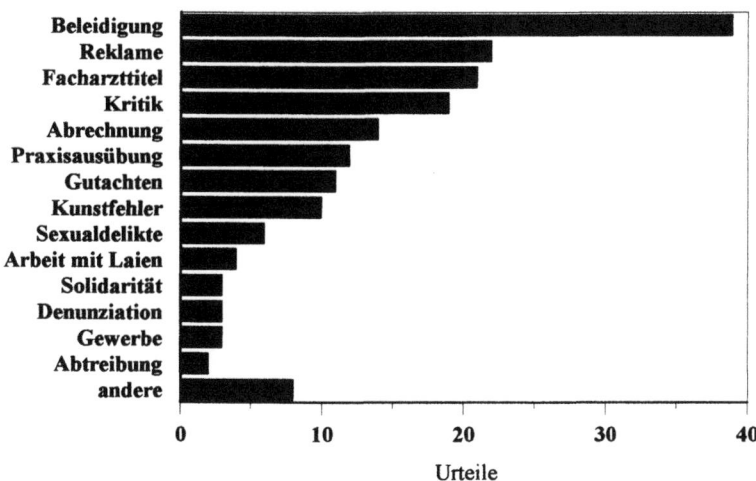

Abb. 9
Themen am sächsischen EGH (SächsHStA)
1918-1933

Im Zeitraum 1918 bis 1933 gingen relativ kontinuierlich zunehmend mehr Klagen bei den ärztlichen Ehrengerichten ein, und auch die Zahl der praktizierenden Ärzte vergrößerte sich - allerdings in kleinerem Umfang. Meistens zeigten Ärzte einen Kollegen an, aber auch Behörden und Privatpersonen meldeten regelmäßig ärztliches Fehlverhalten bei den Disziplinareinrichtungen der Ärztekammern. Die meisten Probleme konnten wohl schon vor Eintritt in das ehrengerichtliche Verfahren etwa in einem Vermittlungsausschuß geklärt werden, und es gab daher deutlich weniger Urteile als Anzeigen. In der Hauptsache beschäftigten sich die Ehrengerichte mit dem Verhalten von Ärzten in der Öffentlichkeit und gegenüber Kollegen, während der Umgang mit Patientinnen und Patienten eine kleinere Rolle spielte.

## III. ENTSCHEIDUNGEN DER ÄRZTLICHEN EHRENGERICHTE

### 1. Urteile zum Verhalten zwischen Kollegen

#### 1.1. Beleidigung

In einer Zeit, in der das Duell noch immer in der Diskussion war[1] und die männliche Ehre der Kriegsteilnehmer das Gesellschaftsbild prägte, scheint es nicht verwunderlich, daß ein klassisches ehrenrühriges Vergehen - die Beleidigung einer Person - bei den ehrengerichtlichen Verhandlungen sehr stark im Vordergrund stand. Beleidigungen, Kränkungen und Zwist unter Kollegen allgemein gaben häufig Anlaß zur Klage. Die Kompetenz zur Schlichtung ehrenrühriger Auseinandersetzungen lag bei den Ehrengerichten.

Als standesunwürdig wurden Streitigkeiten angesehen, die geeignet waren, das Ansehen der Ärzteschaft zu gefährden. Beleidigende Äußerungen im Streit mit Kollegen oder über Kollegen gegenüber Dritten, in Briefen oder in der Öffentlichkeit waren Hauptgegenstände der Verhandlungen. Auch ein tätlicher Angriff konnte zu einem Beleidigungsverfahren am Ehrengericht führen. Eine Beleidigung richtete sich entweder gegen eine einzelne Person oder aber gegen die gesamte Ärzteschaft.[2] Der ursprüngliche Zweck der Ehrengerichte lag allerdings nicht darin, die Ehre des einzelnen unter Ablösung des Duells wiederherzustellen, sondern die Ehre des gesamten Standes zu wahren. Daher bezogen sich die Begründungen häufig auf die Standeswürde bzw. die Betroffenheit des gesamten Ärztestandes.

---

[1] Nach dem Ersten Weltkrieg ging die Zahl der Duelle deutlich zurück. Auch die Diskussion um die Duellpraxis war nicht mehr so lebhaft wie zuvor. Seit dem Zweiten Weltkrieg ist das Duell in Deutschland nicht mehr üblich, wenn es auch bis in die sechziger Jahre hinein gelegentlich zu Forderungen kam. Siehe Vogt, Logik, (1997), S. 59; Frevert, Ehrenmänner, (1991), S. 325f.

[2] Diese Beobachtungen decken sich mit dem, was auch heute im Strafrecht als Beleidigung gesehen wird, so daß sich wohl auch in der Weimarer Zeit der Begriff an die strafrechtliche Definition anlehnte. Siehe Kauffmann, Rechtswörterbuch ($^{12}$1994) unter 'Beleidigung'.

## 60 III. Entscheidungen

*Formen der Kränkung*

Mit persönlichen Streitigkeiten wollten sich die Ehrengerichte nicht befassen. Dies betonte der sächsische EGH im Streit zwischen den beiden Ärzten G. und P.[3] Diese beiden hatten sich gegenseitig beleidigt, indem der Arzt P. die vertrauensärztlichen Fähigkeiten des anderen in einem Brief an die Krankenkasse anzweifelte, und daraufhin der angegriffene G. äußerte, „Reibereien mit einem Mann wie ihm zeigten einen schlechten Geschmack und es wäre ein Glück für den ärztlichen Stand P[...] unschädlich zu machen"[4]. Die Richter begründeten die Herabsetzung der Erstinstanzurteile auf Warnung für den Arzt P. und den Freispruch für seinen Kollegen G. folgendermaßen:

> „Es ist nicht Aufgabe des ehrengerichtlichen Verfahrens, die Ursachen solcher Mißhelligkeiten zu erforschen und festzustellen, welchen Teil die Schuld trifft. Dagegen war zu prüfen, ob die Beschuldigten durch ihr Verhalten nach außen das Ansehen des ganzen Standes geschädigt haben. [...] Der EGH hat sich der Rechtsauffassung angeschlossen, daß nicht jede von einem Arzt ausgesprochene Beleidigung ohne weiteres einen Verstoß gegen § 8 der Ärzteordnung enthalte. [§ 8 ÄO verpflichtete die Ärzte auf die Standesordnung, B. Ü.] Ein solcher liegt vielmehr nur vor, wenn durch die Beleidigung zugleich das Ansehen des Ärztestandes beeinträchtigt wird."[5]

Allerdings verlief die Grenze zwischen der persönlichen Beleidigung und der Herabsetzung der gesamten Ärzteschaft fließend, denn eine Äußerung, die den gesamten Berufsstand kränkte, bedeutete doch meist zugleich einen Angriff auf die Person des einzelnen Arztes. Kriterien der Außenwirkung ärztlicher Zwistigkeiten waren einerseits, inwieweit sie in die Öffentlichkeit, sei es die gesamte oder auch nur die ärztliche, getragen wurden, und andererseits die schriftliche Fixierung einer Beleidigung und ihr damit schwereres Gewicht.

Zahlreiche Verhandlungen fanden wegen einseitiger oder gegenseitiger Beschimpfungen statt. Dabei reichte das Spektrum der Beleidigungen von Worten wie „Unverschämtheit"[6], Regelung und Wertung von Ehrenangelegenheiten „in unverständlicher Art"[7] über den Vorwurf einer „gemeinen Gesinnung"[8] oder

---

[3] Da die konkreten Personen für die Untersuchung nicht relevant sind, kürze ich die Namen ab, die in erhaltenen Urteilstexten genannt waren.
[4] Urteil vom 18.10.1924, SächsHStA, MI, 15200, Bl. 193.
[5] ibid.
[6] Urteil vom 24.1.1931, SächsHStA, MI, 15202, Bl. 244-7.
[7] Urteil vom 28.3.1927, SächsHStA, MI, 15201, Bl. 24-31.
[8] Urteil vom 22.9.1928, SächsHStA, MI, 15201, Bl. 231-6.

„fortgesetzter Rüpeleien"[9], Beschimpfungen als „Luder"[10], „Lump"[11] oder „Lügner"[12] bis hin zu schwersten Ehrangriffen wie dem Vorwurf der „Fahnenflucht und Feigheit" im Krieg [13]. Alle diese Beispiele stammen aus den Urteilen des sächsischen EGH, da man in den Veröffentlichungen des EGH Berlin wohl bewußt auf die öffentliche Wiederholung solcher Aussprüche verzichtete, um der allgemein knappen Darstellung zu genügen und dem Ansehen des Ärztestandes nicht weiter zu schaden.

So schwer die Beleidigung eines Kollegen wog, man konnte sie doch mit einer förmlichen Entschuldigung wiedergutmachen. Der Arzt N. hatte seinen Kollegen T. in der Gastwirtschaft Fuchsbau einen „traurigen Lumpen" genannt, sich aber „in ehrenhafter Weise" dafür entschuldigt. Der beleidigte T. nahm die Entschuldigung an, so daß die Kränkung an sich nicht mehr Gegenstand der Beurteilung war. Trotzdem stellte der sächsische EGH einen Verstoß gegen die Standeswürde fest, und zwar aufgrund der Tatsache, daß N. die Angelegenheit im Gespräch mit einer Bürgerin im Café erwähnt hatte, der Streit dadurch „zum Klatschgegenstand" geworden war und dies als „für den Ärztestand abträglich" angesehen wurde.[14] Die Auseinandersetzung zwischen den beiden Ärzten war ungeachtet ihres Geschehens in aller Öffentlichkeit durch die korrekte und *ehrenhafte* Entschuldigung mit der Standeswürde vereinbar. Häufig einigten sich die Parteien bei derartigen Streitigkeiten bereits in Schlichtungsausschüssen oder im ehrenrätlichen Vermittlungsverfahren. Hier wurden Entschuldigungen herbeigeführt oder formvollendet vollzogen. Unerwünscht dagegen war das öffentliche Gespräch über die beleidigenden Äußerungen. Klatsch im Ort über grobe ärztliche Umgangsformen konnte das Image der Ärzte empfindlich beschädigen.

Auch der preußische EGH sah Unterschiede zwischen den persönlichen Angelegenheiten und der öffentlichen Wirkung von Zwistigkeiten unter Ärzten. Vorgänge, die sich im engsten Familienkreise eines Arztes abspielten und damit für die Öffentlichkeit nicht von Interesse waren, sollten nicht Gegenstand eines ehrengerichtlichen Verfahrens sein.[15] Dies war ständige Rechtsprechung des preußischen EGH, die anlässlich eines Prozesses, in dem es um eine Auseinandersetzung wegen einer Ehescheidung innerhalb der Familie ging, wieder einmal

---

[9] Urteil vom 22.5.1931, SächsHStA, MI, 15202, Bl. 276-8.
[10] Urteil vom 22.5.1931, SächsHStA, MI, 15202, Bl. 290-1.
[11] Urteil vom 22.10.1921, SächsHStA, MI, 15200, Bl. 47.
[12] Urteil vom 21.1.1932, SächsHStA, MI, 15202, Bl. 466-70.
[13] Urteil vom 20.2.1932, SächsHStA, MI, 15202, Bl. 513-26.
[14] Urteil vom 4.10.1919, SächsHStA, MI, 15199, Bl. 295.
[15] Siehe EPEA 4, S. 76.

bekräftigt wurde. Der beschuldigte Arzt hatte seinen Schwiegervater - einen Sanitätsrat und also ebenfalls Mediziner - beleidigt. Gestritten hatten die beiden über die finanzielle Absicherung der Frau nach der Scheidung.

In der Begründung ihres Urteils berücksichtigten die Richter, daß „die fragliche Äußerung im kleinen Kreise hinter verschlossenen Türen gefallen" war und „Zwistigkeiten und Meinungsverschiedenheiten anläßlich einer Ehescheidung in jedem Berufe vorkommen".[16] Dem Arzt gestand man also trotz der auch außerhalb des Berufes geforderten Standeswürde[17] eine Privatsphäre zu. Dieser Bereich war als nicht öffentlich und zugleich nicht beruflich festgelegt. Der Arztberuf und die Zugehörigkeit zum Ärztestand wirkte sich ansonsten sehr wohl auf die Rolle als Privatperson aus: Solange sich ein Arzt in der Öffentlichkeit bewegte, galt er als Repräsentant seines Standes und hatte dessen Würde zu bewahren. Neben der Schwierigkeit, die Öffentlichkeitswirkung einer Beleidigung und ihre damit einhergehende Bedeutung für den gesamten Ärztestand abzuschätzen, war auch die inhaltliche Abgrenzung des Tatbestandes nicht immer einfach. Als Beleidigung sah man den reinen, unhaltbaren Vorwurf einer Handlungsweise in pauschaler Form an - mündlich oder schriftlich geäußert. Die Standesgerichte verhandelten über Vorwürfe der unbefugten Abrechnung[18], der falschen Berichterstattung[19] oder der Urkundenunterdrückung[20]. Sie beurteilten dabei die Leichtfertigkeit eines Vorwurfs.

Im folgenden Fall ging es etwa um schwere Beleidigung: Ein Mediziner war ehrengerichtlich belangt worden, weil er einem anderen Arzt am Telefon mit einer Anzeige wegen Schwangerschaftsunterbrechung gedroht hatte und auch gegenüber Dritten geäußert hatte, die Behandlung einer Patientin durch den Kollegen sei eine nicht indizierte Schwangerschaftsunterbrechung gewesen. Der EGH verhängte eine Geldstrafe von 100 Mark wegen Beleidigung. In der Urteilsbegründung gingen die Richter davon aus, der Angeklagte habe in gutem Glauben gehandelt und sei also tatsächlich der Überzeugung gewesen, der Kollege habe eine illegale Abtreibung vorgenommen. Dem EGH schien es im Übrigen auch „nicht denkbar", daß man einen solch schweren Vorwurf am Telefon einfach aus der Luft griff. Trotzdem werteten die Richter das Verhalten als „schwere

---

[16] Urteil vom 30.9.1922, EPEA 4, S. 76f.
[17] Der § 1b) des Entwurfs der deutschen Standesordnung forderte ausdrücklich das standeswürdige Verhalten des Arztes „innerhalb wie ausserhalb seines Berufes". AVD 53 (1926).
[18] Urteil vom 23.10.1926, EPEA 4, S. 106-7.
[19] Urteil vom 23.5.1925, EPEA 4, S. 60-1.
[20] Urteil vom 20.2.1932, SächsHStA, MI, 15202, Bl. 549-51.

Beleidigung durch Vorwurf des Verbrechens ohne Beweis der Wahrheit".[21] Trotzdem nahmen sie nicht etwa ein Engagement des beklagten Arztes gegen eine unrechtmäßige Abtreibung an, das angesichts der Stellung der ärztlichen Standesorganisationen zur Abtreibungsfrage als gewissenhaft hätte bewertet werden müssen.[22] Den offensichtlich entweder irrtümlichen oder aber gerechtfertigten Vorwurf der Schwangerschaftsunterbrechung - jedenfalls keineswegs in beleidigender Absicht geäußert - und die damit verbundenen Drohung mit einer Anzeige gegenüber einem Kollegen bestrafte der EGH mit 100 Mark mit der Begründung, dieses Verhalten sei schwer beleidigend.

Hier zeigt sich deutlich eine Tendenz in der Rechtsprechung der EGH, die auch in den Prozessen um Kritik von Kollegen zum Ausdruck kommt: Es war nicht erwünscht, daß Ärzte Kollegen direkt auf ein Fehlverhalten aufmerksam machten oder sie gar anzeigten. In dem ausgeführten Fall ist ein solcher Trend vor allem darin zu sehen, daß von der Meinung, der direkter Vorwurf sei eine schwere Beleidigung trotz der Einsicht, daß die Äußerung aus einer einwandfreien Absicht heraus geschah, nicht abgewichen wurde. Der auch nach Ansicht der Richter in gutem Glauben Handelnde erhielt letztlich eine Strafe wegen standesunwürdigen Verhaltens.

*Verteidigung der Ehre*

Die Wiederherstellung der persönlichen Ehre erklärten die Standesgerichte zur Privatsache. Ein Arzt, der angeklagt war, weil er nach einer schweren Beleidigung „nichts veranlaßt" hatte, wurde in der zweiten Instanz freigesprochen, da es dem einzelnen überlassen war, seine persönliche Ehre zu verteidigen.[23] Die Formulierung, der Beklagte habe „nichts veranlaßt" weist darauf hin, daß eine einfache Entschuldigung zur Wiederherstellung der Ehre hier wahrscheinlich nicht ausgereicht hätte. Unmißverständlich erklärte der EGH Berlin:

„Es ist nicht Aufgabe der Ehrengerichte, darüber Grundsätze aufzustellen, wie sich die Aerzte zu verhalten haben, die von Privatpersonen beleidigt worden sind."[24]

---

[21] Urteil vom 16.4.1921, SächsHStA, MI, 15200, Bl. 32.
[22] Die ärztlichen Standesvertreter lehnten in der Weimarer Zeit die Freigabe des Schwangerschaftsabbruchs ab. Siehe Usborne, Politics, (1992); Hailer, Stellungnahmen, (1986).
[23] Urteil vom 5.12.1930, EPEA 5, S. 60.
[24] ibid.

In diesem Fall zogen sich die Ehrenrichter recht elegant aus der Affäre, denn durch ihr freisprechendes Urteil vermieden sie eine Stellungnahme zu der Frage, was denn der in seiner Ehre schwer verletzte Arzt hätte veranlassen müssen. In der Entscheidung sprachen die Richter nur die Möglichkeit eines prozessualen Vorgehens an, verwarfen ein solches aber als allgemeine Empfehlung. Die Überschrift zu der Entscheidung ließ keinen Zweifel:

„Die Unterlassung einer Beleidigungsklage ist keine Verletzung der Standespflicht."[25]

Im Raum stehen blieb dabei die ernstzunehmende Alternative des Duells, das der EGH, der ja eine staatlich legitimierte Einrichtung darstellte, nicht öffentlich befürworten konnte, da es ungesetzlich war. Ein Blick in Barbasettis „Ehren-Kodex" von 1908, einen kurzen Leitfaden für den Gentleman der Jahrhundertwende, erlaubt Mutmaßungen über die ideellen Hintergründe dieses Falles. Dort ist in der „Aufzählung jener Motive, wegen deren ein Mensch die Qualifikation als Gentleman verliert" zu lesen:

„NICHT als Gentleman kann und darf angesehen werden: [...] wer, obzwar schwer beleidigt, vom Beleidiger keine Genugtuung fordert."[26]

Wie sich der Beleidigte zu verhalten hatte, war im „Ehren-Kodex" ebenfalls festgehalten: Er mußte dem Beleidiger innerhalb von 24 Stunden eine Forderung zum Duell zukommen lassen.

Daß auch Ärzte solche Vorstellungen von Satisfaktion teilten oder ihnen diese zumindest geläufig waren, ist sehr wahrscheinlich. Im Laufe ihres Medizinstudiums werden sie durch die Burschenschaften wenigstens einen Eindruck von akademischem Ehrenschutz und Ehrenhändeln bekommen haben.[27] Diese Gedankenwelt macht erst verständlich, warum ein Arzt überhaupt wegen „Nichtstun" bei Beleidigung angeklagt und in der ersten Instanz sogar verurteilt wurde. Die Auswahl des Weges bzw. das Unterlassen jedes Vorgehens gegen den Beleidiger machte der EGH zur Privatsache. Damit grenzte sich der ärztliche EGH deutlich

---

[25] ibid.
[26] Barbasetti, Ehren-Kodex, (³1908), S. 26f.
[27] Die Mehrzahl der Studierenden war um die Jahrhundertwende burschenschaftlich organisiert. Siehe Titze, Akademikerzyklus, (1995), S. 41. Noch 1926 war die Frage des akademischen Ehrenschutzes für die Studentenverbindungen eine „in besonderem Sinn zeitgemäße". Michaelis, Ehre, (1926), S. 1. Zu Ehrvorstellungen von Medizinern und Duellanlässen im 19. Jahrhundert siehe Nye, Medicine, (1997).

von dem ab, was ein Ehrengericht oder Ehrenhof im eigentlichen Sinne war - eine Instanz zur „Beurteilung, ob eine Kommunikation als Duellanlaß gelten soll"[28].

*Beleidigung von Patienten*

Nur ganz vereinzelt ging es in den ehrengerichtlichen Verfahren um Beleidigungen von Patienten. Von den hier untersuchten Beleidigungsfällen betrafen nur zwei am EGH Dresden und eine Erwähnung im Geschäftsbericht des EG für Berlin und Brandenburg den Umgang zwischen Arzt und Patient. Wahrscheinlich klagten Patienten nicht so häufig wegen Beleidigung, und zudem ist eine mildere Bewertung dieses Verhaltens, d. h. Freispruch oder bloße Feststellung standesunwürdigen Verhaltens, durch die Ehrengerichte durchaus denkbar, wenn man die beiden EGH-Urteile verallgemeinert.

Im ersten Fall äußerte ein Arzt beim Krankenbesuch einer Witwe, die sich nach dem Verzehr von Linsen übergeben hatte:

„Kindersch, wie könnt ihr Linsen essen. Euch sollte man einen Ring durch die Nase ziehen."[29]

Er wurde mit einer Warnung bestraft. Die vergleichsweise derbe, rassistische Auslassung des Arztes gibt einen kleinen, wenn auch ungewöhnlichen Einblick in die Arzt-Patient-Beziehung. Eine derartige Äußerung wäre gegenüber einem Kollegen wohl nicht vorgekommen. Wahrscheinlich war der Arzt sich des beleidigenden Charakters seines Ausspruchs gar nicht bewußt. Die Anrede „Kindersch" läßt zumindest eher auf ein Selbstverständnis als väterlich-autoritärer Arzt schließen, der Patienten sowenig beleidigen kann wie ein Vater seine Kinder, sich aber genauso schlechte Laune und Grobheit herausnehmen darf, ohne Folgen befürchten zu müssen. Zwar kann ein einzelner Ausspruch nicht für die komplexe Beziehung zwischen Arzt und Patient stehen, doch das relativ niedrige Strafmaß spricht dafür, daß Grobheiten gegen und Beleidigungen von Patienten als nicht besonders schwerwiegend oder außergewöhnlich angesehen wurden.[30]

---

[28] Schwanitz, Duell, (1994), S. 275.
[29] Urteil vom 17.9.1925, SächsHStA, MI, 15200, Bl. 263-4.
[30] Ein anderes Beispiel aus einem Fall, in dem es um Behandlungsfehler ging, kann diesen Eindruck grober Umgangsformen stützen. Der Arzt beschwerte sich bei der Familie des Patienten: „Bescheissen sie sich nur nicht mit ihrem Haus, Sie verwöhnen ihn viel zu sehr, so einen nörglichen, unleidlichen Kranken habe ich noch nie gekannt." Bei den Äußerungen gegen-

Im zweiten Fall las ein Patient sein Krankenblatt, während der Arzt das Behandlungszimmer kurz verlassen hatte. Darin war „schwerer Neurastheniker, Querulant" über ihn vermerkt. Der Patient sprach seinen darauf Arzt an, was dies zu bedeuten habe, woraufhin ihn dieser sofort ärgerlich aus der Arztwohnung verwies. Die Richter stellten fest, daß der Arzt gegen die Standeswürde verstoßen habe, verhängten aber keine Strafe. Das Verhalten des Patienten hielten sie für menschlich begreifbar und entschuldbar. Vom Arzt verlangten sie Rücksichtnahme:

> „Der Arzt darf es den von ihm behandelten Kranken gegenüber an der durch deren Zustand gebotenen Geduld und Nachsicht nicht fehlen lassen. Er muß ihren Gedanken und Empfindungen möglichst Rechnung tragen namentlich während einer Heilbehandlung und im unmittelbaren Anschluß daran."[31]

Auf die Kränkung des Patienten wegen des Rauswurfs durch den Arzt gingen die Richter in ihrer Begründung nicht näher ein. Sie ergriffen deutlich Partei für den Patienten und legten dem Arzt ein empathisches Verhalten nahe. Die Ungeduld des Arztes wertete das Gericht als den Berufssitten nicht gemäß, der Vorwurf der Beleidigung wurde aber nicht ausdrücklich bejaht. Vermutlich können wir den Appell an das ärztliche Mitgefühl in der Urteilsbegründung und die relative Abwertung des Ehrgefühls des Patienten durchaus als zeitgemäßen Ausdruck der paternalistisch geprägten Arzt-Patient-Beziehung ansehen. Ehre des Patienten und ärztliche Ehre waren wohl nicht gleichwertig. In beiden Fällen wurde eine vermutlich auch für die Zeitgenossen grobe Verhaltensweise sehr milde bestraft.[32]

*Ehre des einzelnen Arztes und Standesehre*

Die zahlreichen Urteile zur Beleidigung zeigen sehr deutlich, wie wichtig die Regelung von Ehrenangelegenheiten für den Ärztestand war. Manche Streitigkeiten gehörten für die Ehrengerichte in den Privatbereich, andere hielten sie wiederum für eine Gefahr für das Ansehen der gesamten Ärzteschaft. Wenn die Richter den

---

über Kollegen lassen sich ähnliche Aussprüche nicht finden. Urteil vom 23.2.1929, SächsHStA, MI, 15202, Bl. 18-19.

[31] Urteil vom 15.5.1928, SächsHStA, MI, 15201, Bl. 174-7.

[32] In Sachsen wurde in den Beleidigungsverfahren meistens auf eine Geldstrafe zwischen einhundert und fünfhundert Mark oder auf Verweis erkannt; nur in einigen Fällen beschränkte man sich auf die bloße Feststellung des standesunwürdigen Verhaltens, verwarnte oder sprach frei.

Eindruck hatten, daß das Verhalten der Beteiligten standesunwürdig war, erteilten sie eine Strafe, um einem Prestigeverlust entgegenzuwirken. Das Benehmen des Einzelnen mußte in solchen Fällen für die ganze Profession entehrend sein

Nach Georg Simmels Auffassung von Ehre bildet eben dieser Umstand einen Parameter für den Konnex einer Gruppe. Eine soziale Gruppe hat demnach einen besonders engen Zusammenhalt, wenn „der Verlust oder die Kränkung der Ehre eines Mitgliedes von jedem andern Mitgliede als eine Minderung der eigenen Ehre empfunden wird [...]"[33]. Daß die ärztlichen Berufsgerichte also auch über Kränkungen einzelner Mediziner richteten, war Ausdruck eines starken Gruppenzugehörigkeitsgefühls in der Ärzteschaft. Durch den Ton in manchen ärztlichen Streitigkeiten war auch das Ehrgefühl der anderen Standesmitglieder verletzt, obwohl eigentlich nur ein bestimmter Arzt beleidigt worden war. Dieses Gefühl der Zusammengehörigkeit - das Standesbewußtsein - stärkten die Ehrengerichte durch ihre Rechtsprechung. Sie waren die Stimme dieser kollektivpersönlichen Ehre und formten die spezifischen Ehrbegriffe des Ärztestandes aus.

Die Ausweitung der persönlichen Ehrverletzung auf eine Beleidigung des gesamten Berufsstandes stellte die Kehrseite dessen dar, was bei anderen Themen an den Ehrengerichten hervortrat: In vielen Fällen verteidigte der einzelne die Gruppeninteressen der Ärzte als seine persönliche Ehre. Die Ehre machte „dem Menschen seine soziale Pflicht zu seinem individuellen Heile"[34], wie Simmel es ausdrückte. Standesbewußtsein und persönliche Integrität waren also eng miteinander verknüpft und bedingten sich gegenseitig. Doch auch für den einzelnen Arzt, der sich beim Ehrengericht wegen einer Beleidigung durch einen Kollegen beklagte, war diese Rechtsprechung wichtig. Beleidigungsklagen spielten zu Beginn des 20. Jahrhunderts überhaupt eine wesentlich größere Rolle als heute, und verbale Angriffe auf die Ehre wurden wohl viel empfindlicher wahrgenommen.[35] Auch die Wiederherstellung der persönlichen Ehre hatte einen hohen Stellenwert. Die Ehrengerichte und Ehrenräte ermöglichten die formale Verteidigung und Wiederherstellung der Ehre.

---

[33] Simmel, Soziologie, (1995), S. 485.
[34] ibid., S. 602.
[35] Bei unveränderter Rechtslage gab es auch an den ordentlichen Gerichten ein Mehrfaches an Klagen und Urteilen verglichen mit der heutigen Situation. Siehe Frevert, Mann, (1995), S. 166f.

## 1.2. Kritik, Anzeigen und Denunziation

*Kritik*

Im Unterschied zu den Urteilen im Zusammenhang mit Beleidigung ging es im Bereich Kritik der ärztlichen Tätigkeit in der Regel um die konkrete Behandlung eines Patienten, also beispielsweise die abfällige Beurteilung einer Bandage bei der orthopädischen Sprechstunde[36], der chirurgischen Fähigkeiten eines Kollegen[37] oder plumpe Aussprüche wie etwa diesen:

> „Seien Sie froh, dass Sie mich als Geburtshelfer hatten und nicht E., der ist dazu schon infolge seiner körperlichen Beschaffenheit nicht im Stande und ungeeignet"[38].

Das Verbot jeder herabsetzenden Kritik gegenüber Nichtärzten wurde in den Satzungen der preußischen Ärztekammern regelmäßig aufgeführt.[39] Die sächsische Standesordnung enthielt den folgenden Paragraphen:

> „§12. Es ist unzulässig, die Behandlungsweise eines anderen Arztes Nichtärzten gegenüber in leichtfertiger oder rücksichtsloser Weise abfällig zu beurteilen."[40]

Auch der „Entwurf der Standesordnung für die deutschen Aerzte" von 1926 sah eine sehr ähnliche Regelung vor.[41] Alle Vorschriften nannten die Bedingungen eindeutig, unter denen Kritik an Kollegen zu vermeiden war. Ein Arzt durfte seinen Kollegen nicht in Anwesenheit von Nichtärzten diffamieren und damit dem Ansehen des Standes sowie dem Vertrauensverhältnis zwischen Arzt und Patient schaden.

---

[36] Urteil vom 5.11.1927, SächsHStA, MI, 15201, Bl. 149-51.

[37] Urteil vom 22.5.1931. SächsHStA, MI, 15202, Bl. 276-8.

[38] Urteil vom 22.10.1921, SächsHStA, MI, 15200, Bl. 47.

[39] Siehe GStA PK, Rep. VIII B, Nr. 793: Die ärztlichen Vereine mit ehrengerichtlichen Satzungen und Standesordnungen 1894 bis 1924. Der Bestand enthält die Standesordnungen für die Ärzte der preußischen Provinzen Sachsen (Bl. 45), Ostpreußen (Bl. 105-6), Posen (Bl. 111-3), Schlesien (Bl. 119-20), Schleswig-Holstein (Bl. 127-9), Hannover (Bl. 131-4), Westfalen (Bl. 136-7), Hessen-Nassau (Bl. 140-1) und Rheinprovinz und Hohenzollern'sche Lande (Bl. 148-9). Die Ärztekammer Berlin und Brandenburg (später zusätzlich Grenzmark Posen-Westpreußen) hatte keine Standesordnung erlassen. Sie blieb dauerhafter Gegner einer preußischen Standesordnung und entschied am Ehrengericht bewußt ohne eigene Standesordnung.

[40] Rumpelt, Ärzteordnung, (1904), S. 101.

[41] Siehe Entwurf einer deutschen Standesordnung, AVD 53 (1926).

III. Entscheidungen 69

Folgender Fall veranschaulicht das Problem: Der Arzt P. hatte einen Knaben trotz Wunsch der Mutter und des Lehrers nicht vom Schulsport befreit. Gegenüber der Mutter äußerte der nächste aufgesuchte Doktor G., der vorbehandelnde Kollege P. maße sich eine Machtbefugnis an, die unverantwortlich sei, und „wer so etwas tue, der solle lieber Steine Klopfen". Der Arzt P. klagte am Ehrengericht und G. wurde wegen „herabsetzender Kritik eines Kollegen" mit einer Geldstrafe von 100 Mark belegt.[42] Der weiterbehandelnde Arzt G. hatte seinem Vorgänger P. gewissermaßen die Kompetenz abgesprochen, was als über jedes Maß der Kritik hinausgehend angesehen wurde, und darüber hinaus eine Ausdrucksweise gewählt, die nicht mehr als sachliche Kritik vertreten werden konnte.

Geringschätzende Kritik stellte auf der einen Seite eine Bedrohung für den einzelnen Arzt dar und gefährdete auf der anderen Seite das Ansehen aller Ärzte. Die ärztliche Autorität und die medizinische Kompetenz gab kritischen Worten ein besonders schweres Gewicht. Deshalb durfte Kritik auch nur aus entsprechend gewichtigen Gründen und gegebenem Anlaß vorgebracht werden. Dabei war ein sachlicher und höflicher Umgangston anzuschlagen. Ansonsten litt das Vertrauen der Patienten zu ihrem Arzt und zur gesamten Medizin. Denn für den Patienten bzw. den Nichtarzt war es ja schwer abzuwägen, welche Meinung oder Behandlung denn nun richtig war.[43] Wieviel Glauben konnte man einer salopp vorgebrachten Kritik schenken? Die unangemessene Form setzte auch den Kritiker in ein schlechtes Licht.[44]

Eine etwas andere Perspektive zeigt ein Urteil, in dem es um die Problematik der Verunsicherung von Patienten und der Schädigung von Kollegen ging: Der Arzt L. hatte die Behandlung einer Patientin, die an Peritonitis erkrankt war, übernommen. Die Patientin verstarb. Er deutete gegenüber den Eltern an, daß möglicherweise eine Verletzung durch die gynäkologische Untersuchung des vorbehandelnden Arztes am Tod ihrer Tochter schuld sei. Beim Versuch zwischen diesem Kollegen und den Eltern zu vermitteln forderte er für die Eltern einen Teil des Honorars unter Androhung einer Anzeige zurück. Der EGH stellte

---

[42] Urteil vom 10.11.1932, SächsHStA, MI, 15203, Bl. 99-101.
[43] Divergierende Meinungen verschiedener Ärzte gefährdeten die ärztliche Autorität und verunsicherten die Patienten. Am Beispiel von Autobiographien von Patienten konnte dies für das ausgehende 19. Jahrhundert gezeigt werden. Siehe Lachmund / Stollberg, Patientenwelten, (1995), S. 106ff.
[44] Dieser Gedanke war auch im 19. Jahrhundert sehr verbreitet. Hufeland schrieb etwa: „Wer seinen Collegen herabsetzt, der setzt die Kunst und sich selbst herab." Hufeland, Die Verhältnisse des Arztes, (1808), S. 48. Siehe Taupitz, Standesordnungen, (1991), S. 273.

fest, daß der Arzt L. eine „heikle Situation nicht gewissenhaft geregelt" habe und außerdem bei Übernahme der Behandlung hätte erkennen müssen, ob eine Verletzung vorlag.[45]

Nach Meinung des Gerichts hätte L. den Eltern des Mädchens nicht von der eventuell iatrogenen Erkrankung berichten sollen, da er selbst eine entsprechende Verletzung durch seine ärztliche Untersuchung rechtzeitig hätte diagnostizieren müssen. Die Vermittlerrolle, die er einnahm, schien den Richtern zudem ungünstig. Leider enthält das Urteil nicht die Rechtfertigung des Angeklagten oder eine genauere Beschreibung der Vorgänge und des Krankheitsverlaufs. Der EGH erkannte die Situation als heikel, aber er gab keine richtungsweisenden Empfehlungen für eine solche, für alle Beteiligten schwierige Konstellation. Er enthielt sich der Stellungnahme zum Problem der Information von Patienten und der hier speziellen Frage der Erwähnung der Möglichkeit des iatrogenen Todes.

Aus dem Urteil gehen die Motive des Arztes, sich für die Eltern zu engagieren nicht hervor, und wir können uns die Möglichkeiten nur vorstellen: Aufklärung und Hilfe für die Trauernden, Verschleierung eigener Fehler, Schädigung des Kollegen u. a. Wahrscheinlich erkannten die Richter kein eindeutig schädigendes Motiv, das sonst wohl eine Geldstrafe nach sich gezogen hätte. Der EGH beschränkte sich allerdings nicht darauf, nur die Vermittlung zwischen Eltern und vorbehandelndem Arzt als standesunwürdig zu bewerten, auch die kritische Äußerung gegenüber den Eltern der verstorbenen Patientin wurde als Fehlverhalten miteinbezogen. Über die korrekte Vorgehensweise in solch einem Fall schwieg sich der EGH im Urteil aus. Entweder hielt man es für besser, die Möglichkeit einer durch den Arzt verursachten Verletzung mit letalen Folgen ganz zu verschweigen oder aber die konkrete Nennung des vorbehandelnden Arztes zu vermeiden.

Zu bemerken ist, daß derselbe Doktor L. 1926 in einem ähnlichen Fall vor das Ehrengericht gebracht wurde: Diesmal hatte er bei der Untersuchung einer post partum verstorbenen Bergarbeitersehefrau dem behandelnden Arzt O. die Schuld am Tod der Frau gegeben und ihn als „falsch hinzugezogenen Arzt" hingestellt. Er kritisierte, sein Kollege O. habe die Frau zu kurz nach der Geburt verlassen und die Nachgeburt nicht untersucht. Der Angeklagte L. wurde zu 300 Mark Geldstrafe verurteilt, weil er sich nach Ansicht des EGH seiner Anschuldigungen nicht sicher gewesen sein konnte und auch das Strafverfahren, das in dieser Sache gegen O. eröffnet worden war, eingestellt worden war.[46]

---

[45] Urteil vom 6.11.1920, SächsHStA, MI, 15200, Bl. 17-20.
[46] Urteil vom 14.6.1926, SächsHStA, MI, 15200, Bl. 292-7.

In diesem Fall drückt sich die Haltung des EGH noch deutlicher aus. Der Arzt L. wurde eigentlich nur wegen Kritik am Kollegen und nicht wegen des herabwürdigenden Charakters seiner Worte bestraft. Natürlich wog die Anschuldigung sehr schwer, aber anscheinend gab es sachliche Argumente, denn das Strafverfahren war immerhin eröffnet worden. Der EGH sah in der Einstellung des Strafverfahrens den Nachweis der korrekten Behandlung der Patientin durch den Arzt O. und bestrafte den Kritiker L.

Das Argument, der kritikübende Arzt habe sich seiner Beschuldigungen nicht sicher sein können, tauchte häufiger auf, ohne jedoch Kriterien dafür zu geben, welche Informationen Voraussetzung für angebrachte Kritik waren. Tendenziell scheint es wichtiger gewesen zu sein, mögliche Fehler eines Kollegen zu decken, als den Patienten zu unterstützen. Diese Einstellung resultierte möglicherweise daraus, daß die ärztliche Heilbehandlung nicht gesetzlich geregelt war. Die theoretisch leicht mit rechtlichen Mitteln angreifbare Gruppe der Ärzte versuchte, zumindest in den eigenen Reihen gegenseitige Beschuldigungen wegen Falschbehandlung zu unterbinden.[47]

Nicht nur die Kritik gegenüber Patienten, sondern auch gegenüber anderen Laien war nicht gern gesehen. Ein Fall in Sachsen bezieht sich auf den Zusammenhalt der Ärzte im Krankenhaus gegenüber dem übrigen Personal: Klinikarzt S. verwehrte seinem Kollegen F. im Stadtkrankenhaus die Tätigkeit im septischen Operationssaal. Er sperrte den OP und kritisierte die Zuverlässigkeit des Kollegen. In der Begründung hieß es, der angeklagte Arzt S. sei bei der Sachlage nicht zu der Annahme berechtigt gewesen, daß Doktor F. beim Operieren nicht die nötige Umsicht walten lasse und noch weniger dürfe er eine solche schädigende Vermutung vor Laien aussprechen. Es wurde auf Warnung erkannt.[48]

Auch in der Klinik war es offenbar nicht immer einfach, den Kollegen angemessen zu kritisieren. Die Begründung des Urteils betonte die Bloßstellung und die fehlenden Grundlage für die Maßnahmen. Inwieweit es sich mehr um einen persönlichen Streit oder um eine fachliche Auseinandersetzung handelte, bleibt offen. Stereotyp hielt sich der EGH an die Argumentation, die Gründe für die Kritisierung haben nicht ausgereicht, und eine Äußerung gegenüber Nichtärzten schädige das Ansehen. Die klare Abgrenzung der Ärzteschaft gegen die

---

[47] Auch heute fühlen sich Mediziner von Anschuldigungen und Prozessen unbestimmt bedroht: „Das Damoklesschwert eines berufsbedingten Prozesses (Kunstfehler, Regreß) hängt über jedem Arzt, jeder Ärztin." begann ein besorgter Artikel im Ärzteblatt über Klagen gegen Ärzte. Siehe Mäulen, Ärzte, (1999).
[48] Urteil vom 23.2.1929, SächsHStA, MI, 15202, Bl. 20-5.

Laien, zu denen auch das übrige Personal gerechnet wurde, zeigt das auch im Krankenhaus vorherrschende autoritäre Arztbild. Streit und fachliche Anschuldigungen in der Kliniköffentlichkeit gefährdeten das Sozialprestige und auch die Machtposition innerhalb der Einrichtungen des Gesundheitswesens.

Allerdings wurde - als Beispiel für angemessene Kritik - in Preußen der Augenarzt freigesprochen, der die Behandlungsweise der Universitäts-Augenklinik kritisiert hatte und die Aussetzung der dort begonnenen Behandlung empfohlen hatte. In der Entscheidung hieß es:

„Der Arzt darf einem Patienten gegenüber seine von dem Urteil eines vorbehandelnden Arztes abweichende Ansicht über einen Krankheitsfall, dessen Diagnose und Behandlungsweise mitteilen, wenn er sich nach gewissenhafter Untersuchung dazu verpflichtet fühlt und eine angemessene Form wählt."[49]

In Preußen wurde in den Entscheidungen zur Kritik häufiger freigesprochen. Dort gab es aber, soweit es die veröffentlichten Entscheidungen beurteilen lassen, überhaupt mehr Freisprüche.[50] Auch in diesem Urteil ging man nicht näher darauf ein, was unter einer angemessenen Form zu verstehen sei. In dem konkreten Fallbeispiel hatte der Arzt die Behandlung nicht übernehmen wollen, da seiner Meinung nach schon zu lange falsch behandelt worden war. Dieses Verhalten und eine sachliche Argumentation beugten jedem Anschein des Eigennutzes vor. Außerdem konnte ein einzelner niedergelassener Arzt das Ansehen der Universitätsklinik nicht so leicht schädigen, wie dies zwischen einzelnen Ärzten in gleicher Position möglich war.

Zuletzt bleibt der Fall der allgemeinen Kritik an Ärzten oder an der Medizin. Vor allem die Grenze zur erlaubten politischen Meinungsäußerung war hier schwer zu ziehen. In Sachsen waren politische Äußerungen nicht ausdrücklich vom ehrengerichtlichen Verfahren ausgenommen, während in Preußen politische Meinungen laut EGG nicht Gegenstand des Verfahrens sein konnten. So sprach der EGH Berlin einen Arzt frei, der sich in einer öffentlichen Versammlung abfällig über die Tätigkeit eines Kollegen geäußert hatte. In der Urteilsbegründung hieß es, daß sich die Äußerungen vorwiegend auf kommunalpolitischem Gebiet bewegten und damit unbedenklich seien.

---

[49] Urteil vom 13.5.31, EPEA 5, S. 27.
[50] Von den 123 Fällen, die in den EPEA Bd. 4 und 5 besprochen sind, wurde in 47 Fällen freigesprochen, in 39 Fällen wurde die Sanktion nicht erwähnt und in 37 Fällen auf eine Strafe erkannt.

## III. Entscheidungen 73

In der Praxis war auch in Sachsen die politische Meinung nicht regelmäßig Verfahrensgegenstand.[51] Trotzdem griff der EGH Dresden im Zusammenhang mit einem Vortrag eines Arztes zu einer relativ hohen Strafe. Der betreffende Arzt hatte in einer Vortragsreihe mit dem Vorsitzenden des Impfgegnerverbandes behauptet, Impfungen produzierten neue Krankheiten wie Scharlach, Diphtherie oder Masern, und an deren Verbreitung könne nur der ärztliche Stand eine Interesse habe; er zerstöre die Volksgesundheit aus Eigennutz.

Die Ehrenrichter erkannten auf 250 Mark Geldstrafe und begründeten ihr Urteil folgendermaßen:

„Selbst wenn er überzeugt war, daß sich ein Teil der Ärzte bei der Schaffung des Impfgesetzes und bei dessen Anwendung nicht im guten Glauben befunden hat und noch befindet, so hatte er doch die Möglichkeit, diese Ansicht in einwandfreier Weise zu verfechten. Keinesfalls war es der zulässige Weg, dieser seiner Überzeugung vor einem nicht über das erforderliche Unterscheidungsvermögen verfügenden ärztegegnerischen Publikum von Laien rückhaltlos Ausdruck zu geben. Die letzteren mußten den Eindruck erhalten, daß der ärztliche Stand als solcher abfällig beurteilt werde."[52]

Während es doch an den Ehrengerichten doch meist um die abfällige Beurteilung eines einzelnen Arztes ging, liegt hier ein Beispiel der Medizin- bzw. Ärztekritik vor. Der beklagte Arzt hatte die Behandlungsweise aller Ärzte hinterfragt und gegen sie polemisiert. Erstaunlicherweise stellte die Urteilsbegründung nicht auf die Zusammenarbeit mit Nichtärzten oder die Darstellung in „marktschreierischer Art und Weise" (Kennzeichnung des Sachverhaltes im Urteilstext) ab, sondern legte besonderen Wert auf die abfällige Kritik gegenüber einem Laienpublikum. Die negative Einstellung zur Kritik aus den eigenen Reihen kommt an dieser Stelle sehr deutlich zum Ausdruck, und in Sachsen wurde dabei auch vor dem Bereich der politischen Meinungsäußerung offenbar nicht haltgemacht.

Die untersuchten Fälle zeigen, daß es meist keinen Raum für Kritik an Behandlung und Kenntnissen ärztlicher Kollegen gab. Die angemessene Form war scheinbar schwer zu konkretisieren. Den wegen Kritik angeklagten Ärzten wurde an keiner Stelle vom EGH ein Vorschlag gemacht, der etwa in die Richtung ging, anstatt sich gegenüber Patienten zu äußern, direkt mit dem Vorbehandelnden

---

[51] Obwohl nicht ausdrücklich erwähnt hielt sich der sächsische EGH wohl an die im preußischen Gesetz genannten Vorbehalte. Dies erklärt Rumpelt im Kommentar zur sächsischen Standesordnung. Siehe Rumpelt, Ärzteordnung, (1904).
[52] Urteil vom 13.9.1924, SächsHStA, MI, 15200, Bl. 178-81.

Kontakt aufzunehmen und eine konstruktive Zusammenarbeit der Ärzte bei Behandlungsproblemen anzustreben.

In den EGH-Urteilen ging es immer wieder um die angemessene *Form* von Äußerungen oder Handlungen. Kritik war grundsätzlich möglich, aber sie war wohl zu überdenken und höflich zu formulieren. Argumentierte ein Arzt, er wolle die bereits von einem Kollegen begonnene Arbeit nicht fortsetzen, so sprach daraus die Achtung für den Kollegen und die Kritik an dessen Behandlung war quasi versteckt. Ein direkter Vorwurf oder auch nur der Versuch, einen anderen Arzt im Gespräch auf einen möglichen Fehler aufmerksam zu machen, genügte den Umgangsformen nicht. Insbesondere gegenüber Dritten hatte man seine Zweifel an der Kompetenz eines Kollegen gut zu „verpacken", also in die angemessene Form zu bringen. Diese Betonung der Formen ist eine typische Eigenheit von Regeln, die auf Ehrvorstellungen einer Gruppe bauen. Die Form eines Verhaltens signalisiert nach außen auch einen bestimmten Status. Das Einhalten von Formen bedeutet eine symbolische Abgrenzung zu anderen Gruppen.

Bis heute ist der Punkt Kritik an Kollegen gegenüber Dritten problematisch, denn die Berufsordnung für die deutschen Ärzte enthält den § 19 Abs.3, in dem es heißt:

„In Gegenwart von Patienten oder Nichtärzten sind Beanstandungen der ärztlichen Tätigkeit und zurechtweisende Belehrungen zu unterlassen.[...]"[53]

Diese Formulierung scheint nach Betrachtung der engeren Regelungen in den Standesordnungen der Weimarer Zeit und ihrer weiten Auslegung in den ehrengerichtlichen Verfahren durchaus konsequent. Kritik wurde in der Weimarer Zeit in fast jeder Form als ruf- und vertrauensschädigend aufgefaßt, die herabsetzende Art einer Äußerung spielte weniger eine Rolle.[54]

*Anzeige und Denunziation*

Die Begriffe Anzeige und Denunziation bezeichnen auf den ersten Blick klare Sachverhalte. Die Betrachtung der aktuellen interdisziplinären Diskussion um die

---

[53] Ärztliches Berufsrecht, Stand 1.7.1994.
[54] Auch Freidson wies in seiner Untersuchung auf die besondere Empfindlichkeit der Ärzte gegenüber Kritik und die dagegen „geschlossene Front" in der Profession hin. Siehe Freidson, Ärztestand, (1979), S. 149ff.

III. Entscheidungen 75

zentrale Problematik der Denunziation[55] zeigt, wie unterschiedlich dieser Begriff heute benutzt wird und wie abhängig er von herrschenden politischen Systemen und gesellschaftlicher Bewertung ist. Einig ist man sich allein darin, daß das Wort 'Denunziation' negativ belegt ist, während der Ausdruck 'Anzeige erstatten' etwas positives meint.

Folgende Bestimmungen des Begriffs 'Denunziation' sind gängig: 1.) Sie kann aufgefaßt werden als „freiwillige Weitergabe von Informationen über politisch unerwünschtes Reden oder Handeln anderer Personen [...] auch anonym"[56]. 2.) Juristisch wurde sie definiert als „falsche Verdächtigung [...] bei einer Behörde [...] wider besseres Wissen und in der Absicht, [...] gegen den Denunzierten ein Verfahren [...] herbeizuführen."[57] 3.) Im allgemeinen Sprachgebrauch versteht man unter denunzieren aber auch „jemanden aus persönlichen, niedrigen Beweggründen anzeigen"[58] oder „Informationen unehrenhaft weitergeben"[59]. Bereits diese sprachliche Unschärfe weist auf die Ambivalenz des Problems hin.

Im folgenden wird der Begriff mit den unter 3.) genannten Bedeutungen gebraucht, denn an den ärztlichen Ehrengerichten ging es eigentlich nicht um politische Denunziation im engeren Sinne und auch nicht um bewußt falsche Äußerungen, weshalb die sozialwissenschaftliche und die juristische Festlegung des Begriffs hier nicht greifen können. In den Urteilen selbst taucht das Wort 'Denunziation' nicht auf, doch scheint es in diesem Zusammenhang unverzichtbar, da eine moralische Bewertung des Anzeigeverhaltens durch die Ehrengerichte beabsichtigt war. Zu entscheiden war von den Ehrenrichtern, ob eine Anzeige als unehrenhafte Weitergabe von Informationen anzusehen war, ob eine Meldung negativ zu bewerten war und damit letztlich ob es sich um Denunziation handelte.

Insgesamt waren solche Entscheidungen nicht so häufig wie etwa Urteile zur Äußerung von Kritik, wobei die Standesordnungen keinerlei Regelung zur ärztlichen Anzeigepflicht enthielten. In den Urteilen läßt sich jedoch eine recht klare Haltung der Ehrengerichte erkennen: Anzeigen, die über die gesetzliche Anzeigepflicht hinausgingen wurden nicht befürwortet. In den konkreten Fällen hatten Ärzte Kollegen bei der Staatsanwaltschaft[60], beim Ehrengericht[61] und beim

---
[55] Siehe Jerouschek, Denunziation, (1997).
[56] Dördelmann, Empörung, (1996). Dördelmanns Definition wurde von mehreren Autoren im Sammelband „Denunziation" herausgegeben von Jerouschek benutzt.
[57] H. Kauffmann (Hg.), Rechtswörterbuch (München, [13]1996).
[58] Duden Fremdwörterbuch [5]1990.
[59] Der große Meyer 1988.
[60] Urteil vom 22.03.1927, EPEA, Bd. 4, S. 11-3.

Finanzministerium[62] angezeigt. Dabei wurde keinem Erstatter einer Meldung oder Anzeige vom EGH rechtgegeben.

Die Beklagten beriefen sich in der Verteidigung auf ihre Bürgerpflichten, zu der nach ihrer Ansicht die Meldung von Verbrechen oder Pflichtverstößen gehörte. Der EGH stellte fest, daß „eine über den § 139 StGB. hinausgehende Pflicht zur Anzeige von Verbrechen oder Vergehen auch für den Arzt nicht" [63] bestehe, d. h. nur bei glaubhafter Kenntnis und möglicher Verhinderung der Ausführung oder des Erfolgs bei bestimmten schweren Verbrechen mußte eine Anzeige erfolgen.[64] Wie selbstverständlich zog sich der EGH auf die Strafgesetzgebung zurück, was am Ehrengericht doch eigentlich unüblich war. Die ärztliche Ehrengerichtsbarkeit war eine zusätzliche Gerichtsbarkeit und ihre Richter entschieden nach über die staatlichen Gesetze hinausgehenden Regelungen, nämlich den Standesordnungen und den ärztlichen Auffassungen von Standeswürde. Die Ehrenrichter hätten es durchaus als ihre Aufgabe sehen können, die ärztlichen Pflichten in diesem Punkt zu konkretisieren.

Stattdessen konnte man nur den Eindruck gewinnen, es wäre unehrenhaft einen Kollegen anzuschuldigen, denn der EGH setzte bei einer Anzeige die genaue und sichere Kenntnis des Vergehens voraus. Dies wurde beispielsweise so formuliert:

„Selbstredend ist es einem Arzt unbenommen, etwaige von ihm festgestellte Anzeichen für eine verbrecherische Handlung auch eines anderen Arztes zur Kenntnis der Staatsanwaltschaft zu bringen. Dabei muß jedoch als selbstverständlich vorausgesetzt werden, daß er erst nach sorgfältiger Prüfung der ihm zugetragenen Angaben und seiner eigenen Wahrnehmungen diesen Schritt unternimmt. Tut er dies nicht, so handelt er im höchsten Maße fahrlässig."[65]

Als Ermutigung, Pflichtverstöße durch Kollegen aus welchen Beweggründen auch immer anzuzeigen, sei es zum Wohle der Patienten oder der Gesellschaft an sich, aus moralischer oder religiöser Überzeugung, kann man diese Sätze kaum auffassen. Die Urteile geben keine Hinweise auf eine Verhältnismäßigkeit zwischen Meldung zur Verhinderung schädigenden Verhaltens und Verletzung der Standeswürde durch den ärztlichen Ansehensverlust, der damit unweigerlich verbunden war. Ähnlich wie beim Problem ärztlicher Kritik, zielte diese Urteilsbe-

---

[61] Urteil vom 20.02.1932, SächsHStA, MI, 15202, Bl. 478-9.
[62] Urteil vom 13.10.1923, SächsHStA, MI, 15200, Bl. 146.
[63] EPEA, Bd. 4, S. 13.
[64] Siehe Kauffmann, Rechtswörterbuch, ([13]1996).
[65] EPEA, Bd. 4, S. 14.

gründung doch vornehmlich auf ein Zusammenhalten in der Ärzteschaft, die rechtlich leicht angreifbar war, ohne Berücksichtigung der Interessen anderer Gruppen ab.

Bei der negativen Bewertung von Anzeigen von Kollegen schien bei den Ärzten ein breiter Konsens zu herrschen, wenn man Bücher zur ärztlichen Ethik bzw. zum ärztlichen Verhalten hinzuzieht. Scholz ($^5$1927) beschrieb den besonderen, deutschen Typus des biedermännischen Kollegen, der ein „Ehrenmann durch und durch [...] Ethiker, namentlich [...], dabei aber ein neidischer und hämischer Geselle ist, der trotz und mit Hilfe seines treuherzigen Wesens in schlimmster Weise Ränke schmiedet, hetzt und anzeigt [...]"[66]. Er warnte vor dem Schaden, den diese Ärzte unabsichtlich anrichteten und sprach sich damit implizit auch für eine abwartende Haltung bei Verdächtigungen gegenüber Kollegen aus.

Ebenso empfahl Moll (1902) ein vorsichtiges Umgehen mit Anschuldigungen und Kritik. Er schrieb:

„Selbst wenn sich ein Arzt wirklich geirrt haben sollte, braucht man nicht über jeden Irrtum hochmütig zu lächeln. Es sollte sich jeder der Worte erinnern, dass nur der einen Stein werfen soll, der frei von Fehl ist."[67]

Als Negativbeispiel zitierte er die Beschreibung des „Typus des biedermännischen Kollegen" von Scholz[68].

Beide Darstellungen machen noch einmal deutlich, worin der Kern des Problems lag: Ärztliche Fehler waren vielleicht vom Fachkollegen leicht zu erkennen, wurden aber nicht unbedingt angezeigt. Nur manche Mediziner fühlten sich verpflichtet, jeden Fehler rechtlich verfolgen zu lassen, um einen möglichen Schaden zu verhindern; dies ist zumindest der ironischen Beschreibung des ärztlichen Biedermannes zu entnehmen, der allein aus einer Naivität heraus ohne niedere Motive zwanghaft die offensichtlich häufig genug anzutreffenden Fehler meldete. Moll stimmte Scholz in seiner negativen Charakterisierung des biedermännischen Denunzianten völlig zu. Zudem lieferte er eine plausible Begründung für das Zurückhalten von Kritik. Jeder sollte sich daran erinnern, wie viele Fehler

---

[66] Scholz, Aerzten ($^5$1927), S. 8.
[67] Moll, Ethik, (1902), S. 383.
[68] Moll zitiert aus der ersten Auflage des Buches von Scholz aus dem Jahr 1899, in der es scheinbar anstelle von „Ränke schmiedet, hetzt und anzeigt" noch „intriguiert, hetzt und denunziert" hieß.

ihm selbst unterliefen und daraus die Nachsicht für den Kollegen herleiten. Jeder Arzt war darauf angewiesen, daß die Kollegen seine Fehler stillschweigend übergingen, denn zu leicht geriet man wegen fehlerhafter Behandlung in einen Rechtsstreit. Um seiner Ansicht Nachdruck zu verleihen zog Moll sogar noch das Bibelzitat[69] heran - ein für seine „Ärztliche Ethik" eher ungewöhnliches Vorgehen.

*Bespitzelung*

Es wurde in Preußen und in Sachsen als standesunwürdig bewertet, heimlich Nachforschungen über Kollegen anzustellen. Ein preußischer Arzt hatte einen Privatdetektiv mit Erfolgsvergütung angeheuert, um Abtreibungen eines Kollegen zu ermitteln. Der EGH bestrafte ihn mit einer Warnung. In der Begründung hieß es, es sei „die Pflicht des Arztes, Gerüchten und Wahrnehmungen über eine auf die Abtreibung der Leibesfrucht gerichtete Tätigkeit eines anderen Arztes nachzugehen [...]. Zur Erreichung dieses Zieles ist aber nicht jedes Mittel erlaubt. [...] Die Ermittlung und Aufklärung von Verbrechen ist nicht Aufgabe von Privatpersonen, sondern obliegt den Behörden [...]."[70]

Die Urteile betonten die Zuständigkeit staatlicher Einrichtungen und die Richter empfahlen, sich in solchen Fällen an Polizeibehörden oder Staatsanwaltschaften zu wenden. Dabei setzten sie sich nicht mit der eigenen Rechtsprechung auseinander, nach der eine Anzeige oder kritische Äußerung gegenüber Dritten erst in Betracht kam, wenn sich der Betreffende der Richtigkeit seiner Anschuldigungen sicher sein konnte. Dies hatte der EGH wiederholt in seinen Entscheidungen zur Kritik an ärztlichen Kollegen ausgesprochen, und der Beklagte verteidigte sich im vorliegenden Fall auch dahingehend, daß er eine Schädigung des Ansehens des Ärztestandes durch Öffentlichwerden des Verdachts habe vermeiden wollen.

Wie auch in den Fragen der Kritik an Kollegen zeigte der EGH keine echte Lösung des Problems auf, wie sich ein Arzt bei Verdacht eines Fehlverhaltens durch einen Kollegen verhalten solle. Zumindest lehnten die Richter die Möglichkeit, Beweise durch heimliche Nachforschung unter Zuhilfenahme privater Sicherheitsdienste zu beschaffen, klar ab. Auch der Reichs-Medizinal-Kalender veröffentlichte die betreffende Entscheidung, was auf einen breiten Konsens in der Ärzteschaft in dieser Frage schließen läßt. Eine Stimmung des Mißtrauens

---

[69] Bibelstelle Johannes 8, 7.
[70] Urteil vom 12.11.1926, EPEA 4, S.22-4.2

zwischen Kollegen und gegenseitige Überwachung war mit der geforderten Loyalität unter Standesgenossen nicht zu vereinbaren.

Ein Urteil des EGH Dresden, bei dem es ebenfalls um heimliche Nachforschungen, allerdings mehr im Sinne von Spionieren, ging, kann diesen Eindruck bekräftigen: In Sachsen schickte ein Arzt zwei Privatpatienten aus, um zehn andere Ärzte auszukundschaften. Sein Interesse ging dahin, Informationen über Erfolg und Umsatz der Kollegen zu bekommen - eine Art „Betriebsspionage". Er zahlte den beiden Patienten Arztkosten plus aufgewendete Zeit. Die Ehrenrichter des EGH Dresden sahen dadurch das kollegiale Einvernehmen und das Vertrauensverhältnis zwischen Arzt und Patient verletzt. Sie verhängten eine Geldstrafe von 300 Mark.[71] Die Strafe fiel in diesem Fall wohl deshalb höher aus als bei Benutzung eines Privatdetektivs, weil zum einen ein ganz anderes Motiv für die Nachforschungen vorlag und außerdem Patienten mit in das Geschehen involviert waren.

Insgesamt kann festgehalten werden, daß der EGH nur für Zurückhaltung bei Anschuldigungen oder Anzeigen plädierte und außerdem jegliches Nachspionieren ablehnte. Potentielle Nestbeschmutzer, die das Ansehen des einzelnen Arztes wie das des gesamten Standes schädigen konnten, sowie Intriganten oder Neider, die das Gemeinschaftsgefühl in der Gruppe möglicherweise störten, wurden einmütig als standesunwürdig verurteilt.

## 1.3. Ausübung der ärztlichen Praxis

Klagen gegen niedergelassene Ärzte bestimmten an den Ehrengerichten das Bild. Krankenhausärzte zogen dagegen selten vor das Ehrengericht. Die folgenden Überlegungen lassen sich hierfür als Gründe anführen: Erstens machten die frei praktizierenden Ärzte den Großteil - etwa drei Viertel - der Ärzteschaft aus. Zweitens waren ja alle beamteten Ärzte und Militärärzte von der Ehrengerichtsbarkeit der Ärztekammern ausgenommen, weil für sie eine eigene Ehrengerichts bzw. Disziplinargerichtsbarkeit bestand. Das Ehrengericht war keine Instanz, die ethische Fragen des Klinikalltags klärte. In den wenigen Fällen, in denen über Konflikte zwischen Kollegen im Klinikbereich verhandelt wurde, drehte es sich um ähnliche Probleme wie bei den Niedergelassenen. Insgesamt konzentrierten sich Standesordnungen wie ehrengerichtliche Verfahren also auf die Probleme niedergelassener Ärzte.

---

[71] Urteil vom 19.2.1930, SächsHStA, MI, 15202, Bl. 100-1.

Dabei war das kollegiale Verhalten zwischen den Inhabern verschiedener Praxen in Bezug auf die bestehende Konkurrenz um Patienten besonders regelungsbedürftig. Die wirtschaftliche Lage wurde immer wieder für den Sittenverfall unter den Ärzten verantwortlich gemacht.[72] Tatsächlich konnte in der Weimarer Republik „erstmals in der deutschen Geschichte eine erhebliche Überfüllung des Ärztestandes"[73] verzeichnet werden. Die allgemeine schlechte wirtschaftliche Lage und die anhaltenden Auseinandersetzungen mit den Krankenkassen trugen das ihrige dazu bei, daß Ärzte ihre eigenen existenziellen Interessen über die Standesehre stellten. Es überrascht daher nicht, wenn der kollegiale Umgang in der Praxistätigkeit unter den ärztlichen Pflichten einen hohen Stellenwert hatte.

*Standesregeln*

Zu den Problempunkten im Komplex Praxisausübung gehörten der Niederlassungsort bzw. der Sprechstundenort, die Sprechzeiten, die Übernahme von Patienten eines anderen Arztes, die Praxisvertretung, die Honorierung und das ärztliche Konsil. Diese Punkte wurden in den Standesordnungen und auch in den deontologischen Schriften der Jahrhundertwende sehr ausführlich dargestellt. Laut Entwurf einer deutschen Standesordnung für Aerzte von 1925 war es nicht erlaubt „Sprechstunden am Wohnort anderer Aerzte" abzuhalten (§ 2), den Beruf „im Umherziehen" auszuüben (§ 5), nur brieflich zu behandeln (§ 3), den Standesgenossen zu unterbieten oder Patienten unentgeltlich zu behandeln (§ 9).[74]

Bei der Behandlung von Patienten anderer Ärzte galt es zu beachten, daß nach Vertretung in einer Praxis die Patienten „bei Wiederaufnahme der Praxis zurückgegeben werden" müssen (§ 12) und daß bei Übernahme eines Patienten der vorbehandelnde Arzt „rechtzeitig und in gehöriger Form durch den Kranken oder dessen Angehörige benachrichtigt worden ist" (§ 11).[75] Im Notfall hatte der zuerst eintreffende Arzt die notwendigen Verordnungen zu treffen, den Hausarzt sofort zu benachrichtigen bzw. diesem die weitere Therapie zu überlassen (§ 11). Der „Beistand" durfte dem Kollegen in dringenden Fällen nicht verweigert werden.[76]

---

[72] Siehe Entwurf einer deutschen Standesordnung, AVD 52 (1925).
[73] Titze, Akademikerzyklus, (1990), S. 82f.
[74] Entwurf einer deutschen Standesordnung, AVD 52 (1925).
[75] Für die Benachrichtigung war der jeweilige neue Arzt verantwortlich. Darin stimmten die verschiedenen Standesordnungen überein.
[76] Entwurf einer deutschen Standesordnung, AVD 52 (1925).

Besonders differenziert waren die Vorschriften zum Konsil, also der gemeinschaftlichen Behandlung durch mehrere Ärzte.[77] Im Entwurf der deutschen Standesordnung wurden recht genaue Verhaltensregeln aufgestellt. Wünschte der Patient die Zuziehung eines zweiten Arztes, durfte „weder der behandelnde noch der zugezogene Arzt die gemeinsame Beratung verweigern" (§ 14). „Pünktliches Erscheinen" als Voraussetzung einer Zusammenarbeit und Zurückhaltung in der Beurteilung der bisherigen Behandlung sowie Beratung ohne Zeugen waren ebenfalls im § 14 gefordert.[78] Der Anteil der Vergehen im Bereich Praxisausübung war mit 10 % am EG Berlin und Brandenburg und 5 % am EGH Sachsen relativ hoch. Durch die klar gesetzten Empfehlungen der Standesordnungen war der Entscheidungsrahmen abgegrenzt, und die Rechtsprechung ist daher gut nachvollziehbar.

*Niederlassung*

Ein zentrales Problem der Praxisausübung, nämlich daß Ärzte an mehr als einem Ort tätig waren, war für die ärztlichen Organisationen oft nicht einfach zu verfolgen, da der betreffende Mediziner häufig bei Anzeige einfach weiterzog. Er unterstand damit einer anderen Ärztekammer und somit auch einem anderen Ehrengericht. Zulässig waren Sprechstunden außerhalb des Ortes der Niederlassung, wenn dort kein anderer Arzt ansässig war[79], also kein Kollege geschädigt werden konnte. Ausnahmsweise waren an „durch ortsansässige Ärzte versorgten Orten" zusätzliche fachärztliche Sprechstunden gestattet, wenn sie eine „Lücke der ärztlichen Versorgung" füllten.

Diese „Vorzugsstellung" der Fachärzte war aber nicht für Ärzte gedacht, die alternative Heilmethoden anboten, wie etwa die biochemische oder die homöopathische[80], denn diese waren nicht als Fachrichtung anerkannt.[81] Die Unterscheidung begründete der preußische EGH so:

„Würde man der Auffassung des Angeschuldigten [der die biochemische Behandlungsmethode als medizinische Fachrichtung sieht, B. Ü.] folgen, so würde es einem Arzt,

---

[77] Die ÄK für die Rheinprovinz und die Hohenzollern'schen Lande fügte beispielsweise der dreiseitigen Standesordnung eine ganze Seite über Regeln für das Konsilium bei. Siehe GStA PK, Rep. 76 VIII B, Nr. 793, Bl. 148-9.
[78] Entwurf einer deutschen Standesordnung, AVD 52 (1925).
[79] Urteil vom 13.11.1926, EPEA 4, S. 14f.
[80] Urteil vom 5.12.1930, EPEA 4, S. 25.
[81] Siehe zum Problem der Facharztbezeichnung Kap. 3.3.1.

der eine besondere Heilmethode hat, leicht möglich sein, sich durch Abhaltung von Sprechstunden, die er unter Hervorhebung seiner Heilmethode ansagt, an einem auswärtigen Ort auf Kosten der dort niedergelassenen Aerzte eine gewinnbringende Praxis zu schaffen, und es würde ihm ein Anreiz gegeben sein, die Anwendung der besonderen Heilmethode zum Gegenstand einer standeswidrigen Reklame zu machen."[82]

Hier wurde zum einen auf die Übervorteilung des bereits vor Ort arbeitenden Arztes und zum anderen auf den zu erwartenden reklameartigen Charakter einer Ankündigung Bezug genommen. Das Ideal der freien Arztwahl, von den Ärzten selbst postuliert, stieß dort auf seine Grenzen, wo die wirtschaftliche Existenz des bereits niedergelassenen, etablierten Arztes bedroht war.

Der Fall eines Arztes, der außerhalb Preußens zusätzliche Sprechstunden abgehalten hatte, weist in eine ähnliche Richtung. Als Inhaber einer Praxis in Preußen fuhr er in außerpreußische Gebiete, um dort Sprechstunden abzuhalten. Normalerweise sah man darin einen Verstoß gegen die Standespflichten. Der Arzt wurde mit der Begründung freigesprochen, daß die preußischen Ehrengerichte nicht die Interessen außerpreußischer Ärzte wahrnehmen könnten.[83] Diese Begründung scheint vor allem deshalb fragwürdig, weil ja der preußische EGH ohne Standesordnung entschied, also gewissermaßen die Regeln mit dem Urteil selbst aufstellte und der EGH ohne weiteres mit der ärztlichen Standeswürde im allgemeinen hätte argumentieren können. Die gemeinten Interessen lagen also wohl eher im wirtschaftlichen Gebiet, und hier dachte man wahrscheinlich zuerst einmal an die Interessen der Ärzte des eigenen Landes.

Die Betonung der Notwendigkeit, sich auf einen Behandlungsort zu beschränken, läßt aber auch auf andere als wirtschaftliche Motive schließen. Auf die eventuellen Bedürfnisse der Patienten gingen die Ehrenrichter in den genannten Urteilen überhaupt nicht ein. Die Mediziner legten fest, was als medizinische Versorgungslücke anzusehen war und was nicht. Dies gehörte im Zuge der Medikalisierung der Gesellschaft und Verbesserung der ärztlichen Stellung gegenüber Laien zur medizinischen Definitionsmacht. Die ärztlichen Organisationen bestimmten auf der einen Seite die Anerkennung eines Fachgebietes und schlossen andere Heilmethoden aus und unterbanden auf der anderen Seite die Niederlassung von Alternativmedizinern in bereits von praktischen Ärzten versorgten Gebieten.

---

[82] Urteil vom 5.12.1930, EPEA 4, S. 25.
[83] Urteil vom 22.6.1927, EPEA 4, S. 90.

Außerdem lag den Ärzten wohl daran, die erst Mitte des 19. Jahrhunderts etablierte Sprechstundenpraxis weiter zu festigen und jeden Bestrebungen einen Riegel vorzuschieben, die ein Wiederaufleben der Hausbesuchspraxis oder des Typus des umherziehenden Arztes befürchten ließen, den bis zur Vereinheitlichung des Ärztestandes die Bader bzw. Wundärzte geprägt hatten. Die Niederlassung der Ärzte hatte ihre Stellung gegenüber den Patienten aufgewertet und die ärztliche Autorität gestärkt.[84] Mit der Ehre des nach Besuch von Gymnasium und Universität hochgebildeten Arztes ließ sich das für die ehemals ungebildeten Wundärzte typische Umherziehen nicht vereinen.

*Sprechzeiten, Assistenz und Fernbehandlung*

Neben dem Ort der Sprechstunde thematisierte das Standesrecht auch die Sprechzeiten. Zur Sonntagssprechstunde gab es am EGH Preußen und am EGH Sachsen auseinandergehende Meinungen. In Preußen war die Abhaltung von Sonntagssprechstunden nicht standeswidrig. Dies wurde 1931 anläßlich folgender Sache entschieden: Der Arzt C. hatte einer Gruppe von Arbeitern angeboten, „sich ohne Verdienstverlust gelegentlich des Kirchenbesuches von ihm untersuchen und behandeln zu lassen". Er nahm sonntags dann auch jeden Patienten an - „ohne Unterschied ob es sich um eine ernste Krankheit handelt oder nicht". Der EGH Berlin sah darin keine Verletzung der Standespflichten und sprach den Arzt frei.[85] Er bezog damit einen sehr liberalen Standpunkt.

Auch der sächsische EGH nahm eine klare Haltung ein. Ein Arzt hatte entgegen dem Beschluß des ärztlichen Bezirksvereins an Sonn- und Feiertagen Sprechstunden eingerichtet. Er erhielt vom EGH Dresden eine hohe Geldstrafe von 500 Mark. In der Begründung nannten die Richter das Verbot der Sonntagssprechstunde eine „soziale Maßnahme, den Ärzten die Ruhe des Sonntags möglichst allgemein zu sichern" und durchaus im „Rahmen der Pflege des Gemeingeists und der Förderung des gedeihlichen kollegialen Verhältnisses" liegend.[86] Dieses Beispiel zeigt, daß die Auffassungen über das standesgemäße Verhalten doch sehr weit auseinander liegen konnten, und in den Einzelheiten jeder Verein seine eigenen Vorschriften aufstellte. Die Frage der Kollegialität war hier insofern gestellt, als daß ein Überschreiten der normalen Sprechzeiten für den Kollegen einen Nachteil darstellte. Sondersprechstunden konnten zusätzliche Patienten anziehen oder vom Kollegen abwerben. Eine Art Notfalldienst war noch nicht

---

[84] Siehe zur Arzt-Patient-Beziehung Huerkamp, Ärzte, (1989), S. 65.
[85] Urteil vom 12.5.1931, EPEA 5, S. 25ff.
[86] Urteil vom 22.10.1921, SächsHStA, MI, 15200, Bl. 48-9.

eingerichtet. Jeder Arzt konnte im Notfall benachrichtigt werden und durfte seine Hilfe nicht versagen.[87]

Auch dem Kollegen durfte der Arzt in der Regel die Hilfe, sprich die Assistenz oder Beratung, nicht verweigern. Die "Verweigerung der Hilfeleistung bei einer schwierigen Geburt einem anderen Arzt gegenüber" sanktionierte der preußische EGH etwa mit einem Verweis. Die Entscheidung erschien auch im Reichs-Medizinal-Kalender.[88] Diese Übereinkunft zur ärztlichen Zusammenarbeit ermöglichte ein zügiges und kompetentes Handeln im Notfall. Sie kam Patienten und ärztlichen Kollegen gleichermaßen zugute. Der Arzt konnte die Verantwortung teilen und ohne überflüssigen Zeitverlust Hilfe in Anspruch nehmen. Der Patient profitierte für seine Gesundheit von der umfassenderen, unkomplizierten Hilfeleistung.

Ebenfalls im Sinne des Patienten war wohl das Verbot der Fernbehandlung. Gemeint war briefliche und telefonische Behandlung. Dabei berücksichtigte der EGH Berlin den Einzelfall: Fernbehandlung war „unter Umständen zulässig".[89] Grundsätzlich war Fernbehandlung allerdings verboten. Der persönliche Kontakt zwischen Arzt und Patient wurde damit zur Bedingung jeder Therapie. Der Arzt war gezwungen, sich ein eigenes Bild von der Erkrankung zu machen und durfte sich nicht auf die bloße Schilderung des Laien verlassen. In diesem Zusammenhang ist die vor allem im 19. Jahrhundert etablierte körperliche Untersuchung und die wachsende Bedeutung der Labormedizin zu sehen. Diese nun anerkannten diagnostischen Maßnahmen ließen die Fernbehandlung unverantwortlich und damit nicht gewissenhaft erscheinen.

Das ärztliche Konsil war in den analysierten ehrengerichtlichen Entscheidungen niemals Gegenstand. Scheinbar hielten sich die ärztlichen Kollegen recht gut an die so genau vorgegebenen Regeln. Vielleicht fiel das kollegiale Verhalten bei direkter Konfrontation auch leichter. Zwei oder mehrere Standesgenossen, die einen Patienten gemeinschaftlich behandeln sollten, hatten wohl ein Interesse, geschlossen aufzutreten und sich durch standesgemäßes Verhalten als ehrbarer Berufsstand zu präsentieren. Die direkte kollegiale Kontrolle schien Zurückhaltung und Höflichkeit zu bewirken.

Die Sprüche der Ehrengerichte zu Problemen der Praxisausübung stellten in erster Linie einen Vorstoß gegen die zunehmende ärztliche Konkurrenz um die Niederlassungsorte sowie um die Patienten dar. Ärzte sollten sich aus Gründen

---

[87] Siehe Kap. 3.2.3.
[88] Urteil vom 30-3.1926, RMK II 49 (1928), S. 2.
[89] Urteil vom 23.10.1926, Freispruch bei Fernbehandlung, ibid.

der Kollegialität nicht in die Praxis anderer Mediziner drängen und diese durch längere Sprechzeiten unter Druck setzen. Auch die regionale Zulassung von Fachärzten bestimmten die Standesorganisationen. Unter der von der Ärzteschaft propagierten „freien Arztwahl" verstand man in der ärztlichen Profession die Anerkennung aller Ärzte durch die Krankenkassen und nicht den freien Wettbewerb zwischen Kollegen.

### 1.4. Solidarität in den Auseinandersetzungen mit den Krankenkassen

Seit der Bismarckschen Sozialgesetzgebung und der Verbreitung des Krankenversicherungswesens [90] hatte es im Krieg zwischen ärztlichen Standesorganisationen und Krankenkassen nur wenige Atempausen gegeben. Der stärkste Kampfverband war der im Jahr 1900 von Dr. Hermann Hartmann gegründete „Verband der Ärzte Deutschlands zur Wahrung ihrer wirtschaftlichen Interessen", bekannt als „Leipziger Verband", später nach seinem Begründer „Hartmannbund" genannt. Diesem Verein gehörten die meisten Ärzte in Deutschland an.[91] Die Vereinszeitschrift „Ärztliche Mitteilungen" gab die Parolen für die Auseinandersetzungen mit den Kassen aus.

Ein Druckmittel im Wirtschaftskampf war die Nichtbesetzung angebotener Stellen durch Ärzte. Der Leipziger Verband gab Listen mit den gesperrten Stellen heraus, die die Zeitschriften der Ärztekammern und -vereine als „Cavete Collegae"-Tafeln abdruckten. Außerdem schloß der Hartmannbund Kollektiv- und Manteltarifverträge mit den Krankenkassen ab und stellte Musterverträge zum Vertragsabschluß mit den Krankenkassen zur Verfügung. Ab 1931 übernahmen die Kassenärztlichen Vereinigungen diese Interessenvertretung gegenüber den Kassen.

Durch den einheitlichen Vertragsabschluß konnten die Ärzte ihre Stellung gegenüber den Krankenkassen stärken. Allerdings war es notwendig, solange Ärzte freiwillige Verbandsmitglieder waren und die Zwangsstruktur der Kassenärztlichen Vereinigungen noch nicht errichtet war, möglichst viele Ärzte - zumindest die Mitglieder des Leipziger Verbandes - zur Solidarität im Kampf gegen

---

[90] Nach dem Krankenversicherungsgesetz vom 15.6.1883 waren zunächst gerade einmal 10 % der Bevölkerung versicherungspflichtig, aber nach mehreren Gesetzesnovellen waren im Kaiserreich bereits etwa 30 % der Deutschen pflichtversichert. Siehe Thomsen, Ärzte, (1996), S. 52f. und Tennstedt, Selbstverwaltung, (1977).

[91] 1926 gehörten 90% der berufstätigen Mediziner dem Hartmannbund an. Siehe Thomsen, Ärzte, (1996), S. 180f.

die Kassen zu verpflichten und die Zahl der Einzelgänger beim Vertragsabschluß mit den Krankenkassen zu minimieren. Leipziger Verband (seit 1903 Wirtschaftsabteilung des Deutschen Ärztevereinsbundes), Deutscher Ärztevereinsbund und Ärztekammern zogen dabei an einem Strang. Sie alle hatten die freie Arztwahl als Zielsetzung und wollten verhindern, daß die Krankenkassen sich einzelne Vertragsärzte verpflichteten.[92]

*Ehrenwort auf Verbandstreue*

Vor den ärztlichen Ehrengerichten lassen sich hinsichtlich des kollegialen Verhaltens im Sinne einer fast gewerkschaftlichen Solidarität zwei Hauptprobleme herausstellen: das Abweichen von den Vorschriften des Hartmannbundes zum Abschluß des Kassenarztvertrages und die Streikbrecher während des „vertraglosen Zustandes" im Ärztestreik von 1923.

Ärzte konnten ehrengerichtlich verfolgt werden, wenn sie auf eigene Faust kassenärztliche Verträge abschlossen. In Preußen wurde ein praktischer Arzt wegen eines solchen Alleingangs mit einem Verweis bestraft. Er hatte als Mitglied des wirtschaftlichen Verbandes seines Bezirks, einer regionalen Gruppe des Leipziger Verbandes, ohne die erforderliche Genehmigung durch den Geschäftsausschuß einen Vertrag mit der Landeskrankenkasse abgeschlossen. Er verteidigte sich dahingehend, daß sein Vertrag „in gleicher Weise wie die Bestrebungen des wirtschaftlichen Verbandes den Grundsatz der freien Aerztewahl in den Vordergrund stelle", aber „dem Wunsche der Landeskrankenkasse nach einer strafferen Kontrolle der ärztlichen Tätigkeit [...] Rechnung trage." Den Vertrag hatte er über den „Verein der Ärzte der Landeskrankenkassen" abgeschlossen. Diesem Verband konnte jeder beitreten, und der Beschuldigte selbst hielt sein Verhalten daher keineswegs für unkollegial. Der Hartmannbund ließ Verträge mit den Krankenkassen aber grundsätzlich nur durch die Organisation selbst abschließen, und damit waren die über den Kassenverein geschlossenen Verträge einzelne Vertragsabschlüsse mit der Krankenkasse, also Einzelaktionen. In der Entscheidung hieß es, die Landeskrankenkasse erhalte „auf diesem Wege [...] einen Einfluß auf die Auswahl und Tätigkeit der Aerzte, den der wirtschaftliche Verband bekämpft und unbedingt ausgeschaltet wissen will."[93]

Das EGH-Urteil stützte sich auf die Verpflichtungen des Arztes, die er als Mitglied eines Vereins *ehrenwörtlich* übernommen hatte. Bruch des Ehrenwortes

---

[92] Siehe ibid.; Spann, Standeskunde, (1962), S. 16f.
[93] Urteil vom 22.5.1920, EPEA, Bd. 4, S. 66-8.

wurde im Allgemeinen von den ärztlichen Ehrengerichten als nicht standesgemäß verurteilt.[94] Das Ehrenwort war eine auf die persönliche Ehre abgegebene Verpflichtung, ein Versprechen. Da es allein auf einer Kombination aus Selbstachtung und Achtung durch andere, zusammengefaßt unter dem Begriff der Ehre beruhte, konnte es am ordentlichen Gericht nicht eingefordert werden, auch wenn die Ehre selbst grundsätzlich als Rechtsgut aufgefaßt wurde.[95]

Das tradierte Rechtssprichwort „Ehrenworte binden nicht" fand im Bereich der Ehrengerichte selbstverständlich keine Beachtung. „Versprechen unter Berufung auf die persönliche Ehre oder Sitte und Moral" hatten eine ehrenrechtliche Verbindlichkeit, wenn auch keine bürgerlich-rechtliche.[96] Die Aufgabe der Ehrengerichtsbarkeit bestand ja gerade darin, das ehrenhafte Verhalten der Standesmitglieder zu überwachen und Verhaltensweisen, die das Ansehen des Standes mindern konnten, zu bestrafen, um damit den Ansehensverlust der gesamten Gruppe aufzufangen. Das Vertrauen in die durch die hohen moralischen Selbstanforderungen garantierte ärztliche Zuverlässigkeit schädigte ein Arzt, wenn er sein Ehrenwort brach.

Außer dieser ausdrücklichen, ehrenwörtlich abgegebenen Verpflichtung gegenüber dem Hartmannbund zum Zusammenhalt im Kampf gegen die Krankenkassen konnte der preußische EGH somit auch keine Gründe gegen einen einzelnen Vertragsabschluss mit den Kassen anführen. Ein Arzt, der entgegen den Bestimmungen seiner Ärztekammer Verträge mit mehreren Gemeinden abgeschlossen hatte, wurde freigesprochen, da er sich nicht „ausdrücklich verpflichtet" hatte, die Bestimmungen einzuhalten. Laut der Entscheidung waren die Ärztekammern auch gar nicht berechtigt, Bestimmungen zum Vertragsabschluss mit Gemeinden und Krankenkassen zu erlassen, auch wenn der EGH dies „im Hinblick auf den bei den schweren wirtschaftlichen Verhältnissen so dringend wünschenswerten Zusammenhalt der Aerzte" bedauerte.[97]

Die Meinung der Mitglieder des EGH kam unzweideutig zum Ausdruck: Sie standen hinter der Vorgehensweise des Hartmannbundes. Diese Haltung nimmt nicht weiter Wunder, da die EGH-Richter aus den Ärztekammern

---

[94] Die Geschäftsberichte der preußischen EG nannten desöfteren „Bruch des Ehrenworts" als unter Strafe gestellte Verfehlung. Siehe Geschäftsberichte des EG für Berlin und Brandenburg für die Jahre 1922 u. 1925, GStA PK, Rep. 76 VIII B, Nr. 830; Geschäftsberichte der ärztlichen EG in den preußischen Provinzen für das Jahr 1919, ibid., Nr. 783, Bl. 177-86.
[95] Siehe Schwanitz, Duell, (1994), S. 275; Binding, Ehre, (1890).
[96] Das Sprichwort existierte bereits im 17., 18. und 19. Jahrhundert. Siehe Schmidt-Wiegand, Rechtsregeln, (1996), S. 84.
[97] Urteil vom 13.11 1926, EPEA 4, S. 10f.

hervorgingen und höchstwahrscheinlich selbst Mitglieder des Hartmannbundes waren. Inwieweit nun die Disziplinierung der Verbandsangehörigen beim Abschluß des kassenärztlichen Vertrages unter Bezugnahme auf die ehrenwörtliche Verpflichtung eine reine Konstruktion war, die den Zugriff auf abtrünnige Mitglieder durch die staatlich eingesetzten Ehrengerichte erlaubte, muß zunächst offen bleiben.

Zwar schützten die Ärzte die Vereinssolidarität wahrscheinlich als hohen Wert ihres Berufsstandes, doch wäre diese ohne die Konstruktion des Ehrenwortes wohl nicht einklagbar gewesen. Das Argument der Kollegialität konnte da nicht mehr greifen, wo Ärzte eigenverantwortliche und den Sitten gemäße Vertragsabschlüsse tätigten. Eine Verletzung der Standeswürde war auch deshalb schwer zu erklären, weil es als politische Freiheit verstanden werden konnte, wenn man andere standespolitische Ziele als der Hartmannbund verfolgte.[98]

*„Die fünf Merseburger Sanitätsräte"*

Bei diesen Überlegungen führt uns eine nähere Betrachtung des damals vieldiskutierten Beispiels der „fünf Merseburger Sanitätsräte" weiter. Es zeigt, wie aufgeheizt die Stimmung in der Ärzteschaft war, wenn es um die Kassenarztverträge ging und wie stark auch die persönliche Ehre der Richter involviert war, die als Ärzte eben auch solidarisch dachten und einen Bruch mit dem Verein auf sich persönlich bezogen.

Im konkreten Fall hatten fünf Ärzte in Merseburg 1922, die als Träger des staatlichen Titels „Sanitätsrat" hohes gesellschaftliches Ansehen und das Vertrauen der Kollegen auf Loyalität genossen, nachdem im Schlichtungsverfahren zwischen Ärzten und Kassen das System der freien Arztwahl befürwortet worden war, trotzdem Verträge mit der Ortskrankenkasse Merseburg abgeschlossen, wonach sie fest angestellt und vergütet werden sollten. Dies galt als schweres Vergehen gegen die Standesehre. In einem Beitrag im „Aerztlichen Vereinsblatt" von 1924 schildert ein Zeitgenosse die allgemeine Aufregung über diese Ärzte:

> „Die Entrüstung nicht nur der unmittelbar betroffenen Aerzte in Merseburg, sondern aller standesbewussten Kollegen mit einem gewerkschaftlichen Empfinden war um so stärker, als einige dieser fünf Edlen teils dem Vorstand des Aerztevereins angehört, teils den Vertragsausschuss gebildet hatten; sie hatten sich also in Vertrauensstellungen befunden, und jeder von ihnen bezog unter dem System der freien Arztwahl

---

[98] Siehe Domke, Grundsätzliches, (1925).

Einnahmen, die auf und sogar über dem Durchschnitt lagen. Das ganze Verhalten dieser Herren wurde als standesunwürdig allgemein aufs schärfste verurteilt, und charakterisiert sich als Treubruch gegen ihre Kollegen [...]"[99]

Das EG für die preußische Provinz Sachsen bestrafte sie mit der Höchststrafe von 3000 Mark, Aberkennung des aktiven und passiven Wahlrechts zur Ärztekammer und namentlicher Veröffentlichung des Spruchs.

Die Berufungsinstanz, der preußische EGH, hatte die Strafe dann auf 300 Mark und Verweis herabgesetzt. Diese Strafmilderung faßten nun die Ehrenrichter der ersten Instanz als Affront auf. Sie drohten ihr Amt niederzulegen, weil durch „eine so milde Bestrafung einer nach ihrer Ansicht denkbar schwersten Verfehlung die ärztliche Moral in ähnlichen Fällen durch das ärztliche Ehrengerichtswesen nicht mehr genügend gestärkt werden kann."[100] Der Fall der „fünf Merseburger Sanitätsräte" entfachte nicht nur die Diskussion um die ehrengerichtliche Verfolgung von Ärzten, die sich im ärztlichen Kampf um die freie Arztwahl und die Gleichstellung der Ärzte gegenüber den Krankenkassen unsolidarisch zeigten, sondern bot auch Zündstoff für eine Auseinandersetzung der ehrengerichtlichen Instanzen über ihre Stellung, Aufgaben und Beziehungen. Hier wird das persönliche Engagement der Ärzte - am Beispiel der Ehrenrichter - für ihre Berufsehre und ihren Status erkennbar.

Bemerkenswert ist, daß sich diese Ärzte in der juristisch klaren Situation - die zweite Instanz ändert das Urteil der ersten Instanz ab - in ihrer Ehre verletzt und ins Unrecht gesetzt sahen und deshalb ihre ehrenvolle Stellung als Mitglieder eines Ehrengerichts zu verteidigen suchten. Die Merseburger Ehrenrichter fühlten sich durch die Abänderung des Urteils gekränkt und in ihrem Engagement für die Standesmoral lächerlich gemacht und konterten mit einem Ehrangriff gegen die Mitglieder des EGH durch Amtsniederlegung und deren Begründung mit der zerstörten Hoffnung auf ein zukünftiges „gedeihliches Zusammenwirken mit dem Ehrengerichtshof in seiner jetzigen Besetzung".[101] Der Wortlaut der Begründung war auszugsweise im AVD zu lesen.

Dieser „auf Personen gemünzte Vorwurf"[102] veranlaßte ein Mitglied des EGH, Sanitätsrat Schaeffer, zu einer Stellungnahme in der gleichen Zeitschrift.

---

[99] „Die 'fünf Sanitätsräte' in Merseburg vor den Ehrengerichtsinstanzen", AVD 51 (1924), Sp. 422f.
[100] Erklärung der Merseburger Ehrenrichter zur Amtsniederlegung, ibid.
[101] ibid.
[102] Schaeffer, Ehrengerichtshof, (1925).

Dabei ging es ihm nicht darum, das Urteil zu rechtfertigen, was für ihn unter der „Würde jedes Gerichtshofes" war. Vielmehr verwies er die Merseburger auf ihren Platz, indem er ihnen eine fahrlässige „öffentliche Herabwürdigung geachteter Kollegen" unterstellte und dem sächsischen Ehrengericht eine „unangebrachte Empfindlichkeit" bei einem alltäglichen Ereignis wie der Aufhebung eines Urteils und Übertreibung bei der Bewertung des Vergehens der fünf Sanitätsräte vorhielt.[103] Der Tonfall des Aufsatzes wirkt oberflächlich sehr sachlich und stichhaltig, doch war er wohl als sehr deutliche Zurechtweisung gemeint und wurde auch so verstanden.

Die Merseburger Richter waren um erwidernde Worte nicht verlegen und veröffentlichten ebenfalls im AVD die „bündige Antwort auf die temperamentvolle öffentliche Aufforderung"[104] des Sanitätsrats Schaeffer. In dieser Erwiderung unterstrichen nun die angegriffenen und getadelten Mitglieder des Merseburger Ehrengerichts ihre 'Ehrenrichterehre', die sie wiederum ihrem Kontrahenten Schaeffer nicht zugestehen wollten. So argumentierten sie:

> „Herr San.-Rat Dr. Schaeffer als Verfasser oben angeführten Schriftsatzes ist für uns lediglich Privatperson, trotz seiner Zugehörigkeit zum Ehrengerichtshof. Um so schwerer wiegt sein einem staatlichen Ehrengericht gemachter Vorwurf der Uebertreibung, der sich auf eine ungenaue und deshalb sinnentstellende Wiedergabe [...] stützt."[105]

Alle Vorwürfe wiesen sie mit Nachdruck zurück und lehnten als alte und langjährige Ehrenrichter die „Auslassungen, sofern sie eine Belehrung sein sollen, dankend ab"[106].

Der abschließende Ausgang der Sache kann heute leider nicht mehr nachgezeichnet werden. Festzuhalten bleibt, daß die Auseinandersetzung unter dem Schlagwort „Merseburger Sanitätsräte" zahlreiche Diskussionen anstieß und immer wieder zu stark persönlich gefärbten Stellungnahmen zum unkollegialen Benehmen einzelner Ärzte im Wirtschaftskampf führte.[107] Der scharfe Ton, der in den jeweiligen Artikeln herauszuhören ist, läßt die persönliche Betroffenheit der

---

[103] ibid.
[104] Erwiderung auf den Artikel „Der Preussische ärztliche Ehrengerichtshof und das Ehrengericht der Provinz Sachsen", AVD 52 (1925), Sp. 70f.
[105] ibid.
[106] ibid.
[107] Siehe als Beispiel Thun, Zur ärztlichen Ehrengerichtsbarkeit, AVD 53 (1926), Sp. 187f.

Ärzte durch unsolidarisches Verhalten von Kollegen bzw. Vereinsmitglieder erahnen.

*Ehre des Einzelnen und Interessen der Profession*
Die Auseinandersetzung, die sich als Zeugnis gekränkter Ehre weiteren Artikeln niederschlug, läßt deutlich erkennen, was Ehre für den einzelnen als innerer und äußerer Wert bedeutete und wie vehement dieses hohe Gut verteidigt werden mußte. Sie war eng an Merkmale wie die Stellung im Beruf, im Verein, an das Alter und auch an die damit verbundene Erfahrung geknüpft. Eine genauere Betrachtung der Auseinandersetzung zwischen dem EGH und dem sächsischen EG kann dies veranschaulichen.

EGH-Mitglied Schaeffer stellte sich in seinen Ausführungen in eine Reihe mit den professionellen Richtern anderer (ordentlicher) Gerichtshöfe. Damit suchte er seine ohnehin überlegene Position als Anghöriger der übergeordneten Instanz in der Hauptstadt Berlin weiter zu stärken und maß den Ehrabstand zu den Provinzrichtern der untergeordneten Instanz immerhin als so weit ab, daß er sich traute, diese öffentlich - vor den Augen der gesamten Ärzteschaft - über ihre Aufgaben zu belehren. Aus seiner überlegenen Stellung fiel es ihm leicht, eine Entschuldigung für die persönliche Herabsetzung einzufordern: „Heraus mit der Sprache!" schrieb er unmißverständlich - eine Herausforderung zum Zweikampf mit dem Wort als Waffe. Dabei bezog er sich auf seine Berufsehre, er sah sich als „geachteter Kollege" angegriffen.

Dagegen bezeichneten die Merseburger Richter sich selbst als „die alten und langjährigen Ehrenrichter", wohl um ihre Amtsehre und ihre Alterswürde zu betonen, und stellten ihre staatliche Legitimation besonders heraus. Den Sanitätsrat Schaeffer, der ja Mitglied des höchsten ärztlichen Gerichtshofes war, degradierten sie kurzerhand zur Privatperson. Damit ermöglichten sie sich selbst, auf den herabzusehen, der durch sein Amt in überlegener höchstrichterlicher Stellung stand. Nicht einmal als Arzt wollten sie ihn ernst nehmen, alle äußerlichen Ehrqualitäten klammerten sie einfach aus.

An diesem Beispiel sehen wir das Konstrukt Ehre in seine Komponenten zerfallen.[108] Es scheint, als wären die äußeren, Ehre konstituierenden Qualitäten

---

[108] Vogt / Zingerle (1994) stecken das Spektrum der historischen „'Alternativen' des Ehre-Phänomens" ab. Ihre übergeordneten Begriffskategorien wie Handlung und Eigenschaft , Selbstwertauffassung und Wertzuschreibung können als Komponenten aufgefaßt werden. Die Bezugsfelder Gruppenmoral, personale Identität und sozialer Status geben den Zusam-

gewissermaßen ablösbar gewesen von den inneren Eigenschaften und der Selbstwertauffassung, die als Bestandteile von Identität und Gewissen verstanden werden können. Die empörten Richter reduzierten ihr Gegenüber auf seine Rolle als Privatperson und negierten damit alle seine äußeren Ehrqualitäten, trennten sie von seiner Person komplett ab.

Das Engagement der Richter für ihre Sache in der Auseinandersetzung zwischen den ehrengerichtlichen Instanzen verdeutlicht, wie sehr dem einzelnen seine eigene Ehre am Herzen lag. Zwar ging es ursprünglich um die Solidarität im Wirtschaftskampf, doch entwickelte sich der Streit zwischen Merseburg und Berlin letztlich in eine Richtung, die die Verteidigung der persönlichen Integrität notwendig machte. Diese Konstellation, in der stark verinnerlichte Ehrempfindungen wie die der Ehrenrichter dafür sorgen, daß äußere Zweckmäßigkeiten einer Gruppe wie die wirtschaftliche Versorgung erreicht werden, beschrieb Georg Simmel als für die Ehre typisch. Die enge Verflechtung von sozialem und individuellem Interesse kennzeichnet demnach die Ehre.[109]

„Die mit dem Namen der Ehre gedeckten Interessen des gesellschaftlichen Kreises sind in einer um das Individuum gelegenen Sphäre investiert, in die kein andrer eindringen darf, ohne Repulsion zu erfahren - und sind dadurch in ihrer Realisierung unvergleichlich gesichert worden."[110]

Die Verquickung der wirtschaftspolitischen Maßnahmen der Standesvertretungen mit der Ehre des Arztes durch die ehrenwörtliche Verpflichtung gegenüber den Vereinen verlieh diesen also auch ihre Durchsetzungsfähigkeit.[111]

Die Bezugnahme auf das Ehrenwort und den Bruch desselben durch eigenmächtiges Verhandeln mit den Krankenkassen in den Urteilen zu vereinswidrigen Kassenarztverträgen war keine rein standesrechtliche Konstruktion, um die Mitglieder der eigenen Gruppe - der Ärzteschaft - in den wirtschaftlichen Auseinandersetzungen zu disziplinieren. Zum kollegialen Verhalten gehörte auch eine Art gewerkschaftlicher Solidarität, die ein Gemeinschaftsempfinden, ein Gruppenzugehörigkeitsgefühl voraussetzte. Die Rechtsprechung der Ehrengerichte sorgte mit dafür, daß der Solidaritätsgedanke Teil der ärztlichen Ehrvorstellungen wurde. Am Wirtschaftskampf teilzunehmen bedeutete demnach auch, die eigene Ehre zu bewahren.

---

menhang. Siehe Vogt / Zingerle, Ehre, (1994), S. 16ff.
[109] Siehe Simmel, Soziologie, (1995), S. 600ff..
[110] ibid., S. 602.
[111] Siehe Kap. 4.1.

III. Entscheidungen 93

## 2. Urteile zum Verhalten gegenüber Patientinnen und Patienten

### 2.1. Sexualvergehen

*Übergriffe auf Patientinnen*

Aus einem Urteil des Berliner ärztlichen Ehrengerichts, 1922:

„Sie klagte ihm über Unterleibsschmerzen [...]. Der Angeschuldigte forderte die Patientin auf sich zu entkleiden. Frau S[...] kam dieser Aufforderung nach und legte sich, nur mit Hemd und Strümpfen bekleidet, entsprechend seiner Weisung auf den Untersuchungsstuhl. Der Angeschuldigte hob ihr das Hemd auf und gab ihr, ohne sie zu untersuchen auf den blossen Leib einen Kuss. Dabei bemerkte er 'Sie kleiner schwarzer Mohr.' Frau S[...] schämte sich und hielt, ohne etwas zu erwidern, ihren Arm vor das Gesicht. Darauf untersuchte der Angeschuldigte die Patientin. Mit der einen Hand drückte er auf ihren Unterleib, die andere Hand führte er auf ihren Unterleib, die andere Hand führte er in ihren Geschlechtsteil. Er fuhr mit der Hand hin und her und sagte: 'Das tut Ihnen aber nicht weh.' Dann sagte er ihr, sie habe eine Entzündung in der rechten Seite. Frau S[...] war infolge der ihr widerfahrenen Behandlung sehr befangen und ziemlich aufgeregt. Sie hatte Zittern in den Gliedern und wusste nicht, wie sie sich verhalten sollte. Nachdem sie sich von dem Operationsstuhl erhoben hatte, zog der Angeschuldigte die immer noch mit einem Hemd bekleidete Frau auf seinen Schoss. Dabei sagte er 'Na, S[...]chen.' Frau S[...] sträubte sich mit Armen und Beinen und drängte zu ihren Sachen hin, um sich anzukleiden. Da liess der Angeschuldigte sie von sich.[...]"[112]

Dieses Dokument gibt eine Situation in der ärztlichen Praxis wieder, die wahrscheinlich wesentlich häufiger auftrat, als es Fallzahlen und Urteilssammlungen anheimstellen; dabei beschäftigten Sexualdelikte die Ehrengerichte regelmäßig.

Der dargestellte Fall scheint typisch für eine Grenzüberschreitung in der Beziehung zwischen Arzt und Patientin, die in den 1920er Jahren wohl ähnlich selten wie heute gemeldet worden ist.[113] Die Begebenheit ist weniger durch sexuelle Gewalt charakterisiert, vielmehr steht das im Vordergrund, was heute als

---

[112] Urteil vom 30.11.1922, LAB, Pr.Br.Rep.57, Nr. 505.
[113] Heute gehören sexuelle Übergriffe zur Realität der ärztlichen Praxis, doch beschäftigen sie die Justiz nur in Extremfällen; „in ihren verborgenen Ausprägungen können sie viele Jahre ohne Konsequenzen bestehen." Siehe Mäulen, Vorgehen, (1997). Sexueller Mißbrauch im Rahmen von Therapien ist bislang vor allem in der Psychotherapie bekannt. Dort geht man davon aus, daß sexuelle Beziehungen in mindestens 10% der Behandlungen vorkommen, diese aber in den wenigsten Fällen angezeigt werden. Oft fühlen sich die Betroffenen derart gedemütigt, daß sie über ihre Erlebnisse schweigen. Siehe Heyne, Tatort, (1997), S. 53ff. und S. 111ff.

„berufliche sexuelle Ausbeutung" bezeichnet wird. Dazu gehören unter anderem das Einsetzen der eigenen Machtposition, um sexuelle Belange einzubringen, Übergriffe auf Patientinnen, die körperlich, geistig oder emotional keinen Widerstand leisten können, Berührungen im Rahmen von Diagnose und Therapie, die von Patientinnen als sexuell erlebt werden, rohe, anzügliche oder unangemessene Ausdrucksweisen und unnötig intensive genitale Untersuchungen.[114]

Diese Elemente finden sich in dem wiedergegebenen Urteil: Der Arzt nutzte die Untersuchungssituation für seine eigenen sexuellen Belange aus, er entblößte die Frau, küßte sie auf den Körper, er manipulierte während einer notwendigen Untersuchung übertrieben an ihren Genitalorganen, er demütigte sie durch sprachliche Anzüglichkeiten und versuchte zuletzt - er zog sie auf seinen Schoß - die Untersuchungssituation in eine rein sexuelle Begegnung umzuwandeln, ließ aber davon ab, als sein Gegenüber sich wehrte. Das Verhalten der Patientin nach der Verletzung ihrer sexuellen Integrität gibt weitere Hinweise auf die Probleme, die der Mißbrauch des Vertrauens- und Abhängigkeitsverhältnisses durch Ärzte beinhaltet. Die Frau schämte sich, sie bedeckte ihr Gesicht und sagte nichts. Sie versuchte vielleicht, den Vorgang für sich selbst zu verleugnen, ihre Persönlichkeit zu schützen, praktisch als lebloser Körper liegen zu bleiben.

Scham bedeutet Angst vor Überlegenheitsgesten anderer, Scham entspringt aus Wehrlosigkeit und Scham erzeugt eine innere Spannung.[115] Die Patientin - eine Arbeiterfrau - mußte sich zumindest in ihrer abhängigen Lage in einem gynäkologischen Untersuchungsstuhl gegenüber einem Mann mit akademischen Beruf ‚einem Arzt, auf dessen Sachlichkeit bei der Untersuchung sie vertraut hatte, wehrlos und unterlegen (im Sinne des Wortes) fühlen. Auch die unerwartete Wahrnehmung der eigenen Sexualität wäre als Grund für Scham, Schuldgefühle und die resultierende passive Haltung denkbar; diese markieren die Grenzüberschreitung.[116]

Die Frau ließ also die Untersuchung und die damit verbundenen sexuellen Handlungen über sich ergehen, fühlte sich danach befangen, aufgeregt, sie zitterte und erlebte sich als hilflos ausgeliefert. Erst nach Abschluß der ärztlichen Untersuchung, als der Arzt sie auf seinen Schoß zog, setzte sie sich aktiv zur Wehr. Diese Grenzziehung, dieses körperliche Sträuben konnte die

---

[114] ibid.
[115] Siehe Elias, Zivilisation, (1976), S. 397. Duerr setzte sich mit diesen Thesen in seiner Untersuchung zu Scham und Intimität auseinander, siehe Duerr, Intimität, (1990).
[116] Schuldgefühle, Scham und Peinlichkeit zeigen Grenzüberschreitungen an, da sie verinnerlichte Verbote widerspiegeln. Siehe Lockot / Rosemeier, Handeln, (1983), S.11.

Zudringlichkeiten des Arztes beenden, der sonst hätte Gewalt anwenden müssen, um seine sexuellen Bedürfnisse zu befriedigen.

Der geschilderte Fall ermöglicht einen sehr intimen Einblick in eine Begegnung zwischen Arzt und Patientin, in der ein Arzt gegen sexuelle und ärztliche Moralvorstellungen verstieß und eine Patientin sich gegen seine Übergriffe erfolgreich verteidigte. Deutlich wurde aber auch, daß die sexuellen Handlungen bei der Untersuchung die Patientin zunächst handlungsunfähig machten. Wie viele Frauen sich zur Wehr setzten, wie viele durch Gewalt gezwungen wurden, wie viele passiv erduldeten und wie viele eine sexuelle Beziehung mit ihrem Arzt führten, muß dahingestellt bleiben, doch sensibilisiert dieses Beispiel für Vorkommnisse in der Beziehung zwischen Arzt und Patientin insbesondere bei gynäkologischen Untersuchungen, die von der Medizin des 20. Jahrhunderts weitgehend totgeschwiegen werden.[117]

Wie urteilten nun die Ehrenrichter über ein solches Vergehen? Der Fall kann auch in seinem weiteren Verlauf als typisch herausgestellt werden. Die Patientin S. wurde in ihrer Klage gestützt, und zwar einerseits von ihrem Bräutigam, der sich vor dem Verfahren schon bei der Krankenkasse wegen des Vorfalles beschwert hatte, und andererseits durch die Aussage einer anderen Frau, die ebenfalls zu ausführlich vaginal untersucht und anzüglich angeredet worden war. Außerdem war der Angeklagte schon vorbestraft. All dies verlieh der Patientin Glaubwürdigkeit, die das größte Problem bei der Beurteilung sexueller Übergriffe durch Ärzte darstellte. Der Arzt wurde zu einer hohen Strafe - einem Verweis und einer Geldstrafe von 1000 Mark - verurteilt.

Ein anderes Beispiel sei angeführt für eine Frau, die mit ihren Anschuldigungen gegen ihren Arzt keinen Erfolg vor dem Ehrengericht Berlin hatte. Ihre Angaben:

„Sie habe [...] ihren Oberkörper entblößen müssen, sei von dem Angeschuldigten in die hintere Ecke des Zimmers in die Nähe des warmen Ofens geführt worden, dort habe er sie zunächst mit dem Hörrohr untersucht, dann sei dies plötzlich verschwunden, und der Angeschuldigte habe [...] seinen Kopf unmittelbar an ihren nackten Oberkörper gelegt, um sie zu behorchen. Im Laufe der Untersuchung habe er ihren linken Arm genommen und auf seinen Rücken zwischen Weste und Rock geführt; [...] der Angeschuldigte habe ihre rechte Hand ergriffen und sie in seine Hosen geführt und ihre

---

[117] In den 1990er Jahren erließ die AMA erstmals Richtlinien zur sexuellen Ausbeutung von Patientinnen und Patienten. Eine wissenschaftliche Bearbeitung des Themas fehlt bislang. Die Diskussion überließ man populärwissenschaftlichen Arbeiten. Siehe Amendt, Frau, (1985).

> Hand an sein Geschlechtsteil gelegt. Da er sie fest an sich gedrückt habe, habe sie nur geringen Widerstand leisten können, immerhin sei es ihr gelungen, mal die rechte, mal die linke Hand ihm zu entwinden [...], ihre Hand habe er an seinem Geschlechtsteil hin und her gerieben. Während dieses Vorgangs habe der Angeschuldigte wiederholt gesagt, sie solle ganz ruhig sein, es geschehe ihr nichts und sie inzwischen immer wieder aufgefordert, recht tief zu atmen, so als ob er eine ordnungsgemässe Untersuchung an ihr vornähme. Der Angeschuldigte sei immer aufgeregter geworden [...] und habe sie zuletzt noch in den Busen gebissen. Als er fertig gewesen sei, habe er sich aufgerichtet und sei ganz rot im Gesicht gewesen. Er habe ihr gesagt, sie solle nichts weiter sagen. [...]"[118]

Zwar machte der beschuldigte Arzt auf die Richter einen sehr ungünstigen Eindruck, doch entscheidend für den Urteilsspruch war, daß die Patientin, Fräulein F., für unglaubwürdig gehalten wurde. Ihre Aussagen waren für die Richter „psychologische Rätsel"[119].

Die Patientin konnte nicht ausreichend erklären, warum sie sich nicht gewehrt oder geschrien hatte. „Unzweifelhaft wäre ihr dies ein Leichtes gewesen", urteilten die Ehrenrichter. Die Frau dachte, „dass diese Art der Untersuchung vielleicht mit der Feststellung eines Frauenleidens an ihr zusammenhänge." Dies schien den Richtern nun gänzlich unglaubhaft, und sie leiteten daraus ab, daß damit ihre gesamte Glaubwürdigkeit bezweifelt werden müßte.

> „Wenn die Vorgänge sich so zugetragen haben, [...] ist ihr Verhalten bei der angeblichen Untersuchung nur so zu erklären, dass die Angelegenheit sie interessiert hat und dass sie nicht gerade unwillig sich über die unsittlichen Zwecke [...] hat benutzen lassen. [...] Sie muss doch also in ihrem Benehmen etwas haben, was den Herren Anreiz zu einem derartigen Verhalten gibt."[120]

Natürlich war das Ehrengericht reine Männersache[121], und nur Männer hatten darüber zu befinden, ob eine Frau glaubwürdig erschien oder nicht. Daher konnten die Urteile nur Kriterien enthalten, die einer männlichen Sichtweise entsprangen. Das psychologische Rätsel bestand für die Männer darin, daß die Patientin sich nicht gewehrt hatte. Die Passivität wurde daher als Interesse gewertet, ohne das Abhängigkeitsverhältnis zu berücksichtigen.

---

[118] Urteil vom 17.6.1920, LAB, Pr.Br.Rep.57, Nr. 505.
[119] ibid.
[120] ibid.
[121] Die Besetzung der Ehrengerichte läßt sich anhand des AVD nachvollziehen. Dort wurden die jeweils ernannten Ehrenrichter namentlich in einem Bericht erwähnt. Im vorliegenden Fall saßen sechs Männer zu Gericht, wie aus dem Urteil hervorgeht.

Es fällt bei diesem Urteil auf, daß der Arzt anscheinend versucht hatte, die Untersuchungssituation aufrechtzuerhalten; er ließ sich von der Patientin befriedigen und gleichzeitig ließ er sie tief atmen, „so als ob er eine ordnungsgemässe Untersuchung an ihr vornähme."[122] Dies zeigt noch einmal, wie wehrlos eine Frau sich während einer Untersuchung gefühlt haben mag und wie eben diese Situation von manchen Ärzten sexuell ausgenutzt wurde. Für die Berliner Ehrenrichter war aber entscheidend, daß eine Patientin sich gegen Übergriffe auch verteidigte. Der angeklagte Arzt dagegen brauchte nichts zur Verteidigung vorbringen, denn ihm hielt man seine achtbare Position zugute. Nun liegt es nicht an, den Fall zu bewerten, auch präsentiert dieses Urteil der ersten Instanz zu viele Unschärfen und offene Fragen, doch scheint die Konstellation geeignet, auf Probleme aufmerksam zu machen, die bei der Beurteilung sexueller Übergriffe bedeutend waren.

Die ständige Rechtsprechung des EGH, der höchsten Instanz, war eigentlich klar: Jede sexuelle Aktivität im Rahmen der ärztlichen Tätigkeit war gegen die Standeswürde. Dies wird aus den vom EGH veröffentlichten Urteilen für Preußen deutlich. Die Probleme der abhängigen Lage von Frauen bei ärztlichen Untersuchungen und ihrer Glaubwürdigkeit gegenüber den männlichen Richtern sind aber vor allem in den wenigen erhaltenen Urteilen der ersten Instanz zu erkennen. Was die Glaubwürdigkeit der Klägerinnen betrifft, spielten neben einer für die Richter plausiblen Argumentation auch andere Faktoren eine Rolle. Wenn keine Zeugen angeführt werden konnten, waren die Richter darauf angewiesen, die Glaubwürdigkeit der beiden Parteien - Arzt und Patientin - gegeneinander abzuwägen. Dabei jedoch kam nur die männliche Sicht der Dinge zum tragen.

*Weibliche Ehre und männliche Ärzte*

Bezeichnend ist, daß die Frauen in den beiden bisher dargestellten Fällen einen Mann hinzuzogen, der sie bei der Klage unterstützen konnte. Die Arbeiterin S. hatte ihren Bräutigam, das Fräulein F. ihren Vater über die Geschehnisse informiert, was die Urteilstexte ausdrücklich erwähnten. Ob sie ohne die männliche Rückendeckung überhaupt gehört worden wären, muß offen bleiben. Vielleicht trauten sie sich allein auch nicht, die Verletzung ihrer sexuellen Integrität vor einem Männergremium bloßzulegen. Immerhin erwartete auch die höchste Instanz, daß ein Mann für die Ehre seiner Frau eintrat. So bezweifelte der EGH Berlin die

---

[122] Urteil vom 17.6.1920, LAB, Pr.Br.Rep.57, Nr. 505.

Glaubwürdigkeit einer Frau, weil er die männliche Unterstützung für unzureichend befand:

> „Auch von dem Bräutigam dieser Zeugin [...] hätte erwartet werden müssen, daß er früher und nachdrücklich für die weibliche Ehre seiner Braut eingetreten wäre."[123]

Diese Haltung begründete sich darauf, daß in der männlichen Vorstellung von weiblicher Ehre nur eine Wiederherstellung durch einen Mann denkbar war. Der Gedanke war, zumindest was das Duell betrifft, verbreitet. Hier war die weibliche Ehre eigentlich nur im Schatten der Männerehre vorhanden. Eine Frau war selbst nicht satisfaktionsfähig, sie hatte weder Recht noch Fähigkeit, ihre Ehre selbst zu verteidigen. Dies lag an der spezifischen Qualität der weiblichen Ehre, die in erster Linie als Geschlechtsehre definiert war und damit „an die körperlich-sexuelle Integrität der Frau gebunden war. Verlor sie diese Integrität, indem sie ihren Körper einem Mann hingab (oder dazu gezwungen war), der kein 'Recht' hatte, büßte sie auch ihre Ehre ein."[124]

Nur ein Mann konnte ihre Ehre wiederherstellen. Allerdings müssen diese Überlegungen insofern modifiziert werden, als daß natürlich ein Arbeiter nicht satisfaktionsfähig war. Trotzdem spielte der „Stellvertretungsgedanke"[125] - der Mann tritt als Stellvertreter auf, um die Ehre der Frau zu beschützen und wiederherzustellen - in Bezug auf die weibliche Geschlechtsehre an den ärztlichen Ehrengerichten offenbar eine Rolle und erklärt sich wenigstens teilweise aus dem Kontext der bürgerlichen Gesellschaft um 1900. Die weibliche Ehre definierte sich also über das, was Männer dafür hielten bzw. was Männern Ehre machte. Sie geht, wie Simmel es ausdrückte vom „Egoismus der Männer" aus, so wie der „Wille des Stärkeren unzählige Male zur sittlichen, schliesslich auch innerlich empfundenen Pflicht für den Schwächeren geworden ist."[126]

---

[123] Urteil vom 10.6.1922, EPEA 4, S. 40f.

[124] Frevert, Ehrenmänner, (1995), S. 277. Nach Frevert spiegelte die weibliche Ehre die Ehre des Mannes wieder; die Ehrverletzung war daher stark davon abhängig, wann sich ein Mann in seiner Ehre durch den Angriff auf die Geschlechtsehre seiner Frau berührt sah. Siehe auch Frevert, Mann, (1995).

[125] Frevert, Ehrenmänner, (1995), S. 276. Ähnliches ergab auch die Untersuchung der Ehre von Frauen und Männern in der mediterranen Gesellschaft. Dort gelten Frauen als schwach und unterlegen. Ihre Ehre muß von den stärkeren Männern bewacht und kontrolliert werden. Siehe Giordano, Ehrkomplex, (1994). Zur Diskriminierung von Frauen in der medizinischen Wissenschaft durch männlich geprägte Ehrenkodizes siehe Nye, Medicine, (1997).

[126] Simmel, Einleitung, 1989, S. 194; siehe auch Vogt, Logik, (1997), S. 182ff.

Welcher männliche Wille steckte hinter dem Konzept der Standeswürde in Bezug auf weibliche Patienten? Auf den ersten Blick wollen wir uns den Grundsätzen des ärztlichen EGH anschließen, denn sie scheinen uns aus unserer heutigen Perspektive tradierten hippokratischen Vorstellungen - dem Patienten vor allem nicht zu schaden und dem Verbot geschlechtlicher Handlungen - zu genügen und Frauen vor Mißbrauch zu schützen. Sexuelle Handlungen sowie jede Form von Liebesbeziehungen oder Affären im Rahmen der Berufstätigkeit als Arzt waren verboten.

> „Weibliche Patienten müssen im Sprechzimmer des Arztes unter allen Umständen geschützt sein."[127]

Diese Ansicht wurde in den Urteilen der Ehrengerichtshöfe in Preußen und Sachsen grundsätzlich vertreten.

Der Grundsatz scheint einleuchtend, denn er wirkt vertrauensbildend, doch muß auch ein weiterer Aspekt bedacht werden, der für die Entwicklung des Verhältnisses Arzt - Patientin von Bedeutung war. Die körperliche Untersuchung von Frauen durch männliche Ärzte war über Jahrhunderte problematisch. Man fand die Situation für die Frau beschämend und entehrend. Ehrbare Frauen blieben während der Untersuchung angekleidet und der Arzt ertastete den Genitaltrakt unter dem Kleid. Das Betrachten des entblößten Körpers galt als entwürdigend. Erst im 20. Jahrhundert wurde es üblich, daß Ärzte entkleidete Frauen untersuchten.[128] Das Schamgefühl hinderte aber viele Frauen daran, sich von Ärzten tatsächlich untersuchen zu lassen. Dies war eines der Argumente, mit dem die deutsche Frauenbewegung um die Jahrhundertwende ihre Forderung nach der Zulassung weiblicher Ärzte für Frauen begründete.[129]

Ausgehend von der Überlegung, daß die weibliche Ehre einerseits als geschlechtsspezifische, körperlich-sexuelle Integrität verstanden wurde und sich andererseits nur als Gegenstück der männlichen Ehre bzw. als Ausdrucksform männlicher Ehrvorstellungen zeigte, wird bei der Betrachtung der weiblichen Ehre von Patientinnen und der männlichen Ehre der Ärzte folgendes deutlich: Indem Ärzte im Rahmen der Ehrengerichtsbarkeit Grundsätze für den Umgang mit

---

[127] Urteil vom 13.10.1919, EPEA 4, S. 43.

[128] Zu diesem Ergebnis kommt Duerr bei seiner Auswertung der Untersuchungsanweisungen in gynäkologischen Lehrbüchern. Duerr, Mythos, (1990), Kap. 6 und 9. Für die Auskultation zeigte dies Lachmund, Körper, (1997), S. 232ff.

[129] Siehe Bleker, Ende, (1996); Schmersahl, Medizin, (1998), Kap.8.

weiblichen Patienten festlegten, schrieben sie auch neue weibliche Ehrvorstellungen fest.

Für eine Frau sollte es nicht entehrend sein, sich vor ihrem Arzt zu entblößen, und ein Arzt verhielt sich gemäß der Standesehre, wenn er eine ausgezogene Patientin betrachtete. Die Verinnerlichung dieser Ehrvorstellung ermöglichte den Ärzten, Frauen entsprechend den medizinischen Standards zu untersuchen und zu behandeln, und den Frauen, sich untersuchen zu lassen, ohne auf andere Kontrollen zurückgreifen zu müssen. Die Möglichkeit, Frauen nur in Anwesenheit dritter Personen zu untersuchen oder aber bevorzugt von Ärztinnen betreuen zu lassen, erschien in den ehrengerichtlichen Urteilen nicht. Damit wurden Weichen für eine Entwicklung gestellt, die bis heute andauert. Die Gynäkologie blieb weiter in männlicher Hand, und Frauen stellten lange Zeit nur einen Bruchteil der Ärzteschaft[130], denn es gab keine Notwendigkeit, sie zu fördern.

*Präsenz des Problems in der deontologischen Literatur*

Alle bisher dargestellten Verhaltensregeln in Bezug auf die Untersuchung und Behandlung von Frauen können nur aus den Urteilen herausgelesen werden. Sie wurden nicht als Richtlinien oder in den Standesordnungen kodifiziert. In den Standesordnungen fielen sie wohl unter den ganz allgemein gehaltenen § 1, der ein standeswürdiges Verhalten innerhalb der Berufstätigkeit vorschrieb. So standen diese Normen einerseits im Zusammenhang mit allgemeinen Vorstellungen von weiblicher und männlicher Ehre in der bürgerlichen Gesellschaft, andererseits sind auch in Lehrbüchern und ärztlichen Ratgebern Empfehlungen zum Umgang mit Patientinnen zu finden, die Ärzten bekannt gewesen sein dürften.

Die zeitgenössischen ärztlichen Ratgeber befaßten sich mit der Behandlung von Frauen durch den niedergelassenen Arzt. Dabei wurde das Problem sexueller Handlungen an Patientinnen jedoch nur gestreift. Für Albert Moll war es selbstverständlich, daß ein Arzt nicht zudringlich werden durfte und daß er „den allgemeinen Moralgesetzen zu folgen hat, wenn er selbst das Ziel der Liebe einer Klientin wird"[131]. Ausnahmsweise unterließ Moll an dieser Stelle die genauere Erläuterung dieser Moralgesetze, was in Anbetracht der Ausführlichkeit der übrigen Erörterungen und seines Expertenwissens als Sexualwissenschaftler und Psychotherapeut doch auffällt. Auch Moll verdrängte diesen Aspekt in der Bezie-

---

[130] 1925 hatten Ärztinnen einen Anteil von 5,4 % an der Gesamtärzteschaft, 1942 stellten sie 12,4 %, 1963 16,7 % und 1991 33,6 %. Nach Bleker, Ende, (1996).
[131] Moll, Ethik, (1902), S. 197.

III. Entscheidungen 101

hung zwischen Arzt und Patientin. Vielleicht schien ihm die Vorstellung, Ärzte könnten sich an Patientinnen vergreifen doch zu unrealistisch oder für eine Publikation zu anstößig; über seine Gründe, das Thema mehr oder weniger zu übergehen, kann nur spekuliert werden.

Stattdessen widmete er sich eingehender dem weiblichen Schamgefühl. Er riet, Frauen und Mädchen nur in Gegenwart ihrer Mütter oder Gatten zu untersuchen. Außerdem hielt er es für günstig, daß Ärzte heirateten, da Frauen eher verheiratete Ärzte aufsuchten. Allerdings wollte er dadurch mehr die Schamhaftigkeit von Frauen gegenüber Ärzten berücksichtigt sehen, als mögliche Sexualdelikte. Er schrieb:

„Eine Frau wird sich weniger genieren, sich einem Arzte, der die Geheimnisse des Ehebettes kennt, unverhüllt in wahrer Natur zu zeigen als einem unverheirateten."[132]

Der Ratschlag des Ethikers Moll an den Arzt ging also dahin, sich mit den Schamgefühlen von Patientinnen zu arrangieren und durch den Ehering sexuelle Erfahrung nach außen zu signalisieren.

*Entsexualisierte Medizin*

Schamgefühle und sexuelle Erregung von Patientinnen beim Arztbesuch wurden in den 1920er Jahren von Medizinern immerhin noch wahrgenommen[133], nicht jedoch die von Ärzten. Die ärztliche Selbstwahrnehmung orientierte sich an einem Idealtyp, den Talcott Parsons 1951 unter anderem als affektiv neutral und uneigennützig beschrieb. In anderen Worten wurde dies 1870 von Volz ausgedrückt:

„Die Medizin [...] ist objektiv geworden. Es ist gleichgültig, wer am Bett steht, aber er muß verstehen zu untersuchen, zu erkennen. Er tritt vor ein Objekt, welches er ausforscht, ausklopft, aushorcht, ausspäht, und die rechts und links liegenden Familienverhältnisse ändern daran gar nichts: der Kranke wird zum Gegenstand."[134]

Dieses entpersönlichte und geschlechtsneutrale Rollenverständnis des Arztes entwickelte sich Ende des neunzehnten Jahrhunderts.[135] Die Medizin wurde

---
[132] ibid., S. 402.
[133] Siehe Duerr (1990), S. 127.
[134] Volz, Beruf, (1870), S. 33.
[135] Im ausgehenden 19. Jahrhundert wandelte sich das Leitbild „'vom Arzt zum Mediziner'", das nun durch eine neutrale, wissenschaftlich orientierte Haltung gekennzeichnet war. Siehe

gewissermaßen entsexualisiert, was die Behandlung von Frauen durch männliche Ärzte trotz zunehmender Überschreitung der Schamgrenzen ermöglichte. Letztendlich setzte sich diese Einstellung darin fort, daß Ärztinnen nicht mehr nur Frauen und Kinder behandelten, sondern auch Männer.[136] Dies entspricht dem Bild von der Medizin als Wissenschaft, die objektiv und geschlechtsneutral sein will und sich einen Raum schafft, in dem Scham-Tabus nicht zu gelten brauchen.[137]

Tatsächlich verhielten sich Ärzte aber nicht immer sexuell neutral und gefühlsneutral. Dies zeigt eine ganze Reihe von Urteilen des preußischen und des sächsischen EGH. Konkret wurden dort sehr verschiedene Vergehen verhandelt. Man verurteilte Ärzte wegen der Vornahme „unsittlicher"oder „unzüchtiger Handlungen"[138]: Sie hatten Patientinnen geküßt[139], ihnen „unsittlich unter die Röcke gefaßt"[140], ihnen „schmutzig- erotische Bilder" gegeben[141] oder Geschlechtsverkehr mit Patientinnen gehabt[142]. Aus den Urteilen ist nur indirekt zu ersehen, ob dies gegen den Willen der Frauen oder mit deren Zustimmung geschehen ist. Verboten waren auch Verhältnisse mit Einverständnis der Frauen, wenn sie im Zusammenhang mit dem Beruf standen.[143]

Über Ausmaß der Übergriffe und Anwendung von Gewalt, sowie über die Ausnutzung von Situationen, in denen Frauen körperlich untersucht wurden oder Ausnutzung einer psychologischen Abhängigkeit innerhalb der asymmetrischen

---

Huerkamp, Aufstieg, (1985).

[136] Ärztinnen behandelten seit dem Ersten Weltkrieg aufgrund der Einberufung der männlichen Kollegen zum Kriegsdienst zunehmend auch Männer. Siehe Bleker, Ende, (1996), S. 402.

[137] Nach Schoene (1970) existiert eine Kultur der Medizin, die durch das Gebot der naturwissenschaftlich begriffenen Zweckmäßigkeit beherrscht wird. Ist die Grenze zu dieser Kultur überschritten, d. h. ein kranker Mensch begibt sich in Behandlung, so gelten innerhalb des medizinischen Systems die üblichen sozialen Normen nicht mehr. Sie können sogar ins Gegenteil verkehrt sein. Dazu gehört, daß innerhalb der medizinischen Kultur Schmerzen zugefügt werden dürfen sowie auch die Ungültigkeit der Schamtabus. Siehe Schoene (1970), S. 100f..

[138] Urteilstexte.

[139] Urteil vom 29.11.1920. EPEA 4, S. 44.

[140] Urteil vom 10.2.1923, SächsHStA, MI, 15200, 103. Auch in einem Urteil von 1919 ging es darum, daß ein Arzt einer Patientin unter die Röcke an die Vagina gegriffen hatte. Urteil vom 4.10.1919, SächsHStA, MI, 15199, Bl. 287-9.

[141] Urteil vom 23.6.1927, EPEA 4, S. 46.

[142] Urteil vom 13.11.1926, EPEA 4, S. 45, Urteil vom 5.12.1927, EPEA 5, S.41 und Urteil vom 5.5.1923, SächsHStA, MI, 15200, Bl. 119; Urteil vom 18.9.1929, SächsHStA, MI, 15202, Bl. 89.

[143] Urteil vom 5.5.1923, SächsHStA, MI, 15200, Bl. 119; Urteil vom 12.11.1931, EPEA 5, S. 42.

Beziehung zwischen Arzt und Patientin kann daher nur gemutmaßt werden. In einem einzigen Urteil des sächsischen EGH ist von versuchter Vergewaltigung die Rede. Den betreffenden Arzt hatte ein ordentliches Gericht freigesprochen. Am Ehrengericht verurteilte man ihn wegen eines schweren „Angriffs auf die Geschlechtsehre" und verhängte die Höchststrafe. [144] Die genauen Vorgänge sind aus dem Urteil der zweiten Instanz nicht mehr zu rekonstruieren, doch legt dieses Urteil nahe, daß sexuelle Gewalt gegen Patientinnen in der Sprechstunde vorkam und als sehr schweres Vergehen angesehen und auch entsprechend sanktioniert wurde.

Nicht nur sexuelle Handlungen an und mit Patientinnen waren den Ärzten standesrechtlich verboten, auch solche an medizinischem Personal sowie überhaupt jede sexuelle Aktivität im Rahmen der Berufsausübung. Ein Arzt hatte beispielsweise mit einer Schwesternschülerin in seinem Dienstzimmer Geschlechtsverkehr gehabt[145], ein anderer hatte eine Röntgenlaborantin während der gemeinsamen Tätigkeit in der Röntgenabteilung geküßt und „unzüchtige Berührungen [...] vorgenommen"[146]. Letzterer hatte mit der Laborantin auch außerhalb des Labors ein Verhältnis. Der preußische EGH hielt grundsätzlich den Schutz des Personals im Beruf für notwendig:

„Derselbe Schutz, der den Patientinnen des Arztes zu gewähren ist, muß auch denjenigen Personen zugute kommen, die, wie Sprechstundenhilfen, Röntgenlaborantinnen usw., dem Arzt bei der Ausübung seines Berufes Hilfe leisten und zwar jedenfalls während der Zeit, während deren beide, Arzt und Hilfsperson, gemeinsam berufstätig sind."[147]

Private Beziehungen mit Frauen, die als medizinische Hilfen arbeiteten, waren hingegen erlaubt. Der EGH erklärte insgesamt den gesamten Bereich ärztlicher Berufstätigkeit zu einem Gebiet, in dem keine sexuellen Handlungen ausgeführt werden durften. Damit wurde Patientinnen und Mitarbeiterinnen ein gewisser Schutz vor Übergriffen und Mißbrauch garantiert. Gleichzeitig definierte man, welche Handlungen als sexuell galten und welche zur ärztlichen

---

[144] Urteil vom 23.5.1925, SächsHStA, MI, 15200, Bl. 249-50. In diesem Fall war auch ein Strafverfahren eröffnet worden, aber der Tatbestand der versuchten Notzucht war vom Amtsgericht nicht als erwiesen angesehen worden. Die Höchststrafe betrug zu dem Zeitpunkt in Sachsen 1500 Mark Geldstrafe plus Entzug des Wahlrechts zur Ärztekammer auf fünf Jahre.
[145] Urteil vom 18.4.1931, EPEA 5, S. 44.
[146] Urteil vom 25.11.1932, EPEA 5, S. 44f.
[147] ibid.

Tätigkeit gehörten, auch wenn dieselben Verhaltensweisen außerhalb des medizinischen Bereichs als erotisch oder sexuell wahrgenommen wurden.

Die fehlende Kodifizierung dieser Verhaltensregeln scheint dazu beigetragen zu haben, diesen Bereich immer weiter aus dem Bewußtsein der Ärzte zu verdrängen. Für Ärzte wurde weder im wissenschaftlichen noch im standesrechtlichen Bereich eine Art Abstinenzregel, wie sie etwa die Psychoanalyse kennt, formuliert. Auch ein klares Gebot, die Schamgrenzen von Patientinnen zu respektieren oder auch nur wahrzunehmen, findet sich seit der Jahrhundertwende nicht mehr. Bis dahin waren solche Denkweisen für die Medizin und insbesondere für die Geburtshilfe noch von zentraler Bedeutung gewesen.[148]

Die entindividualisierte und entsexualisierte Medizin des 20. Jahrhunderts stellte eine Notwendigkeit dar, um Medizin wissenschaftlich zu betreiben, aber sie führte auch zu der vielbeklagten unpersönlichen, gefühlskalten Medizin. Ärzte lernen im Laufe ihrer Sozialisation Gefühle wie Ekel oder eben auch Scham auszuschalten.[149] Sie erwerben aber nicht mehr die Fähigkeit, Gefühle und Selbstwahrnehmung für ihre Patienten einzusetzen und zu reflektieren. Diese Entwicklung mag eine wichtige Ursache in der mangelnden öffentlichen Diskussion in der Ärzteschaft über Schamtabus, Intimität und sexuelle Ausbeutung von Patientinnen und Patienten haben. Dieser Mangel zeigt sich am deutlichsten darin, daß das Fehlverhalten von Ärzten gegenüber Patientinnen durch sexuelle Übergriffe zwar mit Höchststrafen belegt wurde, daß die Verhaltensnormen aber im Rahmen der Standesorganisationen außerhalb der Rechtsprechung nicht als Gebot in die Standesordnungen aufgenommen wurde, obwohl es immer wieder zu ehrengerichtlichen Prozessen kam.

2.2. Abtreibung

In der Weimarer Republik erlebte die Diskussion um die Frage der Abtreibung eine Ausweitung auf breite Bevölkerungsschichten. Abtreibung gehörte für Frauen mehr denn je zur Realität des Alltags, war aber nach § 218 StGB strafbar.[150] Wenn eine Frau ihre Schwangerschaft abbrechen wollte, so kamen

---

[148] Siehe Duerr, Mythos, (1990).
[149] Siehe Schoene, Betrachtungen, (1970), S. 109f.
[150] Die Zahl der Abtreibungen im Deutschen Reich stieg nach ärztlichen Schätzungen in den ersten Jahrzehnten des 20. Jahrhunderts von etwa 100000 bis 300000 Fällen pro Jahr vor dem Ersten Weltkrieg auf bis zu 800000 bis 1000000 Fälle pro Jahr während der Weltwirtschaftskrise. Bei Annahme dieser Zahlen wäre Anfang der 1930er Jahre beinahe auf jede

drei praktische Möglichkeiten in Frage: erstens die Selbstabtreibung, zweitens der Abbruch mit Hilfe von Laien, also einer Engelmacherin oder eines Kurpfuschers, und drittens die ärztliche Abtreibung. Trotz Strafandrohung waren viele Ärzte bereit, auch ohne schwerwiegende medizinische Gründe eine Schwangerschaft durch einen Eingriff zu beenden.[151]

Abtreibungen führten wohl eher selten zu tödlichen Komplikationen, zogen aber häufig dauerhafte Gesundheitsschäden wie chronische Entzündungen, Verwachsungen, Schmerzen und Unfruchtbarkeit nach sich. Die Gefahren, die dabei von Nichtärzten ausgingen, wurden meist übertrieben, denn wahrscheinlich lagen Letalität und Komplikationen bei Abtreibungen durch erfahrene Laienabtreiber nicht höher als bei ärztlich vorgenommenen Abbrüchen. Allerdings waren die Kosten für einen ärztlichen Eingriff wesentlich höher als für Maßnahmen, die Kurpfuscher und Engelmacherinnen ausführten, so daß die meisten Frauen, insbesondere aus den unteren Schichten, Laienhilfe in Anspruch nahmen oder selbst abtrieben.[152]

Trotz des gesetzlichen Verbotes brachen in der Weimarer Republik tatsächlich regelmäßig Frauen die Schwangerschaft ab, und Ärzte halfen ihnen dabei. Eine strafrechtliche Verfolgung war eher die Ausnahme, denn die Solidarität der betroffenen Frauen scheint sehr groß gewesen zu sein, und selbst die Polizei ging Denunziationen nur manchmal nach. So präsent die Abtreibungspraxis in der Alltagswelt der Weimarer Republik gewesen sein muß, so lebhaft und breit verlief auch die Diskussion um den § 218. Die große Mehrheit der öffentlichen Meinungsbildner stellten bis 1922 die Gegner einer Legalisierung des Schwangerschaftsabbruchs, obwohl die Diskussion zunächst sehr offen geführt wurde.

---

Geburt eine Abtreibung gekommen. Aber auch eine niedrigere Einschätzung ließe auf die enorme Bedeutung dieser Praktiken für die Frauen in der Weimarer Zeit schließen. Bis zum 18.5.1926 galten die §§ 218 -220 des Reichsstrafgesetzbuches, die dann zu einem einzigen § 218 zusammengefaßt wurden. Das Gesetz stellte Versuch und ausgeführte Abtreibung der Leibesfrucht unter Strafe. Die Auslegung des Textes war streng, denn es wurde keine Indikation zum Schwangerschaftsabbruch angenommen. Erst 1927 erkannte das Reichsgericht eine medizinische Indikation an, indem es das Leben der Mutter höher einschätzte als das der Frucht und die Abwägung beider Leben als Rechtfertigungsgrund für einen Notstand bewertete. Siehe Dienel, 20. Jahrhundert, (1993), Hailer, Stellungnahmen, (1986), Usborne, Politics, (1992); dies., Abortion, (1997).

[151] Zeitgenossen schätzten, daß etwa jeder fünfte Arzt zu einer Abtreibung ohne strenge medizinische Indikation bereit war. Siehe Dienel, 20. Jahrhundert, (1993), S. 147.

[152] Siehe ibid.; Usborne, Politics, (1992); dies., Abortion, (1997).

## Einstellung der Ärzte zur Abtreibung

Auch die Ärzte gehörten zu den entschiedenen Abtreibungsgegnern, und ihre größte und wichtigste Organisation, der Deutsche Ärztevereinsbund, agierte gegen eine Lockerung des § 218. Die Ärzte lehnten die Legalisierung der Abtreibung - damit lagen sie ganz auf der staatstreuen Linie - ab, weil sie Dekadenz und sexuelle Sittenlosigkeit, weitere Zunahme der Abbrüche, Vermehrung der Geschlechtskrankheiten und eine Gesellschaft von bequemen Egoisten befürchteten. Sie hielten die Abtreibung für eine Volkskrankheit und sprachen gerne von der „Abtreibungsseuche" oder der „Abtreibungssucht", um ihren Unmut auszudrücken.[153] Trotzdem führten sie Schwangerschaftsabbrüche durch und bemühten sich, innerhalb des Gesundheitswesens das Monopol für die Ausführung zu gewinnen, indem sie die ärztliche Abtreibung als für die Gesundheit der Frauen einzig sichere Lösung propagierten.[154]

Wie sahen nun die intraprofessionellen Regeln im Bereich Abtreibung aus, und inwieweit sorgten die Ehrengerichte für deren Einhaltung? Die Aktualität der Diskussion um die Abtreibung spiegelte sich in den Standesordnungen wider: Während die Standesordnungen um 1900 keine Vorschriften darüber enthielten, wie sich Ärzte in Bezug auf Abtreibungen verhalten sollten, behandelte der Entwurf einer Deutschen Standesordnung von 1926 das Problem in einem eigenen Absatz. Die Relevanz zeigte sich darin, daß sich der § 1 mit dem Thema befaßte und unter dem Stichwort „Schwangerschaftsunterbrechung und Unfruchtbarmachung" die ärztliche Pflicht aufführte, „das keimende Leben und die Fortpflanzungsfähigkeit zu erhalten, soweit nicht lebensgefährliche Zustände der Mutter entgegenstehen".[155]

Die Ärzte erkannten damit die medizinische Indikation für einen Schwangerschaftsabbruch an, schrieben aber den Schutz des ungeborenen Lebens wie die Erhaltung der Fruchtbarkeit auf ihre Fahnen. Eine soziale Indikation - oder „wirtschaftliche Indikation", wie die Standesfunktionäre es lieber nannten - kam für die Ärzte Mitte der 1920er Jahre nicht in Frage, und auch die eugenische

---

[153] Im AVD erschien der Bericht über die Gespräche des Ärztetages in Leipzig über „Die Bekämpfung der Abtreibungsseuche". Darin wird deutlich, daß die Ärzte Abtreibung als Seuche, Sucht oder gar furchtbares Volksübel ansahen. Siehe AVD 52 (1925), Heft 1360, S. 42ff. und Dienel, 20. Jahrhundert, (1993), S. 160.

[154] Zur Frage der Abtreibung und ihrer Durchführung in der Weimarer Republik siehe ausführlich Dienel, 20. Jahrhundert, (1993), Hailer, Stellungnahmen, (1986) und Usborne, Politics, (1992).

[155] Beide Entwürfe einer Deutschen Standesordnung sahen einen solchen Abschnitt vor. Siehe AVD 52 (1925) und AVD 53 (1926).

Indikation hielt man von medizinisch-wissenschaftlicher Seite nicht für ausgereift genug, um sie in die Praxis umzusetzen. Auf dem Ärztetag in Leipzig verabschiedeten die Delegierten zusätzlich zum Entwurf der Standesordnung acht Leitsätze zur Abtreibung, die die allgemeine ablehnende Haltung unterstrichen und Forderungen im Sinne von Standespflichten enthielten.

Diese Pflichten erlangten als „Leipziger Richtlinien" Bedeutung für die ärztliche Praxis und die ehrengerichtliche Kontrolle. In den Richtlinien schilderten die Ärzte die „Abtreibungssucht" als sozial-wirtschaftlich und seelisch-sittlich begründet und erklärten eine gesetzliche Strafbestimmung für unverzichtbar. Allerdings befürworteten sie eine Änderung der Gesetze hin zu milderen Strafen mit Berücksichtigung der kriminologischen (Notzucht-)Indikation und der medizinischen Indikation. Insbesondere strebte die Ärzteschaft eine Bestimmung im Strafgesetz an, die Ärzten Straffreiheit bei einem Schwangerschaftsabbruch mit medizinischer Indikation zusicherte.[156] Dafür wollten sie Selbstverpflichtungen des Standes aufstellen, die vor einem Mißbrauch schützen sollten.

Ein Abbruch durfte „nur aus ärztlichen Gründen, also zum Zwecke der Heilung oder Gefahrverhütung vorgenommen werden", während soziale und eugenische Indikation verworfen wurden. Außerdem regelten die Forderungen für die Standesordnung das praktische Vorgehen bei einer ärztlichen Abtreibung. Verpflichtend waren nach den Richtlinien eine Beratung mit mindestens einem weiteren Arzt, am besten einem Facharzt, und die schriftliche Dokumentation der Beratung mit Angabe einer genauen Begründung, welche versiegelt beim Ärzteverein abzugeben war. In den abschließenden Leitsätzen sprachen sich die Ärzte für Aufklärungsmaßnahmen über die Schwangerschaft von ärztlicher Seite und soziale Verbesserungen für Schwangere und Kinderreiche aus. Ziel war die „Veredelung des Mutterschaftsgefühls".[157]

---

[156] In der Weimarer Zeit lebte die Diskussion um die gesetzliche Regelung des Heileingriffs auf, und die Ärzte hofften auf eine Bestimmung, die chirurgische Maßnahmen ausdrücklich erlaubten. Diese Bestrebungen erwähnten sie auch in dem Leitsatz, in dem sie nach einer Legalisierung der ärztlichen Abtreibung riefen; denn auch hier wünschten sich die Ärzte Rechtssicherheit. Siehe zu den Auseinandersetzungen um die gesetzliche Regelung des ärztlichen Heileingriffs auch die im selben Projekt entstehende Dissertation von M. Sinn, Einwilligung, (2001).

[157] Siehe AVD 52 (1925), S. 49.

## Dokumentation und Beratung

Besonders der sechste Leitsatz, der die konkreten Standespflichten wie die Beratungs- und Dokumentationspflicht aufzählte, wirkte sich in den ehrengerichtlichen Verfahren aus. Die Abtreibung war der einzige Bereich, für den diese Regelung galt, denn eine allgemeine Dokumentationspflicht für Ärzte, wie wir sie heute kennen, existierte nicht. Entsprechende Klagen erreichten die Ehrengerichte im Zusammenhang mit Fällen, in denen Ärzte Abtreibungen vorgenommen hatten. Nur vereinzelt ging es darum, ob ein Arzt die Indikation richtig gestellt hatte. In den meisten Fällen waren Beratung oder Dokumentation ungenügend.

Der Reichs-Medizinal-Kalender veröffentlichte in der Abteilung „Rechtsprechung" 1926 folgenden Fall zum Thema Abtreibung:

„Bestrafung eines Arztes, weil er in den letzten Jahren ohne hinreichenden Grund Unterbrechungen der Schwangerschaft herbeigeführt und diese Eingriffe ohne Hinzuziehung eines zweiten Arztes vorgenommen hat."[158]

Die verkürzte Darstellung in dieser Rubrik des Kalenders ging auf die Indikation nicht näher ein, doch zeigt die Formulierung „ohne hinreichenden Grund", daß diese im ehrengerichtlichen Verfahren eine Rolle spielte.

Auch das Ehrengericht Berlin verurteilte 1931 einen Arzt wegen Abtreibung, und zwar weil er die Indikation zu großzügig gestellt hatte. Er hatte bereits in einem ordentlichen Gerichtsverfahren eine Gefängnisstrafe von fünf Monaten wegen Abtreibung in zwei Fällen und versuchter Abtreibung erhalten und mußte sich nun vor dem Ehrengericht verantworten. Die Ehrenrichter untersuchten die drei Abtreibungsfälle und sahen nur in einem Fall einen Verstoß gegen die Standeswürde.

Der Arzt hatte im ersten Fall nach Meinung des Ehrengerichts die medizinische Indikation zu großzügig gestellt. Das Vorliegen eines organischen Herzfehlers mit Zyanose bei der Patientin hatte er als Grund für den Abbruch angegeben, was ihn aber „nicht ohne weiteres" zu dem Eingriff berechtigte. Allerdings hielt man ihm sein junges Alter und seine Unerfahrenheit zugute und erteilte deshalb nur einen Verweis. Den zweiten Vorwurf der versuchten Abtreibung verurteilten die Ehrenrichter nicht, weil die Frau wohl gar nicht schwanger gewesen war. Im dritten Fall hatte der Arzt mit sozialer und eugenischer Indikation abgetrieben. Er verteidigte sein Handeln damit, daß „die Eheleute [...] in den

---

[158] RMK II (1926), S. 7.

allerärmlichsten Verhältnissen gelebt hätten und schon 4 Kinder, die geistig und körperlich minderwertig gewesen seien, gehabt hätten." Zwar billigte das Gericht diese Gründe nicht, sah in dieser „subjektiven Einstellung" aber auch keinen Verstoß gegen die Standesehre.[159]

Die Fälle, die der preußische EGH vom Verlag Richard Schoetz im untersuchten Zeitraum veröffentlichen ließ, bezogen sich nur auf Verstöße gegen die Dokumentations- und Beratungspflicht. Die Richter verurteilten die Ärzte in den vorliegenden Fällen nicht, weil sie nicht klären konnten, ob überhaupt eine Abtreibung durchgeführt worden war. Da sie annahmen, daß die Fehlgeburt bereits begonnen hatte, bevor der Arzt eingegriffen hatte, mußten sie die Angeklagten vom Vorwurf des Verstoßes gegen Berufspflichten freisprechen.[160] Die Zuziehung eines zweiten Arztes und die Pflicht den Vorgang aufzuzeichnen bestand nur für den ärztlich eingeleiteten Abort, aber nicht für die operative Behandlung einer Frau, bei der die Frucht spontan oder nach Selbstabtreibung bzw. Abbruch durch einen Laien abging.

*Lohnabtreibung und ärztliche Ehre*

Im „Aerztlichen Vereinsblatt für Deutschland" berichtete die Schriftleitung 1925, im selben Jahr, in dem die „Leipziger Richtlinien" veröffentlicht wurden, ausführlich über die ehrengerichtliche „Verurteilung eines Arztes wegen Abtreibung". Es ging um einen praktischen Arzt in Detmold, den der EGH Lippe wegen Lohnabtreibung, also der gewerbsmäßigen Durchführung von Abtrei- bungen, mit der Höchststrafe - Verweis, 1500 Mark Geldstrafe und Aberkennung des aktiven und passiven Wahlrechts zur Ärztekammer für fünf Jahre - belegt hatte. Der Beitrag führte die wesentlichen Punkte der Urteilsbegründung auf, weil sie „für die ärztliche Allgemeinheit von grundsätzlicher Wichtigkeit" waren.

Der Arzt war im strafrechtlichen Verfahren wegen Verbrechen gegen den § 219 (Lohnabtreibung) zu einer Zuchthausstrafe verurteilt worden, aber die

---

[159] Urteil vom 12.5.1931, LAB, Pr. Br. Rep. 57, Nr. 506.

[160] In zwei Fällen hatten die Ärzte angeblich keine Aufzeichnungen über eine Abtreibung gemacht, doch der EGH glaubte, es habe sich jeweils nur um die operative Beendigung eines bereits begonnenen Aborts gehandelt, und sprach die Ärzte deshalb frei. In zwei weiteren Verfahren, die wegen unterlassener Zuziehung eines zweiten Arztes geführt wurden, gelangte der EGH zu dem Schluß, daß nicht ausreichend geklärt werden könne, ob die Fehlgeburt von den betreffenden Ärzten eingeleitet worden war, und sprach die Ärzte ebenfalls frei. Zwei Urteile vom 29.3.1926, EPEA 4, S. 53f., Urteil vom 8.10.1927, EPEA 5, S. 46f. und Urteil vom 24.6.1932, EPEA 5, S. 63f.

öffentlichen Ehrenrechte waren ihm nicht abgesprochen worden. Nun hatte der ärztliche EGH zu prüfen, ob auch ein Verstoß gegen die Standesehre vorlag und untersuchte dazu Vorgehen und Indikation. Der Detmolder Arzt hatte zunächst einmal „die allgemein übliche Voraussetzung, bei der Entscheidung einen zweiten Arzt oder den Kreisarzt zuzuziehen" mißachtet und die Eingriffe dann während der Sprechstunde durchgeführt, und zwar „mit ganz primitiven Mitteln, so dass [...] die Krankenhausüberführung oder nachträgliche Zuziehung eines zweiten Arztes nötig wurde." Außerdem hatte er die Abtreibungen von sich aus angeboten und konnte im nachhinein keine Indikation angeben.

Die Richter nahmen wirtschaftliche Motive für die Schwangerschaftsabbrüche des Arztes an. Solche Erwerbsinteressen bewerteten sie als außerordentlich schwerwiegendes Vergehen gegen die Standespflichten, da sie das ärztliche Ansehen nachhaltig schädigen konnten und als ehrenrührig empfunden wurden. Der EGH begründete seine strenge Rechtsprechung bei der gewerbsmäßigen Abtreibung vor allem mit dieser Ehrlosigkeit, die in dem Verhalten erblickt wurde. Wörtlich hieß es:

> „Gewiss ist denkbar, dass ein Arzt in missleiteter Schwärmerei oder eigenwillig seiner 'Weltanschauung' folgend durch Unterbrechung rein aus sozialer Indikation sich bewusst mit dem Strafgesetz in Konflikt setzt und die Folgen auf sich nimmt. Er verfällt mit Recht der Bestrafung, aber es braucht keine ehrlose Gesinnung vorzuliegen. Wenn aber ein Arzt nachweisbar aus Eigeninteressen sich skrupellos zu Abtreibungsdiensten hergibt, dann ist er wie ein gewerbsmässiger Abtreiber zu beurteilen, und besondere Ehrenstrafen sind am Platz."[161]

Die Passage macht deutlich, welche Funktion die Ehrengerichte auch im Zusammenhang mit Abtreibungen erfüllten. Zwar gehörten die Standesorganisationen zu den erklärten Gegnern der Abtreibung, doch hieß dies noch nicht, daß deshalb gegen abtreibende Ärzte in aller Härte durchgegriffen wurde. Innere Überzeugungen und unterschiedliche „Weltanschauungen" ließ man auch in Abtreibungsfällen durchaus gelten, solange der Arzt seine Integrität bewahrte. Die Ehren- gerichte beurteilten zum einen, ob ein Verstoß gegen die Richtlinien vorlag und zum anderen, ob die ärztliche Ehre beschädigt worden war. Gewinnstreben bzw. materielle Interessen, die zu offensichtlich erkennbar waren, verurteilten die Ärzte scharf, denn das ärztliche Handeln sollte sich an höheren Zwecken als Geld orientieren.

---

[161] Siehe Verurteilung, AVD 52 (1925), Sp. 527f.

Auch an anderer Stelle zeigt sich, daß das Problem Abtreibung für die Ärzte durchaus eng mit der Standesehre verknüpft war. 1920 hatte der Direktor der Universitätsfrauenklinik in Königsberg (Preußen) eine Denkschrift über die Stellung der Ärzte zur Frage des Schwangerschaftsabbruchs im Auftrag des preußischen Ministeriums für Volkswohlfahrt verfaßt. Darin fand sich eine klare Schilderung der ärztlichen Ehrauffassung, was die Abtreibung anbelangte:

> „Der Arzt, welcher sich bei der Einleitung des künstlichen Aborts von dem Boden der Wissenschaft entfernt und eigennützige Motive irgendwelcher Art dabei mitsprechen läßt, sollte aber dessen eingedenk sein, daß er Mitglied eines Berufsstandes ist, dessen Ehre und öffentliches Ansehen durch unrichtiges oder gar unlauteres Verhalten geschädigt werden kann. Die Ehre des ärztlichen Standes beruht darauf, daß seine Mitglieder ihren Beruf ausüben nach den Regeln der Wissenschaft und Erfahrungen der Praxis, und daß nicht der Gelderwerb oder andere eigennützige Motive, sondern nur allein das Wohl der Kranken Motive der ärztlichen Handlungen bilden. Das Abweichen von diesen Grundsätzen ärztlicher Berufsehre bleibt selbst dem weiblichen Publikum nicht unbekannt. [...] Nur die strengste Observanz beim künstlichen Abort kann den Schild der ärztlichen Ehre fleckenlos erhalten."[162]

Aus den verschiedenen Stellungnahmen ist zu erkennen, daß bei der Beurteilung von Schwangerschaftsabbrüchen die Ehre von Bedeutung war. Die Lohnabtreibung widersprach den ärztlichen Ehrvorstellungen, weil hier die Eigeninteressen des Arztes zu sehr in den Vordergrund rückten.

*Abtreibungspraxis, Recht und Moral*

Abtreibungen gehörten in der Weimarer Zeit zur alltäglichen Praxis einer Reihe von Ärzten, auch wenn immer das Risiko einer Gefängnisstrafe bestand und die Tätigkeit ganz im Geheimen bleiben mußte. Weder Polizei und Strafrecht noch Ärzteverein und Standesrecht schritten wirksam und in groß angelegten Aktionen ein. Strafrechtliche Verfolgung bildete wohl genauso die Ausnahme wie ehrenrechtliche Sanktionierung. Laut Umfragen, die in der Weimarer Zeit unternommen wurden, fehlte vielen Frauen ein Unrechtsbewußtsein, wenn sie in den ersten Monaten abtrieben.[163] Trotzdem herrschten in der Allgemeinheit ablehnende

---

[162] „Der künstliche Abort", Denkschrift für die praktischen Ärzte im Auftrage des Ministeriums für Volkswohlfahrt (Berlin, 1920), GStA PK, Rep. 76 VIII B, Nr. 4400, Bl. 318-341.

[163] Nach Schätzungen in historischen Arbeiten wurde Abtreibung in weniger als 1 % der Fälle strafrechtlich verurteilt, und im Ruhrgebiet ging die Polizei beispielsweise nur 25 % der Hinweise auf illegale Abbrüche überhaupt nach. Außerdem existieren „kaum Zeugnisse für ein ausgeprägtes Schuldbewußtsein der Frauen, für Gewissensbisse oder ethische Konflikte.

Positionen zur Legalisierung des Schwangerschaftsabbruchs vor, und insbesondere die Ärzteschaft nahm eine sehr konservative Haltung ein, allerdings nicht ohne das eigene Standesinteresse zu verfolgen, der Medizin im Bereich Abtreibung Geltung und Rechtssicherheit zu verschaffen.

Dieses Auseinanderklaffen zwischen dem allgemeinen moralischen Empfinden in der Bevölkerung, das Abtreibung als alltägliches Geschehen hinnahm, und der öffentlichen Debatte bzw. den strafrechtlichen Regelungen beobachtete Albert Moll bereits um 1900. Zwar widmete er dem Thema Abtreibung in seinem seitenumfassenden Werk „Ärztliche Ethik" nur wenige Absätze, doch beschrieb er darin das Spannungsverhältnis zwischen Recht und Moral für die Praxis des Schwangerschaftsabbruchs mit dem Scharfblick des aufmerksamen Zeitgenossen. Seiner Ansicht nach galt der Abort in der frühen Schwangerschaft in der Bevölkerung nicht als unethisch. Er meinte sogar, das Verhalten einer Frau würde eher als unmoralisch bewertet, wenn bekannt würde, daß sie ein goldenes Armband gestohlen hätte, als wenn publik würde, daß sie im zweiten Monat abgetrieben hätte.[164] Erst die strafrechtlichen Konsequenzen wirkten sich auf die moralische Bewertung der Handlung aus:

> „Nur wenn die Frau bestraft wird, wird sie gesellschaftlich vernichtet sein, weil in diesem Fall das Moment der Bestrafung dazu führt. Die Handlungsweise an sich genügt vielen keineswegs, die Frau moralisch zu ächten."[165]

Daraus abgeleitet stellte er als mögliche Beziehung zwischen Recht und Moral fest, daß „eine Handlung dadurch den Charakter einer unsittlichen annimmt, dass sie vom Gesetz mit Strafe bedroht wird."[166]

Aus Molls Darstellung der Situation um die Jahrhundertwende wird deutlich, wie wichtig es wahrscheinlich auch für die Ärzteschaft war, eine rechtliche Absicherung für die Vornahme von Abtreibungen zu finden. Daher galten die standespolitischen Bestrebungen zum einen dem Ziel, einen eigenen Paragraphen zur Regelung der ärztlichen Abtreibung zu schaffen bzw. zumindest die medizinische Indikation gesetzlich zu verankern, und zum anderen dem Ausbau des Standesrechts in diesem Bereich. Während im Strafrecht 1926 die medizinische Indikation in den § 218 aufgenommen wurde, ohne allerdings das Recht oder die

---

Möglicherweise wurden sie durch die Alltäglichkeit der Abtreibung überdeckt." Siehe Dienel, 20. Jahrhundert, (1993), S. 151f.
[164] Siehe Moll, Ethik, (1902), S. 259.
[165] ibid.
[166] ibid., S. 261.

Straffreiheit des Arztes beim indizierten Schwangerschaftsabbruch zu explizieren, läßt die Rechtsprechung der Ehrengerichte darauf schließen, daß man dort neben der medizinischen auch kriminologische und soziale Indikation gelten ließ, solange die Eingriffe nicht aus eigennützigen Motiven des Arztes geschahen.

Mit der Durchführung von Schwangerschaftsabbrüchen hatten sich die Ärzte als Schritt der Medikalisierung eines Bereiches angenommen, der traditionell von Laien besetzt gewesen war, die die Eingriffe billiger und vielleicht auch geübter und deshalb für die Frauen ungefährlicher ausführten. Nun kann man annehmen, daß die Ärzteschaft ein starkes wirtschaftliches Interesse daran hatte, Abtreibungen selbst vorzunehmen und damit einen häufigen Eingriff vergütet zu bekommen. Aber für die Mediziner stand wohl auch fest, daß sie aufgrund der wissenschaftlichen Basis ihrer Tätigkeit unter der Berücksichtigung von Hygiene und Operationslehre technisch den Laienheilern und Abtreiberinnen überlegen waren, auch wenn die Realität möglicherweise anders aussah.[167]

In der Weimarer Zeit traten einige Ärzte nun dafür ein, daß sie die Abtreibungen nicht mehr geheim und illegal ausführen mußten, und sorgten für eine rechtliche Anerkennung der medizinischen Indikation und für Transparenz bei der Entscheidungsfindung bzw. Indikationsstellung. Die Standesordnungen verpflichteten jeden Arzt, mit einem Kollegen, im Idealfall einem Facharzt, die Indikation zu besprechen, und die Beratung zu protokollieren. Während das Standesrecht im Allgemeinen die Eigenständigkeit, wissenschaftliche Freiheit und Verantwortung des einzelnen Arztes bei der Ausübung des Berufes betonte, fiel das Gebiet Abtreibung aus dieser Anschauungsweise deutlich heraus.

Dies war der einzige medizinische Bereich, von dem die Ärzte glaubten, daß die wissenschaftliche Ausbildung und Denkweise eines einzigen Arztes allein nicht ausreichte, um die richtige Indikation zu stellen. Eine Ausnahme im Kanon der Standespflichten stellte auch die Dokumentationspflicht dar, die für die Beratung über den Schwangerschaftsabbruch erstmals vorgeschrieben war. Wo das Recht die ärztliche Tätigkeit nicht absicherte, versuchten die Mediziner, im Rahmen des Standesrechts durch die Verteilung der Verantwortung und mehr Transparenz der Entscheidungsfindung Sicherheit zu schaffen. Die Beratungsprotokolle mußten überdies - wenn auch versiegelt - beim Ärzteverein hinterlegt werden, was vermutlich einerseits eine besonders akkurate Dokumentation

---

[167] Ärzte waren in den 1920er Jahren wohl praktisch wesentlich schlechter ausgebildet, einen Abtreibung vorzunehmen, als gewerbsmäßige Abtreiberinnen und Kurpfuscher, die solche Eingriffe sehr viel häufiger durchführten und sich gegenseitig praktisch anleiteten. Siehe Usborne, Abortion, (1997), S. 191.

bewirken und im Falle eines Rechtsstreits Schutz gewähren sollte und andererseits als symbolischer Akt der Selbstkontrolle aufgefaßt werden kann.

Nicht in den Entscheidungsprozeß involviert waren nach den Richtlinien des Ärztevereinsbundes die Frauen, auch wenn diese in der Weimarer Zeit die Selbstbestimmung zunehmend forderten und der „Bund deutscher Ärztinnen" für dieses Recht eintrat. Bei Beratung und Indikationsstellung, letztlich auch bei der Dokumentation, bei allem blieben die Ärzte unter sich, denn die Beratungspflicht bezog sich nicht auf die Beratung der Frauen, sondern auf eine Abstimmung unter Kollegen. Diese Vorgehensweise erzeugte einen Anschein von Objektivität und die ehrengerichtliche Sanktionierung wertete den ärztlichen Einfluß auf die Abtreibungspraxis auf. Die verschiedenen Positionen in der Diskussion um den Schutz ungeborenen Lebens, Frauenrechte oder die Gesundheit von Frauen waren bei der ehrengerichtlichen Beurteilung einer Abtreibung nur von nachrangiger Bedeutung, denn dort untersuchten die Richter Fragen der Standeswürde und verdeutlichten in ihren Urteilsbegründungen die Standespflichten. Die ethische Dimension der Problematik klammerten sie weitestgehend aus.

## 2.3. Kunstfehler und verweigerte ärztliche Hilfe

*Kunstfehler*

Gelegentlich wurden an ärztlichen Ehrengerichten Kunstfehlerprozesse geführt, obwohl dies wahrscheinlich mehr eine Domäne der ordentlichen Gerichte war. Im Ärztlichen Vereinsblatt und in der Deutschen Medizinischen Wochenschrift erschienen regelmäßig Urteile aus der allgemeinen Rechtsprechung zum Thema Behandlungsfehler[168], während im Bereich der Ehrengerichtsbarkeit nur einzelne Entscheidungen dazu zu finden sind. Die wenigen ehrengerichtlichen Entscheidungen vermitteln einen Eindruck von den wesentlichen Probleme, die sich ergaben, wenn Ärzte falsch oder ungenügend behandelten.

Den Begriff „Kunstfehler" vermieden die ehrengerichtlichen Urteile, doch handelte es sich inhaltlich um Fälle, die unter diesem Oberbegriff am besten zusammengefaßt werden können. Der Begriff an sich weist Unschärfen auf, die vor

---

[168] Im AVD waren diese unter der Rubrik „Aus dem ärztlichen Rechtsleben" und in der DMW unter der Rubrik „Rechtsfragen aus der ärztlichen Praxis" zu lesen. Juristen erläuterten dort für die gesamte Ärzteschaft die aktuelle Rechtsprechung zu medizinischen Themen. Aufgrund der Vielfalt und Anzahl der dort besprochenen gerichtlichen Fälle kann darauf im Rahmen dieser Arbeit nicht näher eingegangen werden.

allem von dem Wort „Kunst" in Zusammenhang mit ärztlicher Behandlung herrühren und zu definitorischen Problemen führen. Eine allgemein anerkannte Definition des Begriffs „Kunstfehler" gab es nicht und in neuerer Zeit wird empfohlen, den Begriff überhaupt nicht mehr zu verwenden.[169] An die Festlegung des Begriffs knüpfte sich die Bewertung ärztlicher Fehler bei Diagnose und Therapie. Daher erscheint eine Betrachtung der Auslegung des Wortes „Kunstfehler" im 19. Jahrhundert im Hinblick auf die ehrengerichtlichen Entscheidungen hilfreich.

Sowohl von juristischer als auch von medizinischer Seite versuchte man im 19. Jahrhundert, Grundsätze für die Beurteilung von Kunstfehlern herauszuarbeiten. Die ehrengerichtlichen Urteile bezogen sich einerseits auf juristische Kriterien: Ehrenrechtlich wie strafrechtlich verfolgbar waren Überschreitung der Kompetenzen, unterlassene Hilfe, mangelnde medizinische Grundkenntnisse oder Überlassen der Behandlung an einen nicht approbierten Gehilfen.[170] Andererseits flossen medizinische Ansichten in die Entscheidungen mit ein, die insbesondere von Virchows Ausführungen im Gutachten über „Kunstfehler der Aerzte" von 1869 geprägt waren. Virchows Empfehlungen legten zwei Merkmale für einen strafbaren Kunstfehler fest: Strafbar sollte eine Handlung sein, die einen Verstoß gegen „allgemein anerkannte Regeln der Heilkunst" darstellte und durch einen „Mangel an gehöriger Aufmerksamkeit oder Vorsicht" gekennzeichnet war.[171] Virchow legte damit eine Definition vor, die sich auf ärztliche Maßnahmen beschränkte, deren Gefährlichkeit als erwiesen galt bzw. denen grobe Fahrlässigkeit zugrunde lag. In einer weiteren Auslegung des Kunstfehlerbegriffs sah er eine Behinderung des medizinisch-wissenschaftlichen Fortschritts und damit einen Nachteil für die Bevölkerung.[172]

Der Vorschlag, medizinisches Handeln nach anerkannten medizinischen Grundsätzen zu beurteilen, wurde in der Diskussion um ärztliche Behandlungsfehler immer wieder aufgegriffen. Dabei stieß man jedoch regelmäßig auf diffizile Fragen wie etwa: Wer sollte medizinische Grundsätze festlegen? Wie sollte festgestellt werden, welche Verfahren von der Mehrheit der Ärzte angewendet wurden? Wie konnte dabei dem individuellen Fall Rechnung getragen werden

---

[169] Heute wird in der Rechtsprechung nur noch der Begriff „Behandlungsfehler" gebraucht. Siehe Krähe, Diskussion, (1984), S. 110 und Franzki, Behandlungsfehler, in: Lexikon MER.

[170] Der Jurist Mittermaier legte 1819 folgende Kriterien für eine strafrechtliche Verfolgung vor: 1. böser Vorsatz, 2. Überschreitung der Zuständigkeit, 3. medizinische Unkenntnis, 4. Trunkenheit bei der Behandlung, 5. unterlassene Hilfe, 6. Behandlung durch einen nicht approbierten Gehilfen. Siehe Krähe, Diskussion, (1984), S. 44.

[171] ibid.

[172] Siehe Krähe, Diskussion, (1984), S. 92f.

und wodurch ließ sich die ständige Weiterentwicklung diagnostischer und therapeutischer Möglichkeiten im Rahmen solcher Richtlinien berücksichtigen?

Das Dilemma bestand im wesentlichen darin, daß auf der einen Seite eine objektive, wissenschaftliche Medizin zunehmend nach ebenso objektiven Diagnose- und Behandlungskriterien verlangte und auf der anderen Seite immer noch die Vorstellung von der Medizin als Heilkunst verbreitet war. Dies lag daran, daß in der ärztlichen Praxis trotz der wachsenden Genauigkeit in der Wissenschaft jahrelange Erfahrung und Intuition sowie Kreativität weiterhin eine wichtige Rolle spielten. Die praktische Medizin als Kunst ließ sich nicht mit den Methoden der theoretischen Medizin als Wissenschaft messen.[173]

Zu diesen Schwierigkeiten traten noch weitere Probleme hinzu: Jedem Arzt unterliefen Fehler, denn es war nicht möglich, sich ständig auf dem neuesten Forschungsstand zu halten, und Ärzte waren bei ungünstigem Verlauf einer Erkrankung leicht angreifbar.[174] Nun wäre die Institution Ehrengericht durchaus eine Möglichkeit gewesen, ärztliche Selbstkontrolle auch im Bereich der Diagnostik und Therapie in der ärztlichen Praxis wirken zu lassen. Ein Gremium, das vorwiegend aus Ärzten bestand, hätte darüber entscheiden können, ob gegen allgemeine Regeln der Heilkunst verstoßen wurde. In Einzelfällen ging man auch so vor, doch insgesamt herrschte in diesem Bereich eine große Unsicherheit, die sich in den Urteilssprüchen widerspiegelte.

Die Behandlung von Patienten gehörte zwar auch zu der gewissenhaften Berufsausübung, die die ärztlichen Standesordnungen forderten, aber genauere Ausführungen zu diesem Thema lieferten diese Pflichtkataloge nicht. Verschiedene Gegebenheiten verhinderten, daß die Ehrengerichte sich intensiver mit Kunstfehlerfragen beschäftigten. Zum einen enthielt das preußische Ehrengerichtsgesetz den Vorbehalt wissenschaftlicher Freiheit, und die Wahl der Behandlung galt als wissenschaftliche Ansicht. Zum anderen war die Beurteilung ärztlicher Behandlungsweisen durch Kollegen ein sehr kritischer Bereich, da dies in Deutschland von Ärzten als demütigend empfunden wurde.[175]

---

[173] Siehe Wiesing, Kunst, (1995), S. 285ff. Außerdem unterstrich Katz (1986) die Bedeutung der Intuition in der ärztlichen Praxis.

[174] Virchow wies darauf hin, daß es keinen eigentlichen Kodex der Heilkunde gäbe und Ärzte vor der Bestrafung wegen „entschuldbaren Irrthümern und Unglücksfällen" unbedingt geschützt werden müßten. Siehe Virchow, Abhandlungen, (1879), S. 514 - 522

[175] Kritik an Kollegen war sehr problematisch, siehe dazu Kap. 3.1.2. Moll beschrieb, daß im Gegensatz zum offenen Umgang mit kollegialem Rat in England, in Deutschland bereits jedes Ratsuchen beim Spezialisten als Degradierung empfunden würde. Siehe Moll, Ethik, (1902), S. 148.

Die Zurückhaltung in der Beurteilung der medizinischen Kenntnisse und Fähigkeiten von Ärzten durch Ärzte zeigt sich in den Urteilssprüchen deutlich. Ein Arzt hatte die Diagnose Tetanus übersehen und seinen Patienten fälschlich auf Angina tonsillaris behandelt. Ihm wurde zur Last gelegt, die Krankengeschichte nicht gewissenhaft aufgenommen und keine Aufzeichnungen angelegt sowie die Vornahme genauer Fiebermessungen versäumt zu haben. Die Strafe fiel vergleichsweise milde aus, da der Arzt noch nicht ehrengerichtlich vorbestraft war.[176]

Bei der Bewertung der ärztlichen Tätigkeit gingen die Richter von den einfachsten ärztlichen Grundkenntnissen aus, ohne auf detaillierte Probleme der Differentialdiagnose einzugehen. Zu diesen Grundkenntnissen rechneten die Richter die Anamnese sowie einfache körperliche Untersuchung[177] wie in diesem Fall die Fiebermessung. Bemerkenswert ist, daß in der Urteilsbegründung eine Aufzeichnung der Krankengeschichte gefordert wurde, eine Forderung, die sich erst nach dem Zweiten Weltkrieg als Formel in den Berufsordnungen wiederfindet.[178] In der Weimarer Zeit lag es zumeist im Ermessen des einzelnen Arztes, ein Krankenblatt oder eine Krankenakte zu führen. Daher wurden die einzelnen Teilverstöße im Urteil unter einem Punkt zusammengefaßt. Nach Meinung der Richter hatte der Arzt „naheliegendes übersehen", weil er seine Pflicht als gewissenhafter Arzt vernachlässigt hatte; die medizinischen Grundkenntnisse gehörten zur allgemeinen Forderung der Standesordnungen nach einer gewissenhaften Berufsausübung.

Einen eindeutigen Verstoß gegen die Standespflichten stellte auch die Abgabe der ärztlichen Tätigkeit an nichtapprobierte Personen dar: Ein Arzt hatte die Verbandwechsel bei seinem Patienten einem OP-Pfleger überlassen und selbst nur unregelmäßige Visiten gemacht, wobei er sich teilweise nur über den Gesundheitszustand des Patienten berichten ließ. Dem Patienten war in diesem Fall wohl kein gesundheitlicher Schaden entstanden, doch sprach ihm der EGH den Anspruch auf ein Mindestmaß an Betreuung und Fürsorge durch seinen Arzt zu. Die volle Verantwortung für eine Behandlung trug demnach der Arzt, er konnte

---

[176] Urteil vom 23.2.1929, SächsHStA, MI, 15202, Bl. 18-9.
[177] Im 19. Jahrhundert war Anerkennung und Vereinheitlichung dieser klinischen Diagnostik für die ärztliche Profession bedeutend gewesen. Siehe Lachmund, Körper, (1997), S. 213ff.
[178] Der EGH verneinte in Zusammenhang mit einem anderen Fall die Pflicht, Aufzeichnungen von der Behandlung anzulegen, ausdrücklich. Heute geht man davon aus, daß die Dokumentationspflicht dem Arzt einerseits aus dem geschlossenen Behandlungsvertrag erwächst. Sie ist inzwischen in einem eigenen Abschnitt in der Berufsordnung festgehalten. Siehe EPEA 4, S. 53 und Laufs, Krankenblatt: Begriff und Funktion, in: Lexikon, MER.

sie nicht an Hilfspersonen abgeben, sondern war auch für deren Handlungen auf seine Weisung zunächst verantwortlich. Wenn er Tätigkeiten durch Hilfspersonen ausführen ließ, mußte er sich wenigstens vom ordnungsgemäßen Verlauf der Behandlung persönlich überzeugen. Dies stand auch im Einklang mit der juristischen Ansicht, nach der der Arzt seine Vertragspflichten gegenüber dem Patienten nach Übernahme der Behandlung zu erfüllen hatte.[179]

Eine eindeutige Stellungnahme ist in den ehrengerichtlichen Entscheidungen auch in Bezug auf die Überschreitung des Kompetenzbereiches zu finden. Einerseits griffen hier die Regelungen zur Facharztbezeichnung, die sich auch auf die Tätigkeit der Fachärzte erstreckten[180], andererseits konnten die Ehrenrichter, die selbst erfahrene Praktiker waren, sehr wohl beurteilen, ob Ärzte ihre eigenen Fähigkeiten drastisch überschätzten. Der EGH Berlin veröffentlichte dazu folgenden Leitsatz:

„Ein junger, unerfahrener Arzt, der eine besonders schwere Operation, noch dazu ohne ärztliche Assistenz vornimmt, handelt standeswidrig."[181]

Im betreffenden Urteil ging es darum, daß ein 28jähriger Arzt, der gerade ein Jahr lang approbiert war, eine Gallenblasenoperation unter Assistenz von zwei Krankenschwestern durchgeführt hatte. Die Operation hatte über drei Stunden gedauert, und der Arzt hatte Unmengen von Narkotika verwandt. Der Patient - ausgerechnet der Bürgermeister der Stadt - war vier Tage darauf an Herzschwäche gestorben. Der Angeklagte war im strafrechtlichen Verfahren vom Vorwurf der fahrlässigen Tötung rechtskräftig freigesprochen worden, da das Gericht keinen Kausalzusammenhang zwischen der Operation und dem Tod des Patienten gesehen hatte.[182] Die Ehrenrichter fanden jedoch, der Arzt habe nicht gewissenhaft gehandelt, denn er habe eine Operation, die auch erfahrene Operateure nur mit ärztlicher Assistenz durchführten, alleine und ohne ärztliche Hilfe ausgeführt. Dies genügte, um einen Verstoß gegen die Berufspflichten festzustellen. Die Frage, ob der Bürgermeister deswegen verstorben sei, war dafür nicht wesentlich.

Die bisher dargestellten Fälle zeigen, daß man im Bereich der ärztlichen Ehrengerichte nur sehr grobe Maßstäbe bei der Beurteilung der Behandlung und

---

[179] Der Vertrag zwischen Arzt und Patient wurde meist stillschweigend geschlossen. Daraus erwuchsen dem Arzt Pflicht und Recht zur Hilfeleistung. Siehe Moll, Ethik, (1902), S. 33. Siehe zur Problematik dieser Vertragsbeziehung Sinn, Einwilligung, (2001).
[180] Siehe dazu Kap. 3.3.1.
[181] Siehe EPEA 5, S. 67.
[182] Urteil vom 7.7.1931, EPEA 5, S. 67ff.

Betreuung von Patienten anlegte. Krasse Nachlässigkeiten und Fehler, die sich im Bereich der einfachsten medizinischen Grundsätze abspielten, wurden im Sinne der von Virchow geprägten, großzügigen Auslegung des Kunstfehlerbegriffs verurteilt, und zwar meist zu kleineren Geldstrafen. Wenn es um feinere Fragestellungen in der medizinischen Praxis ging, wollten sich die Ehrengerichte nicht auf Diagnosekriterien und Therapierichtlinien einlassen.

In Sachsen wurden einige Ärzte freigesprochen, die die Gesundheitssituation ihrer Patienten zu deren Nachteil falsch eingeschätzt hatten, wobei es sich nicht um grobe Pflichtverletzungen gehandelt hatte. Ein Arzt hatte sich nach der bestehenden Diagnose „Herzkrampf", die der vorbehandelnde Kollege gestellt hatte, ganz auf die Untersuchung des Herzens konzentriert und nicht ausführlich nach bestehenden Magenbeschwerden befragt. Aufgrund dieser eingeschränkten Untersuchung hatte er den Patienten gleich wieder arbeitsfähig geschrieben, obwohl dessen Magenbeschwerden eine Schonung verlangten. Nach Ansicht der Ehrenrichter hatte der Arzt ausreichend untersucht. Die Urteilsbegründung implizierte die Auffassung, daß nicht bei jedem Arztbesuch alles detailliert nachgefragt und untersucht werden konnte.[183] Dem Patienten wurde auch im Nachhinein kein Recht zugesprochen, dem Arzt Untersuchungs- oder Therapiemaßnahmen vorzuschreiben oder ihn zu beeinflussen.[184] Nachdem dem Arzt keine groben Unterlassungen bei der Untersuchung nachgewiesen werden konnten, stützte der EGH die ärztliche Autoritätsstellung gegenüber dem Patienten. Dies war ganz im Sinn der paternalistisch geprägten Medizin des beginnenden 20. Jahrhunderts.

In einem anderen Fall hatte der Arzt eine Familie beim Hausbesuch darum gebeten, ihn bei Verschlechterung des Zustandes des Patienten zu rufen. Am Sonntag war er dann aber nicht erreichbar gewesen und am Tag darauf war der Wiederbesuch dann zu spät gewesen und der Patient war verstorben. Der EGH sprach diesen Arzt frei, da die Richter der Ansicht waren, es seien die normalen Vorkehrungen getroffen worden und der Arzt habe die Krankheit eben für nicht so gefährlich und rasch fortschreitend gehalten, wie sie tatsächlich war. Gegen seine Sorgfaltspflichten habe er durch seine Abwesenheit am Sonntag nicht verstoßen.[185]

---

[183] Urteil vom 18.3.1930, SächsHStA, MI, Bl. 147-9.
[184] Zu Beginn des 20. Jahrhunderts war die autoritäre Stellung des Arztes innerhalb der Arzt-Patient-Beziehung erstarkt. Dies stellte Katz (1986) für den amerikanischen Raum fest und Huerkamp (1985) arbeitete dieses Verhältnis für Deutschland heraus.
[185] Urteil vom 5.11.1927, SächsHStA, MI, 15201, Bl. 99-101.

Auch aus anderen Urteilen geht hervor, daß die Ehrengerichte die Details der Behandlung nicht bewerten wollten und dem einzelnen Arzt einen großen Spielraum zur Einschätzung einer Situation einräumten. In Therapiefragen ließen die Standesordnungen sehr verschiedene Ansätze zu. Die Entscheidung des Arztes galt als wissenschaftliche Freiheit, und die Ärztekammern und Ehrengerichte sahen ihre Funktion nicht darin, die Behandlung zu bewerten.

*Hilfeleistung*

Neben den Fällen, in denen Ärzte falsch behandelten, sind die Fälle zu sehen, in denen Ärzte ihre Hilfe verweigerten. Die Pflicht zur Hilfeleistung war ein Thema, das die Ärzteschaft im 19. Jahrhundert stark beschäftigt hatte. 1851 war die Pflicht zur Hilfeleistung, die bis dahin in einem Diensteid für Ärzte festgehalten gewesen war, ins preußische Strafgesetzbuch aufgenommen worden. Ärzte mußten im Notfall umsonst behandeln sowie die Versorgung der Armen tragen. Dieser sogenannte „Kurierzwang" wurde von den Medizinern bekämpft. Ärztliche Notdienste waren noch nicht eingerichtet und ein Zwang zur medizinischen Hilfe bedeutete für die Ärzte eine deutliche Einschränkung ihrer Freiheiten und ihres Privatlebens, ohne daß der Staat entsprechende Gegenleistungen etwa in Form von Geld oder anderen Privilegien erbrachte.

Auf Bestreben der Berliner Medizinischen Gesellschaft wurde der Arztberuf 1869 unter die Gewerbeordnung des Norddeutschen Bundes gestellt und die Zwangsbestimmungen des Strafgesetzbuches außer Kraft gesetzt. Gleichzeitig verschwand allerdings das Kurpfuschereiverbot und es herrschte Kurierfreiheit. Jeder durfte einen Heilberuf ausüben, nur der Titel „Arzt" war geschützt; dies hatten die Ärzte für ihre Befreiung aus der staatlichen Abhängigkeit in Kauf genommen. Damit war die ärztliche Hilfeleistung freiwillig, d. h. sie ging nicht mehr über das hinaus, was das Gesetz auch von anderen Bürgern verlangte.[186] Erst im Rahmen der entstehenden Standesorganisationen und des Standesrechts kam es nun zu einer selbst auferlegten Pflicht der Ärzte zur Hilfeleistung im Notfall. Nachdem die Hilfeleistung freiwillig geworden war, hatten zahlreiche Ärzte die Hilfe verweigert oder von der ausreichenden Bezahlung abhängig gemacht. Dadurch drohte dem gesamten Ärztestand ein erheblicher Ansehensverlust.

Die Rechtsprechung der Ehrengerichte in der Weimarer Zeit war bezüglich der Pflicht zur Hilfeleistung in dringenden Fällen klar. Der Arzt hatte zu helfen,

---

[186] Siehe Huerkamp, Aufstieg, (1985), S. 254ff. sowie Brand, Ethik, (1977), S. 136ff. mit weiteren Verweisen.

ohne vorher nach der finanziellen Lage des Kranken zu fragen. In Preußen hatte der EGH immer wieder über derartige Ereignisse zu befinden. Die Richter drückten sich deutlich aus:

> „Die Verweigerung ärztlicher Hilfe ist standeswidrig, wenn der Arzt wußte oder wissen mußte, es liege bei dem Kranken dringende Lebensgefahr vor. Das Verlangen vorheriger Zahlung der Vergütung kann standeswidrig sein."[187]

Ein Arzt war zu einem Ehepaar gerufen worden, beide waren bettlägerig und litten an schwerer Atemnot. Der Bote hatte den Zustand wohl auch als bedrohlich geschildert, der Arzt hatte nun einen sofortigen Hausbesuch abgelehnt. Seiner Meinung nach lagen die Eheleute schon 14 Tage im Bett, und der Besuch schien ihm daher aufschiebbar. Ihm konnte nicht nachgewiesen werden, daß er über den lebensgefährlichen Zustand ausreichend im Bilde gewesen war; deshalb sprach der EGH den Arzt frei.[188]

Die Schwierigkeit lag für einen praktischen Arzt offensichtlich darin, jeweils zu entscheiden, wie dringend seine Hilfe nun gebraucht würde. Im ehrengerichtlichen Urteil wurde zwar ausdrücklich die Hilfe im Notfall verlangt, gleichzeitig aber betont, daß der Kurierzwang durch die Reichsgewerbeordnung beseitigt worden sei. Das Standesrecht räumte dem Arzt ein relativ großer Entscheidungsspielraum bei der Einschätzung von Gefahren ein, doch ließ man eine Koppelung der Hilfsbereitschaft an die Zahlungsfähigkeit des jeweiligen Patienten nicht gelten. Die „Verquickung der ärztlichen Hilfsbereitschaft mit der Gebührenzahlung" war standeswidrig.[189]

1928 hatte ein Arzt eine dringende Operation wegen eines fehlenden Kostenübernahmescheines der Gemeinde aufgeschoben. Der EGH verurteilte ihn wegen standesunwürdigen Verhaltens, wobei insbesondere sein mißtrauisches Verhalten gegenüber einer Behörde negativ bewertet wurde, doch betonten die Richter auch, daß eine dringende Operation unbedingt Vorrang vor persönlichen Interessen haben müsse.[190] Weitere Entscheidungen veröffentlichte der Reichs-Medizinal-Kalender. Dort wurde allerdings nur noch die Standespflicht zur Hilfeleistung in Notfällen wiedergegeben, ohne genauer Einzelfälle einzugehen.[191]

---

[187] Siehe EPEA 5, S. 48.
[188] Urteil vom 4.4.1930, EPEA 5, S. 48ff.
[189] ibid.
[190] Urteil vom 10.12.1928, EPEA 5, S. 50f.
[191] RMK II 49 (1928), RMK II 50 (1927/1928), jeweils Rubrik „Gerichtliche Entscheidungen".

Zusammenfassend läßt sich sagen, daß die Rechtsprechung der Ehrengerichte für eine enge Auslegung der Notwendigkeit ärztlicher Hilfe sorgte und dem Arzt einen großen Freiraum für seine Entscheidung ließ. Damit stimmten die Ehrenrichter in ihrer Auffassung mit dem überein, was Moll in seiner *Ärztlichen Ethik* postulierte. Moll sah in Unglücksfällen und plötzlich auftretender Gefahr eine Verpflichtung für den Arzt, seine medizinischen Kenntnisse anzuwenden. Im Übrigen erkannte er aber keine moralische Verpflichtung, jedem bedingungslos medizinisch zu helfen.[192]

Eine allgemeine Pflicht, Kranken oder Verunglückten zu helfen, gab es bis 1925 nicht.[193] Erst der Entwurf einer deutschen Standesordnung brachte diese Verpflichtung. Dabei war das Verhalten gegenüber Kollegen bei Behandlung eines Notfalles schon zuvor sehr genau geregelt: Festgelegt war das Procedere bei Eintreffen mehrerer Ärzte, damit keiner übervorteilt wurde und außerdem war ein Arzt im Notfall zur Assistenz verpflichtet.[194] Die Aufgabe des Arztes, kranke Menschen zu heilen, drückte sich wohl entweder in der allgemeinen Formel der „gewissenhaften Berufsausübung" bzw. in dem in der 1925 entworfenen Standesordnung aufgeführten Leitwert der „Fürsorge für die Gesundheit des einzelnen" aus. 1925 wurde außerdem unter dem Stichwort „Honorar" ein weiterer Satz hinzugefügt, der Ärzten verbot, die Behandlung in Notfällen von einer Vorausbezahlung abhängig zu machen.[195]

Gerade die Fälle von Verweigerung ärztlicher Hilfe waren sehr pressewirksam und schadeten dem ärztlichen Ansehen daher nachhaltig.[196] Es galt seit Einführung der Kurierfreiheit, den Ansehensgewinn zu erhalten, der durch die Befreiung vom staatlichem Zwang gegeben war, und jeden Prestigeverlust zu verhindern, der durch die öffentliche Mißbilligung der eingeschränkten ärztlichen Hilfe drohte. Die Ehrengerichte trugen dazu bei, daß der Wandel von der gesetzlichen Hilfeleistungspflicht zum persönlichen Entscheidungsrecht der Ärzte nach außen als edle Selbstverpflichtung erschien.

Die Mediziner gewannen damit Autorität und Kompetenzen: Sie konnten nicht mehr von Patienten oder gar von der Polizei zu Behandlungen gezwungen

---

[192] Siehe Moll, Ethik, (1902), S. 33ff., zusammenfassend bei Brand, Ethik, (1977), S. 139f.

[193] Zu diesem Ergebnis kam auch Brand für die Standesordnungen des 19. Jahrhunderts. Siehe Brand (1977), S. 141.

[194] Im Entwurf einer deutschen Standesordnung wurde dies im § 13 geregelt, der sich mit der Besuchsberatung befaßte. Entwurf einer Standesordnung, AVD 52 (1925).

[195] ibid.

[196] Einzelne Zeitungsartikel wurden im preußischen Ministerium der Innern aufgehoben, z. B. GStA PK, Rep. 76 VIII B, Nr. 597, Bl. 301, Bl. 319.

werden. Die Annahme von Patienten, die einen schlechten Ruf hatten, oder der ärztlichen Ehre durch anderes Fehlverhalten abträglich waren, wie z. B. die ärztlichen Ratschläge nicht zu befolgen, konnten sie nun ablehnen.[197] Sie brauchten sich nichts „Unwürdiges bieten zu lassen" und hatten daher einen noch größeren Gewinn an Ehre zu verzeichnen. Gemäß dem Satz: „noblesse oblige, - thue er freiwillig, wozu er früher gezwungen war [...]"[198] integrierte die Ärzteschaft die Hilfeleistungspflicht als ungeschriebenes Gesetz in ihre Pflichtforderungen, ohne dabei über das notwendigste hinauszugehen. Wenn die Mediziner letztlich ebenso wie zuvor durch den Staat zur Hilfe gezwungen waren, war die symbolische Wirkung der Selbstverpflichtung gegenüber äußerer Fesselung bedeutsamer.

## 3. Urteile zum Verhalten des Arztes in der Öffentlichkeit

### 3.1. Führen von Facharzttiteln und akademischen Titeln

In der Weimarer Zeit trat die Entwicklung des Facharztwesens in eine neue entscheidende Phase: Nachdem sich seit dem späten 18. Jahrhundert zahlreiche medizinische Disziplinen im wissenschaftlichen und universitären Bereich bzw. in den Kliniken etabliert und seit den 1880er Jahren zunehmend Bedeutung in der ärztlichen Praxis gewonnen hatten, war es nun an der Zeit, endlich verbindliche Regelungen für die Facharztbezeichnungen und die Facharztausbildung zu finden. Die Ausbreitung des medizinischen Spezialistentums in der ärztlichen Praxis verlief Ende des 19. Jahrhunderts rasant. Immer mehr Ärzte schrieben eine Fachbezeichnung aufs Praxisschild oder nannten sich ganz einfach „Spezialarzt" oder gar „Universalspezialist"; in der Bevölkerung galt es als schick einen Facharzt anstelle des altgedienten praktischen Arztes aufzusuchen.[199]

Diese Entwicklung war charakteristisch für Großstädte, denn nur in großen Städten gab es einen entsprechenden Markt, der zur Versorgung großer

---

[197] Im 19. Jahrhundert wurden Ärzte teilweise durch die Medizinalpolizei nachts gezwungen, Patienten aufzusuchen. Die ärztliche Einschätzung der medizinischen Situation spielte dabei keine Rolle. Zwar galt ein fehlendes Vertrauensverhältnis zwischen Arzt und Patient als Verweigerungsgrund, aber auch damit konnte man sich wohl nicht regelmäßig durchsetzen. Siehe Brand, Ethik, (1977), S. 136ff. mit weiteren Verweisen.
[198] Siehe Hasse, Leben, (1886), S. 60, auch bei Brand, Ethik, (1977), S. 138.
[199] Siehe Moll, Ethik, (1902), S. 144ff.; Fürst, Arzt, (1906), S. 53.

Patientenzahlen eine Arbeitsteilung in der Medizin sinnvoll machte.[200] Verfolgt man diesen Gedanken weiter, so wird das Problem, daß sich um die Jahrhundertwende immer drängender stellte, verständlich. Der Markt verlangte mehr Spezialisierung als aus dem wissenschaftlichen Bereich vorgegeben war, und die spezialärztliche Bezeichnung wurde ein „Lockmittel", um Patienten anzuziehen.[201] Der Konkurrenzdruck unter den Ärzten trieb diesen Vorgang weiter an.[202] Zudem verlangten „Spezialärzte" höhere Gebühren für ihre Behandlung. Um der Nachfrage gerecht zu werden bzw. um das Angebot zu erweitern, entstanden immer neue Fachbezeichnungen und Kombinationen von verschiedenen Titeln.

Die Spezialbezeichnungen richteten sich erstens nach der gängigen lokalistischen Auffassung von Krankheit, d. h. es gab beispielsweise niedergelassene Ophthalmologen und Otolaryngologen. Eine zweite Form der Spezialisierung gründete auf der Methode der Behandlung oder Diagnostik. Es fanden sich Spezialisten für Orthopädie, Massage, Röntgen und viele mehr.[203] Albert Moll karikierte 1902 das neue Spezialistentum regelrecht, um die Problematik seiner Zeit zu verdeutlichen:

> „Der eine ist Spezialist für Nasen- und Kehlkopfleiden, ein anderer für Nasen- und Ohrenleiden, ein dritter für Kinder- und Frauenleiden, ein vierter für Hautkrankheiten, Ernährungs- und Zirkulationsstörungen, ein fünfter ist Spezialist a) für schmerzlose Entfernung abnormer Behaarung durch Elektrolyse, b) für Behandlung frischer syphilitischer Infektion zur Unterdrückung des Ausbruchs der Erkrankung, c) frischer gonorrhoischer Infektion im allerersten Beginn oder bei Verdacht, zur Radikalheilung, d) zur Entfernung von Hautgeschwülsten, Warzen etc. durch eigenes schmerzloses elektrolytisches Verfahren."[204]

---

[200] Siehe Huerkamp, Aufstieg, (1985), S. 179.
[201] ibid.
[202] Siehe zum Thema Gesundheitsmarkt und Konkurrenz zwischen Ärzten Binder, Standesrecht, (1999).
[203] Moll, Ethik, S. 145. Albert Moll traf diese Einteilung der Spezialisten in zwei Gruppen, dies war eine übliche Differenzierung um die Jahrhundertwende, wie Huerkamp, Aufstieg, (1985), S. 178f. herausstellte. Ebenfalls verbreitet war eine Untergliederung, die Quincke 1906 vorlegte: pathologische, Organ- und Systemspezialitäten, therapeutische Spezialitäten, Spezialitäten aus sozialen und persönlichen Gründen, Spezialitäten für bestimmte außermedizinische Zwecke. Siehe Quincke, Spezialitäten, (1906). Nach Ackerknecht (1959) ist auch eine Unterscheidung in medizinische und chirurgische Fächer möglich, doch führt diese bei der Fragestellung dieser Arbeit nur wenig weiter.
[204] Moll, Ethik, (1902), S. 146.

III. Entscheidungen 125

So absurd diese Darstellung klingen mag, sie führt nahe an die Realität ehrengerichtlicher Entscheidungen zum Thema Facharztbezeichnung in der Weimarer Zeit.

Bei den Niedergelassenen herrschte immer noch wenig Klarheit darüber, welche Gebiete zu unterscheiden seien, und noch weniger einigen konnte man sich über die zu führenden Titel und Gebietsbezeichnungen. Den Ehrengerichten kam dabei eine tragende Rolle zu. Die Ehrenrichter hatten zu entscheiden, ob ein Arzt zur Führung eines bestimmten Titels oder einer Kombination von Bezeichnungen berechtigt war und ob die Form, in der er diese Bezeichnung anbrachte angemessen war.[205] Die Entscheidungsgrundlagen änderten sich im Laufe der Zeit. Zunächst wurde noch versucht, von staatlicher Seite regulierend einzugreifen. 1908 gab die preußische Regierung die Lösung des Problems offiziell an die ärztlichen Organisationen ab. Die Facharztfrage wurde damit zur reinen Standesfrage. Der Erlaß des preußischen Kultus- und Medizinalministers vom 15. Juli 1908 empfahl, die Spezialistenfrage den Ärztekammern und Ehrengerichten zu überlassen. Beigefügt waren die gutachterlichen Sätze der erweiterten wissenschaftlichen Deputation für das Medizinalwesen im Königreich Preußen, die acht Einzelgebiete benannten und eine erfolgreiche praktische und wissenschaftliche Ausbildung als Assistent an bestimmten Anstalten forderten.[206]

Die Standesordnungen waren dagegen nicht so konkret abgefaßt, dort - z. B. in Sachsen - hieß es :

„§ 4. Die Bezeichnung als Spezialist kommt nur dem Arzte zu, der sich gründliche Ausbildung in dem betreffenden Spezialfache erworben hat und sich vorwiegend mit demselben beschäftigt. Die mißbräuchliche Bezeichnung als Spezialist ist unstatthaft."[207]

---

[205] Siehe Riedl, Auseinandersetzungen, (1982), S. 32. Zur Diskussion um das Arztschild und die Facharztfrage Binder, Standesrecht, (1999) Kap. 5.2. Für die ehrengerichtlichen Entscheidungen ist unter dem Gesichtspunkt der Berechtigung zur Führung eines Titels der Ort der Anbringung nur von nachrangiger Bedeutung. Binder stellt in seiner Arbeit die Reglementierungen zur Schilderfrage im Zusammenhang mit der Facharztfrage dar.
[206] Siehe Fürst, Arzt, (1909), S. 57f.; Huerkamp, Aufstieg, (1985), S. 182. Bei den genannten Gebieten handelte es sich um Innere Medizin, Chirurgie, Augenheilkunde, HNO-Krankheiten, Geburtshilfe und Gynäkologie, Haut- und Geschlechtskrankheiten, Nerven- und psychische Krankheiten, Kinderheilkunde.
[207] Rumpelt, Ärzteordnung, (1904), S. 98.

Vermutlich diente das Gutachten der preußischen Deputation solange als Entscheidungshilfe bis der Bremer Ärztetag 1924 die Leitsätze zur Facharztfrage annahm.[208] In diesen sogenannten Bremer Richtlinien sah der preußische EGH die „endgültige Klärung der Facharztfrage" und maß ihnen eine grundsätzliche Bedeutung im ehrengerichtlichen Verfahren zu.[209] Die Bremer Richtlinien unterschieden 14 Fächer, die sich zumeist auf die lokalistische Auffassung von Krankheit bezogen, nur die Chirurgie und die Röntgen- und Lichtheilkunde waren anerkannte methodische Spezialgebiete. Weiterhin waren die Ausbildungszeit, Zulassungsverfahren und die möglichen gleichzeitigen Fachbezeichnungen sowie genaue Vorgaben zur Formulierung des Titels festgehalten. Ein ganzer Absatz beschäftigt sich nur mit dem kollegialen Verhalten zwischen praktischen Ärzten und Fachärzten.[210]

*Facharztbezeichnung und Ausbildung*

Die Kontrolle oblag also den ärztlichen Standesorganisationen, sanktioniert wurde im Rahmen der Ehrengerichtsbarkeit. Verfahren wegen unbefugter Führung von Facharzttiteln waren an den Ehrengerichtshöfen in Preußen und Sachsen sehr häufig. Gestritten wurde erstens über die Berechtigung zur Führung des Titels, d. h. der Beklagte konnte unter Umständen keine ausreichende Ausbildung nachweisen.

1929 wurde in Sachsen ein Arzt, der sich auf Schildern als „Arzt, Chirurg und Geburtshelfer" bezeichnet hatte wegen unbefugter Führung eines Facharzttitels mit einem Verweis bestraft. Der Beklagte argumentierte dahingehend, daß man doch mit der Approbation eine Ausbildung in diesen Fächern nachweise. Der EGH konnte unter Bezugnahme auf die Richtlinien klar begründen, daß eine zusätzliche Ausbildung nach erfolgter Approbation notwendig sei und die Ausbildung bis dahin keinerlei Spezialisierung beinhalte, sondern auf eine allgemeine

---

[208] Die Bestimmungen der Facharztordnung von 1924 waren durch die Vorschläge der preußischen Deputation weitgehend vorweggenommen. Siehe Eulner, Spezialistentum, (1967).
[209] Siehe EPEA 4, S. 4.
[210] Leitsätze zur Facharztfrage, AVD 51 (1924), Sp. 261ff. Folgende Gebiete wurden unterschieden: Chirurgie, Frauenkrankheiten und Geburtshilfe, Orthopädie, Augenkrankheiten, HNO-Krankheiten, Haut- und Geschlechtskrankheiten, Urologie, Nerven- und Geisteskrankheiten, Röntgen- und Lichtheilkunde, Zahn-, Kiefer- und Mundkrankheiten (Zahnärzte), Innere Medizin, Magen-, Darm und Stoffwechselkrankheiten, Lungenkrankheiten, Kinderkrankheiten.

praktische Tätigkeit vorbereitete.²¹¹ Im Fall eines Arztes, der Spezialist für Chirurgie, Gynäkologie, Dermatologie und Venerologie zugleich sein wollte, verhängte der EGH unter Berufung auf die Leitsätze, eine Geldstrafe.²¹²

Zwar gab es keine Facharztprüfung im heutigen Sinne - diese Idee war schon 1892 auf dem Ärztetag in Leipzig verworfen worden -, doch hatten theoretisch Kommissionen der Ärztevereine über eine Zulassung als Spezialist zu entscheiden. Eine Ausbildung über mindestens drei oder vier Jahre je nach Fach wurde vorausgesetzt. In dieser Assistentenzeit sollten praktische und theoretische Kenntnisse erworben werden, die einen sicheren Umgang mit entsprechenden Instrumenten und ein fundiertes Wissen über entsprechende Krankheitsbilder und Therapiemöglichkeiten gestatteten.

Wenn man dies berücksichtigte, konnte man sich nicht ohne weiteres auf mehrere Fächer gleichzeitig spezialisieren, und deshalb schränkten die Richtlinien Kombination und Anzahl der Spezialisierungen ein. Autodidakten, die für die „Pioniergeneration" Mitte des 19. Jahrhunderts noch typisch gewesen waren²¹³, sollte es in der Form nicht mehr geben. Ihnen hatten sich zunehmend die so oft benannten „Sechswochenspezialisten" hinzugesellt und damit die Vertrauenswürdigkeit der selbstverantwortlichen Ausbildung durch den einzelnen Arzt fraglich erscheinen lassen. Auch war der einzelne angesichts der „Expansion medizinischen Wissens"²¹⁴ überfordert, den Überblick über die Entwicklung der Anforderungen in den verschiedenen Fächern zu behalten. Insofern schien eine Selbstkontrolle durch den ärztlichen Stand angemessen, um ein Minimum an Ausbildung in einem Spezialgebiet zu garantieren.

*Anerkennung von medizinischen Fächern*

Der zweite Problempunkt, der die Ehrengerichte beschäftigte, war die Anerkennung einer Bezeichnung. Zahlreiche Ärzte wurden verurteilt weil sie Titel führten, die von den Ärztekammern und -vereinen nicht anerkannt waren. Dies

---

²¹¹ Urteil vom 10.8.1929, SächsHStA, MI, 15202, Bl. 57-8.
²¹² Urteil vom 5.5.1923, SächsHStA, MI, 15200, Bl. 117-8. Zwar waren die Leitsätze zu dem Zeitpunkt noch nicht vom Ärztetag angenommen, aber der Entwurf war im Vorfeld in der Diskussion und wahrscheinlich hatte Sachsen zuvor einen solchen Entwurf zur Entscheidung herangezogen.
²¹³ Siehe Eulner, Spezialistentum, (1967), S. 23.
²¹⁴ Huerkamp, Aufstieg, (1985), S. 179.

traf unter anderem auf Bezeichnungen zu wie „Facharzt für Reflexmassage"[215], „Fachärztin für Kosmetik"[216], „Facharzt für biologische Medizin (Homöopathie, Biochemie, Naturheilkunde und Naturheilverfahren)"[217] oder etwa „Konstitutionsarzt"[218]. Anerkennung bedeutete Anerkennung durch die medizinische Wissenschaft. Ausschlaggebend für die möglichen Fachrichtungen, in denen sich ein Arzt ausbilden konnte, waren die wissenschaftlichen Standards. Nur Gebiete, die sich an den Universitäten etabliert hatten, wurden als Facharztbezeichnung zugelassen.

Diese Beschränkung beinhaltet verschiedene Aspekte. Sie zeigt, daß nach überwiegender Meinung in der Ärzteschaft die medizinische Wissenschaft Basis jeglicher Behandlung eines Kranken sein mußte und dies auch unmißverständlich nach außen signalisiert werden sollte, was darüber hinaus eine erkennbare Abgrenzung von den Kurpfuschern bedeutete. Diese trugen oft zahlreiche, wissenschaftlich nicht begründbare Spezialbezeichnungen. Davon mußten sich die Ärzte distanzieren und auch für die Patienten Klarheit zu schaffen. Wichtig war ein einheitliches Bild des ärztlichen Standes, wozu eben auch eine einheitliche Betitelung gehörte.

*Tätigkeit der Spezialisten*

Neben den formalen Anforderungen, denen ein Arzt genügen mußte, um sich als Facharzt bezeichnen zu dürfen, spielte im ehrengerichtlichen Verfahren gelegentlich auch die fachärztliche Tätigkeit eine Rolle. In Sachsen wurde 1922 ein Arzt der sich als Facharzt für Chirurgie bezeichnete, angeklagt, weil er nebenbei allgemeine Praxis betrieben und auch Patienten der Inneren Medizin behandelt hatte. Zu diesem Zeitpunkt existierte kein Verbot von gleichzeitiger Fach- und Allgemeinpraxis, und der EGH sprach den Arzt frei.[219]

Die Diskussion um das Verhältnis zwischen Allgemeinpraxis und Spezialpraxis bewegte die Ärzteschaft über Jahrzehnte hinweg. Dies war unter anderem eine Frage der Kollegialität, wobei die Befürchtungen dahin gingen, daß Spezialisten sich in die Hausarztpraxis drängen konnten oder bei Konsultationen

---

[215] Urteil vom 16.7.1921, SächsHStA, MI, 15200, Bl. 35-7.
[216] Urteil vom 18.3.1930, SächsHStA, MI, 15202, Bl. 166-8.
[217] Urteil vom 7.7.1931, EPEA 5, S. 1-2.
[218] Urteil vom 13.5.1931, EPEA 5, S. 2-3.
[219] Urteil vom 22.4.1922, SächsHStA, MI, 15200, Bl. 70-4.

Patienten abwerben konnten.[220] Daher regelten die Bremer Richtlinien auch diesen Bereich: Wer sich Spezialist nannte, sollte sich im wesentlichen auf sein Sonderfach beschränken und „jede Art der üblichen 'hausärztlichen' Tätigkeit des praktischen Arztes unterlassen"[221].

Der Problemschwerpunkt lag - was die ehrengerichtlichen Verfahren anbelangt - jedoch deutlich auf der Führung der Titel. Im Mittelpunkt standen die reinen Äußerlichkeiten und weniger etwaige Gefahren, die von jemanden ausgehen, der ungeübt und ohne Supervision behandelt. Auch eine Beeinträchtigung des Patientenwohls durch Anwendung nicht anerkannter Heilmethoden reflektierten die Urteilsbegründungen nicht. Andere ethische Fragen, die das Spezialistentum betrafen, wie sie Albert Moll in seiner Ärztlichen Ethik diskutierte, wurden in den Urteilsbegründungen nicht aufgegriffen. Moll sorgte sich beispielsweise darum, daß der Spezialist den ganzen Menschen aus dem Auge verliere, Symptome übertrieben deute, jede Abnormität beseitigen wolle, kurz gesagt die Gefahr bestehe, daß „nicht hinreichend auf die Beschwerden des Patienten Rücksicht" genommen werde.[222] Zu solchen Fragen sind in den Urteilsbegründungen keine Stellungnahmen zu finden. Die Ehrenrichter argumentierten gleichbleibend, eine unbefugte Facharztbezeichnung sei eine „Irreführung des Publikums"[223]. Entscheidend war die Wirkung von Titeln in der Öffentlichkeit, die Wirkung auf das Publikum.

*Akademische Titel*

Die Ehrengerichte überwachten aber nicht nur die Führung von Facharzttiteln, gelegentlich wurden sie auch bei der unberechtigten Führung akademischer Titel bemüht. Ein junger Arzt führte drei Jahre lang den Doktortitel, ohne ihn erworben zu haben. Der preußische EGH erklärte in diesem Zusammenhang eindeutig: „Die unbefugte Führung des Doktortitels ist standeswidrig."[224] Ein anderer hatte einen philologischen Professorentitel, den er als Oberlehrer erhalten hatte, so mit dem medizinischen Doktortitel verbunden, daß es schien, als sei er auch Professor der Medizin. Der EGH sah darin die Standesehre verletzt und formulierte:

---

[220] Siehe Eulner, Spezialistentum, (1967), S. 24.
[221] Bremer Richtlinien, AVD 53 (1924), Sp. 261ff.
[222] Moll, Ethik, (1902), S. 149ff.
[223] Begründung in den Urteilen zur Führung von Facharzttiteln, z.B. Urteil vom 19.2.1924, EPEA 4, S. 5f. oder Urteil vom 23.10.1930, EPEA 5, S. 3.
[224] Urteil vom 7.7.1931, EPEA 5, S. 67.

„Die Führung eines philologischen Professortitels im Zusammenhang mit dem Arzttitel ist standeswidrig."[225]

*Bedeutung der ärztlichen Titel*

Bisher wurden verschiedene Aspekte aufgezeigt, die im Zusammenhang mit der Betitelung eine Rolle spielten: die Ausbildung, der wissenschaftliche Hintergrund, die Konkurrenzsituation, der kollegiale Umgang, die Abgrenzung von Kurpfuschern. Fragt man nun nach der Bedeutung von Titeln in einer Gesellschaft, gibt Bourdieu wichtige Hinweise. Seine Theorie des symbolischen Kapitals liefert Erklärungsmöglichkeiten dafür, daß an den Ehrengerichten so viel Wert auf eine korrekte Bezeichnung und weniger auf die dahinterstehende Tätigkeit gelegt wurde.

Für Bourdieu sind Titel ein besonders solides symbolisches Kapital, das durch die stark instutionalisierte Form und staatliche Legitimation Anerkennung fordern kann. Bezogen auf die Ärzteschaft bedeutet dies, daß es eine soziale Notwendigkeit darstellte, den Wertverlust aufzuhalten, den die ärztlichen Bezeichnungen durch ihre inflationäre Vermehrung zu erleiden drohten. Auch war das Verhältnis von Investition und Kapitalertrag im Sinne Bourdieus - in diesem Fall Ausbildungszeit, Wissenserweiterung und daraus folgender Titelerwerb - wieder zurechtzurücken. Ein nach „sechswöchiger" Weiterbildung geführter Titel ließ natürlich nicht das gleiche Ansehen erwarten wie eine in mehreren Jahren erworbene Bezeichnung.

Man könnte nun einwenden, daß doch gerade die Spezialisten so hohes Ansehen in der Bevölkerung genossen, die Menschen sich scheinbar auch zu den sogenannten „Pseudospezialisten" drängten, die Investitionen der Ärzteschaft in die medizinische Wissenschaft sich also gleichsam in einer allgemeinen Steigerung der Anerkennung der medizinischen Spezialisten durch die Öffentlichkeit niederschlugen. Dies mag für einen Moment zutreffend gewesen sein, doch verkannten die ärztlichen Organisationen die Dynamik nicht, der ein solcher Prozeß unterworfen war. Zwar sind die Kapitalstrukturen nach der Kapitaltheorie etwas sehr festgefügtes, das sich nur sehr träge verändert. Allerdings können im Rahmen von Positions- und Verteilungskämpfen in einer Gesellschaft dynamische Elemente freigesetzt werden.

---

[225] Urteil vom 13.11.1928, EPEA 5, S. 4.

„Entscheidende Variable ist dabei die Benennungsmacht. Keine Benennung ist so zementiert, als daß sie nicht in Frage gestellt werden könnte[...]"[226]

Die Ärzteschaft mußte demnach daran interessiert sein, ihre Macht, Dinge zu benennen, wie eben die medizinischen Gebiete, auszubauen; günstig war dabei die staatliche Legitimation, die diese Bezeichnungen weiter aufwertete. Eine Aufweichung der Titel und Bezeichnungen gefährdete die Stellung des Ärztestandes in der gesellschaftlichen Ordnung, machte ihn verwechselbar mit den weniger angesehenen Kurpfuschern. Durch Selbstkontrolle konnte diese Gefahr abgewendet werden. Man konnte sich auf der Prestigeliste weiterhin deutlich oberhalb des Kurpfuschertums eingeordnet sehen.

### 3.2. Reklame[227]

Marktschreierische Anpreisungen, Zeitungsinserate, Schilder und Plakate, all dies war den ärztlichen Organisationen ein Dorn im Auge. Kein Bereich der ärztlichen Berufspflichten war so genau geregelt wie der der ärztlichen Werbung. Die Standesordnungen enthielten umfassende Paragraphen mit detaillierten Bestimmungen darüber, welche Form und Häufigkeit von Annoncen gestattet waren und welche nicht. Direkte Werbung mittels Plakaten, Schildern, Anzeigen, aber auch indirekte Reklame durch öffentliche Danksagungen, Aufsätze in nicht wissenschaftlichen Zeitschriften, Vorträge oder öffentliche Operationen waren in den Standesordnungen verboten.[228]

An den Ehrengerichten wurde sehr häufig über Verstöße gegen die Bestimmungen zur Reklame verhandelt. In den wirtschaftlichen Krisenzeiten, die mit einer Ärzteschwemme einhergingen, versuchten dennoch viele Ärzte, auf sich und ihre Arbeit aufmerksam zu machen, um mehr Patienten für ihre Praxis zu gewinnen. Die verschiedenen Formen ärztlicher Werbung, die in der ärztlichen Öffentlichkeit immer wieder diskutiert wurden, zeigten sich in den ehrengerichtlichen Urteilen genauso vielfältig. Da ging es um Zeitungsannoncen, Arztschilder,

---

[226] Siehe Vogt, Logik, (1997), S. 141.

[227] In dieser Arbeit wird das Problem der ärztlichen Reklame nur sehr verkürzt dargestellt, eine ausführliche Untersuchung dieses Themas und der historischen wie theoretischen Hintergründe liefert die Dissertation von Binder, die im gemeinsamen Arbeitsprojekt entstand. Siehe Binder, Standesrecht, (1999).

[228] Entwurf einer deutschen Standesordnung, AVD 52 (1925).

Gutachten, Telefonbucheinträge, Werbung für Kliniken, Broschüren, Vorträge und vieles mehr.[229]

Beispielsweise hatte in Berlin ein Arzt über mehrere Monate zweimal wöchentlich inseriert:

„Spezialarzt Dr. B., ...straße 9, Geschlechtsleiden, Nervenschwäche, Frauenleiden. Homöopath. 10-2 u. 4-8, Sonnabends 10-2."

Er wurde wegen standesunwürdiger Reklame verurteilt.[230] Die Richter sahen den reklamehaften Charakter der Anzeige vor allem in ihrem regelmäßigen Erscheinen, aber auch in der anpreisenden Auflistung der Krankheiten. Der Arzt berief sich darauf, daß jeder Arzt der Gewerbeordnung unterstellt und gewerbesteuerpflichtig sei, was eben auch Maßnahmen des wirtschaftlichen Wettbewerbs wie Werbung notwendig mache. Der EGH verneinte jedoch den Gewerbecharakter des Arztberufes und vertrat die Ansicht, „daß nach der Standessitte [...] die ärztliche Tätigkeit vermöge ihres ethischen Wertes kein Gewerbe darstellt."[231]

Die Standesorganisationen setzten alles daran, den Arztberuf seit seiner Unterstellung unter die Gewerbeordnung vor einem Abstieg zu einer rein gewerblichen, kaufmännischen Tätigkeit zu bewahren. Zwar hatte die Ärzteschaft im 19. Jahrhundert die Aufhebung des Kurierzwanges erreicht, doch versuchte sie nun den Arztberuf als freien Beruf zu etablieren und sein Prestige zu retten. Die besondere Stellung des Arztberufes in der Gewerbeordnung war unumstritten, der Arzt hatte besondere Garantenpflichten, er mußte stets Hilfe leisten, er mußte sich der abhängigen Lage seiner Patienten bewußt bleiben, er durfte seine Leistungen nicht wie eine Ware feilbieten, um dabei einen möglichst hohen Gewinn zu erzielen. All dies wurde unter den „ethischen Werten" zusammengefaßt. Ethik war ein Begriff, der von Ärzten immer gern im wirtschaftlichen Zusammenhang gebraucht wurde. Dies zeigte sich auch in den EGH-Urteilen, in denen so gut wie nie der Begriff „Ethik" oder „ethisch" Erwähnung findet, außer ausgerechnet bei der Frage der ärztlichen Werbung.

*Prozeß gegen einen Berliner Schönheitschirurgen*

Nicht nur das Schalten von Annoncen zu Werbezwecken war den Ärzten verboten, auch für ausgeschmückte Artikel von Journalisten über ihre Tätigkeit, die

---

[229] Siehe auch bei Binder, Standesrecht, (1999), Kap. 5.
[230] Urteil vom 12.11.1931, EPEA 5, S. 5f.
[231] ibid., S. 6.

manche populären Zeitschriften veröffentlichten, waren die Mediziner selbst verantwortlich. In Berlin verhandelte der EGH über den Fall eines Schönheitschirurgen, der sich in doppelter Weise, direkt und indirekt, über das Reklameverbot hinweggesetzt hatte. Er hatte seine Tätigkeit in Zeitschriften angekündigt: „Verjüngung durch kosmetische Chirurgie, Nasen- und Ohrenkorrekturen, Gesichtshautspannungen, Brustoperationen." mit Name und Adresse versehen. In einer der Zeitschriften war auch ein Artikel über ihn erschienen. „Kampf gegen das Altern" lautete der Titel der Reportage, die mit zahlreichen Fotos von kosmetischen Operationen des betreffenden Arztes versehen war und in der dieser namentlich genannt wurde.

Zwar hatte der Arzt gegen die Nennung seines Namens bei der Zeitschrift protestiert, allerdings erst als diese bereits in Druck gegangen war. Die Ehrenrichter verurteilten den Arzt wegen standesunwürdiger Reklame, weil er mit dem Schlagwort „Verjüngung" unseriös inseriert habe, und dies noch dazu in mehreren Zeitungen; aber auch die Reportage über die Schönheitschirurgie mit Bezug zu seiner Tätigkeit wurde als Reklame gewertet.[232] Der EGH war der Meinung, der Arzt hätte von Anfang an daran denken und darauf bestehen müssen, daß sein Name nicht genannt würde und daß der Artikel keine Hinweise auf sein persönliches Wirken in Berlin enthielte, denn dies war indirekte Werbung um Patienten.[233]

Der Fall ist in verschiedener Hinsicht von besonderem Interesse. Die grundsätzlich ablehnende Haltung der Ärzteschaft gegenüber jeder Art der Anpreisung und Zurschaustellung der ärztlichen Tätigkeit wird an dem Urteil deutlich. Neben der Häufigkeit des Erscheinens einer Annonce wurde der Sprachstil beurteilt: Ausschmückende Wörter waren genauso unzulässig wie überzogene Aufzählungen. Ein Ausdruck wie „Verjüngung" stimmte nicht mit dem sachlichen Sprachstil überein, den die wissenschaftliche Medizin forderte. Ein Text, der die Praxis eines bestimmten Arztes ankündigte, sei es in einem Zeitungsinserat oder auf einem Arztschild, mußte präzise formuliert sein und sich auf ein Minimum an Informationen beschränken. Wenn der „reklamehafte" oder „marktschreierische" Eindruck einer Anzeige zu bewerten war, orientierten sich die Ehrenrichter vor allem am sachlichen Stil des Textes und an der Nüchternheit der Aufmachung.[234]

---

[232] Urteil vom 13.11.1931, EPEA 5. S. 7ff.
[233] Siehe auch bei Binder, Standesrecht, (1999). Ein Arzt hatte immer auch dafür Sorge zu tragen, daß sein Name nicht in Zeitungen mißbraucht wurde.
[234] Der EGH Berlin sprach einen Arzt frei, der anläßlich seiner Niederlassung Anzeigen versandt hatte, weil „die versandte Anzeige rein sachlich [...] gehalten ist und ihrem Inhalt nach

Auch Publikationen in Zeitungen und Zeitschriften, die Ärzte namentlich, entweder als Verfasser oder als Gegenstand des Artikels erwähnten, mußten die Forderung nach einem sachbezogenen, wissenschaftlichen Stil erfüllen. Nach den Standesordnungen waren Veröffentlichungen in anderen als fachwissenschaftlichen Zeitschriften untersagt.[235] Dadurch sollten die Ärzte selbst gar nicht erst in Versuchung kommen, populäre Artikel über ihr Tun zu veröffentlichen. Wurde nun, wie im Fall des Berliner Schönheitschirurgen, ein allgemeinverständlicher Beitrag über die Tätigkeit eines bestimmten Arztes in einer Tageszeitung gebracht, so durften der Name und andere Hinweise auf die Person nicht erscheinen.

Der Chirurg war in der Reportage als „Schönheitsdoktor" bezeichnet worden, und im erläuternden Text zu den Fotos von plastischen Operationen war sein Name als Operateur hervorgehoben worden. Der EGH kam zu dem Schluß, daß die Ausführungen über den Arzt „nicht mehr als sachliche Abhandlungen über ein neuartiges Gebiet ärztlicher Tätigkeit gewertet werden" könnten.[236] Damit bekräftigten die Richter die Anschauung der Standesorganisationen, daß bei der öffentlichen Ankündigung und Beschreibung der ärztlichen Tätigkeit ein sachlicher Ton angeschlagen werden mußte. Annoncen sollten sachlich-schlicht gestaltet sein, Ärzte sollten nüchtern-objektive Texte verfassen und ihren Namen und Titel nicht für populistische Darstellungen hergeben. Alles andere entsprach nicht der „Form, die der ernste Wissenschaftler einhalten muß".[237]

Ein weiterer Aspekt ist bei der Betrachtung des angeführten Falles bemerkenswert. Der EGH setzte sich in der Urteilsbegründung nicht mit der Frage auseinander, ob der kosmetische Chirurg nicht eine andere Stellung zur Gewerbstätigkeit einnähme als ein anderer Arzt. Die Richter gingen von vornherein davon aus, daß auch der Schönheitschirurg den ärztlichen Standessitten gehorchen mußte, daß seiner Tätigkeit dieselben „ethischen Werte"[238] zugrundelagen, die jede Form der Reklame verboten und die die ärztliche Praxis

---

keinen reklamehaften Eindruck machte". Urteil vom 9.11.1929, EPEA 5, S. 11f. Auch das Schild eines praktischen Arztes, das die Aufzählung „Röntgendiagnostik, Diathermie, Höhensonne, elektrische Bäder" enthielt, wurde unter Hinweis auf den sachlich gehaltenen Ton gebilligt. Urteil vom 31.1.1930, EPEA 5, S. 16.

[235] Siehe Entwurf einer deutschen Standesordnung, AVD 52 (1925). Laut § 19 waren Berichte über Krankengeschichten und Operationen in anderen als fachwissenschaftlichen Schriften als öffentliche Anpreisung verboten.

[236] Urteil vom 13.11.1931, EPEA 5, S. 9.

[237] Urteil vom 6.7.1931, EPEA 5, S. 10. In dem Urteil ging es um einen reklameartigen Artikel über Heilmethoden gegen Krebs. Der Arzt, der verdächtigt wurde an der Veröffentlichung beteiligt zu sein, erhielt wegen unwürdiger Reklame eine Strafe.

[238] EPEA 5, S. 6.

bestimmten. Damit bezog die Ärzteschaft sogar eine Fachrichtung selbstverständlich in ihren Kreis mit ein, die in ihrer medizinischen Berechtigung nicht unumstritten war.

Im vorliegenden Fall hatte der Chirurg Maßnahmen angeboten und darüber illustriert berichten lassen, die nicht nur die Korrektur entstellender Mißbildungen oder Narben betrafen, sondern vielmehr auf kosmetische Verschönerung - im heutigen Sprachgebrauch als „Lifting" bezeichnet - abzielten. Angesprochen waren nicht Kranke und beeinträchtigte Menschen, sondern gesunde Personen, die ihr natürliches Altern aufhalten wollten. Damit unterschied sich der Chirurg in der Ausrichtung seiner Tätigkeit auf Schönheit anstatt Gesundheit deutlich von anderen Medizinern.

Auch Moll reflektierte die Sonderstellung der kosmetischen Therapie in der Medizin im Kapitel „Bedenkliche ärztliche Maßnahmen" seines Buches Ärztliche Ethik. Dort stellte er Überlegungen zur Berechtigung des Arztes zu einer kosmetischen Behandlung an: Er räumte zwar ein, daß allein der Arzt aufgrund seiner technischen Ausbildung zu vielen kosmetischen Operationen befähigt war, die Frage indessen, inwieweit ein Anspruch auf Verschönerung auf der Seite der Patienten bestand, konnte seiner Meinung nach nur im Einzelfall geklärt werden. Grundsätze über die Zulässigkeit plastischer Behandlungen wollte er nicht aufstellen und auch zum Problem der ethischen Zweckmäßigkeit solcher Therapien blieb er indifferent: „Man wird in vielen Fällen auch zugeben müssen, dass der Zweck weder ethisch noch unethisch ist.", lautete sein Fazit.[239]

Die Ehrengerichte wiesen dagegen der Schönheitschirurgie eindeutig einen Platz in den Reihen der anderen klinischen Fächer zu. Durch ihr Urteil erklärten sie indirekt die kosmetische Tätigkeit als den Standessitten gemäß und der ärztlichen Würde entsprechend. Daher sahen sie den Schönheitschirurgen nicht als Gewerbetreibenden an, was durchaus denkbar gewesen wäre[240], sondern stellten ihn bei der Beurteilung den „Verschönerungsärzte" den „Gesundheitsärzten"[241], die Moll unterschied, gleich. Während Moll in seinen Ausführungen zur Schönheitschirurgie doch eine gewisse Nachdenklichkeit an den Tag legte, wenn er dem noch neuen Phänomen auch recht hilflos gegenüber stand, kann man festhalten, daß der EGH in seiner Urteilsbegründung darauf verzichtete, wesentliche

---

[239] Siehe Moll, Ethik, (1902), S. 281.
[240] Ärzte, die eine Klinik oder ein Sanatorium betrieben, wurden beispielsweise als Gewerbetreibende angesehen, die Reklame machen durften.
[241] Moll prägte diesen Ausdruck. Er unterschied den „Verschönerungsarzt" und den „Gesundheitsarzt". ibid., S.282.

ethische Gesichtspunkte an den Grenzgebieten ärztlichen Handelns zu reflektieren. Das Wirken des EGH bezog sich auf die Ehre des Standes und daran knüpften auch seine Wertungen an. Der EGH stärkte die kosmetische Chirurgie durch die selbstverständliche Akzeptanz in ihrem Ansehen.

*Praxisschilder und Ankündigungen in Fernsprechbüchern*

Bisher wurden Fälle vorgestellt, in denen Ärzte in der Tagespresse auf sich aufmerksam machten, doch gab es daneben eine Reihe anderer Möglichkeiten, um für die Praxis zu werben. Viel diskutiert war beispielsweise das Problem der Form des Arztschildes. 1928 wurden auf dem Ärztetag in Danzig sogar Richtlinien dazu erlassen, die genaue Vorgaben für das Anbringen des Arztschildes enthielten.[242] Die Ehrengerichte entschieden bei Beschwerden über auffällige Arztschilder, ob diese rechtmäßig waren. Ein Schild wurde dann als unwürdige Reklame angesehen, wenn es sachlich nicht gerechtfertigt war. Dies hatten die Richter zu prüfen. Der EGH Berlin sprach einen Arzt frei, obwohl er, was eigentlich verboten war, zwei Schilder direkt untereinander angebracht hatte. Anhand eines Fotos befanden die Ehrenrichter, daß die Schilder nicht besonders auffallend waren und bei der Lage der Praxis in der Seitenstraße auch sachlich gerechtfertigt erschienen.

Schlicht und unauffällig sollte ein Arztschild sein, überflüssige Bezeichnungen, Ausschmückungen oder Hervorhebungen waren unerwünscht. Die Praxisschilder waren quasi die „Aushängeschilder" des Ärztestandes, die die wissenschaftliche und damit neutrale Medizin repräsentierten. Durch die Vereinheitlichung der Form der Schilder machte die Ärzteschaft nach außen kenntlich, daß zwischen den Ärzten und den anderen Heilern große Unterschiede bestanden und daß nur die Ärzte aufgrund wissenschaftlicher Erkenntnisse behandelten. Die Frage des Arztschildes spielte bei der Abgrenzung gegen die Kurpfuscher eine wichtige Rolle.[243]

Neben Zeitung und Praxisschild waren die Fernsprechbücher ein weiterer Weg, um auf eine Praxis aufmerksam zu machen. Ein Eintrag im Telefonbuch war ebenso nüchtern und unverblümt zu halten, wie alle anderen Anzeigen. Umrahmungen, Fettdruck oder Ausschmückung des Textes waren verboten. Im Berliner Branchenbuch hatte ein Arzt einen Eintrag umrahmt, fettgedruckt und acht mal vier Zentimeter groß erscheinen lassen:

---

[242] Siehe Binder, Standesrecht, (1999).
[243] Zu diesem Ergebnis kommt auch Binder, ibid., Kap. 5.2.

„'Dr. med. L., Spezialarzt für Haut-, Harn-, Geschlechts- und Frauenleiden. Behandlung nach modernsten Erfahrungen, Blutentnahme, mikroskopische Untersuchungen, Bestrahlungen.' (Folgen nähere Angaben über Ort und Sprechstunde.)"

Der EGH verurteilte den Arzt wegen standesunwürdiger Reklame und stellte fest, daß Einträge im Branchenbuch nur dazu dienten, über die ansässigen Ärzte Auskunft zugeben und dies „in gehöriger Form", einfach und knapp, geschehen müßte.[244]

*Ärztliche Konkurrenz*

Das Verbot ärztlicher Werbung richtete sich aber nicht nur auf stilistische Fragen von Anzeigentexten und den öffentlichen Eindruck von medizinischen Publikationen. Zentral waren in diesem Zusammenhang auch die Bestrebungen, den Konkurrenzkampf zwischen den Medizinern zu entschärfen und den Gesundheitsmarkt durch das Werbeverbot weiter zu regulieren.[245]

Im Kampf um die berufliche Existenz versuchten trotz Reklameverbot viele Ärzte etwa durch schlichte Inserate in den Tageszeitungen auf sich aufmerksam zu machen, ohne das Ansehen durch einen werbenden Sprachstil aufs Spiel setzen zu wollen. Die Ehrengerichte hatten trotzdem, meist aufgrund von Klagen seitens der Kollegen, über die Zulässigkeit solcher Annoncen zu befinden. Die Urteile fielen verschieden aus, obwohl mehrmaliges Anzeigen grundsätzlich untersagt war. „Zu häufiges Inserieren eines Arztes Verstoß gegen die Standespflichten." lautete eine Überschrift im Reichs-Medizinal-Kalender, in dem wichtige Urteile für die Ärzteschaft zusammengestellt wurden.[246] Auch die Geschäftsberichte der preußischen Ehrengerichte nannten solche Vergehen oft.[247] In Sachsen verurteilte der EGH einen Arzt, weil er monatlich in der Zeitung seinen Sonntagsdienst angekündigt hatte.[248] Aber es gab auch Ausnahmen, denn das Werbeverbot sollte ja nicht die Existenz des einzelnen Arztes gefährden. Dezente Werbung war ausnahmsweise erlaubt, wenn sie als letztes Mittel zur Aufrechterhaltung der Praxis eingesetzt wurde.

---

[244] Urteil vom 12.11.1931, EPEA 5, S. 12f.
[245] Zur Rolle des Ärztestandes auf dem Gesundheitsmarkt und der Versuch, diesen mit Hilfe des Werbeverbotes zu kontrollieren siehe Binder, Standesrecht, (1999).
[246] Siehe RMK II (1926), S. 7.
[247] Siehe Geschäftsberichte der preußischen ärztlichen Ehrengerichte, GStA PK, Rep. 76 VIII B, Nr. 783; 830.
[248] Urteil vom 21.1.1932, SächsHStA, MI, 15202, Bl. 445-55.

„Ein zu häufiges Inserieren in den Tageszeitungen kann im Einzelfall gerechtfertigt sein."

So lautete ein Beschluß des EGH Berlin, der ebenfalls in den Reichs-Medizinal-Kalender aufgenommen wurde. Der EGH hatte die Strafe der ersten Instanz aufgehoben und als Begründung angegeben, daß „es sich um einen schwer leidenden Arzt handelte".[249] Auch 1926 hob der EGH Berlin ein Urteil des Ehrengerichts wegen fünf Anzeigen in der Presse mit dem Argument auf, daß „die wirtschaftliche Not ein starres Festhalten an früheren Anschauungen verbietet".[250]

Wenn die Ehrenrichter also in der Anzeigenpraxis einen Akt der Verzweiflung in den wirtschaftlich schweren Zeiten erkannten, legten sie nicht so strenge Maßstäbe bei der Beurteilung an, solange die Ausdrucksweise sachlich blieb und der Charakter der Anzeigen nicht als aufdringlich und reißerisch empfunden wurde. Die ärztlichen Organisationen regulierten den Wettbewerb, um die beherrschende Stellung des Standes auf dem Gesundheitsmarkt zu sichern, aber auch um jedem einzelnen Mitglied der Gruppe ein Auskommen zu sichern. Die Verhinderung eines scharfen Wettbewerbs zwischen Ärzten beinhaltete kollegiale Aspekte. Grundgedanken des Werbeverbots waren, dem Kollegen nicht zu schaden, ihm nicht die Patienten abzuziehen und ihn nicht durch verstärkte Werbung zu verdrängen. Die Rechtsprechung der Ehrengerichte zur Reklame richtete sich eigentlich darauf, es den Ärzten im wirtschaftlichen Konkurrenzkampf leichter zu machen.[251]

*Soziales Engagement*

Die Patienten spielten bei den Überlegungen, die für die ehrengerichtlichen Entscheidungen maßgeblich waren, dagegen überhaupt keine Rolle; sie wurden einfach nicht erwähnt. Auf die Auswirkungen ärztlicher Werbung auf das Vertrauensverhältnis zwischen Arzt und Patient, auf die medizinische Tätigkeit an sich oder auf die Entscheidungskriterien bei der Arztwahl gingen die Urteilsbegründungen nicht ein. Werbung konnte für Patienten Vor- und Nachteile bringen. Reklame wurde in den 1920er Jahren bereits oft als störend und beeinträchtigend empfunden. Die Menschen wollten nicht dauernd etwas

---

[249] Siehe RMK II (1926), S. 6.
[250] Siehe RMK II (1928), S. 2.
[251] Die ärztliche Berufsethik, die die Beziehungen zwischen den Ärzten regelte, zielte nach Nye schon immer darauf ab, andere aus dem Gesundheitsbereich auszuschließen und dafür zu sorgen, daß jedem Arzt ein gerechter Marktanteil zukam. Siehe Nye, Codes, (1995), 94.

angeboten bekommen, also vermutlich auch nicht medizinische Dienstleistungen. Wenn sich Ärzte mehr um ihre Werbewirksamkeit als um die Heilmethoden kümmerten, konnte sich dies für sie als nachteilig erweisen. Das Werbeverbot stellte dabei auch einen Schutz vor einem ungeregelten medizinischen Markt dar, den Laien insbesondere in einer durch Krankheit geschwächten Situation nicht überblicken konnten.[252] Allerdings entfiel dadurch auch die Werbung der Ärzte, wie etwa Gratisuntersuchungen oder Geschenke, die dem Patienten entgegenkam.

Der sächsische EGH verurteilte beispielsweise Ärzte, weil sie Spenden an Notleidende verteilt hatten. Im Winter 1931/1932 hatte ein Arzt an drei Gemeinden je ein Schwein und an eine Gemeinde ein Kalb zur Verteilung an die Armen gespendet. Die sächsische Regierung hatte zu Unterstützung im Rahmen der Winterhilfe aufgerufen, der beklagte Mediziner hatte dazu die Tiere als Beitrag gegeben. Er wurde nach einer Auseinandersetzung mit den Mitgliedern des Ärztevereins wegen standeswidriger Reklame zu einer Geldstrafe von 600 Mark verurteilt.[253] Der EGH vertrat die Meinung, daß ein Arzt keine Geschenke machen dürfe, um die Aufmerksamkeit auf sich zu lenken und dadurch für die Praxis zu werben. Auch ein anderer Arzt wurde 1932 bestraft, weil er Spenden an Notleidende verteilen ließ, obwohl der darauf bestanden hatte, daß sein Name nicht als Spender genannt würde. Der EGH war der Ansicht, es hätte dem betreffenden klar sein müssen, daß seine Person dabei trotzdem bekannt würde, und sprach eine Warnung wegen standesunwürdiger Reklame aus.[254]

Werbegeschenke waren Ärzten also verboten, selbst die Teilnahme an Hilfsaktionen interpretierte man offenbar als Werbeaktion. Auch die unentgeltliche Hilfeleistung konnte als Reklame ausgelegt werden. Wenn Ärzte Patienten behandelten, ohne dafür einen Rechnung zu stellen, werteten die Ehrengerichte dies zum Teil als Verstoß gegen die bestehende Standespflicht, ein Honorar zu erheben. Das Vergehen konnte aber auch als Reklame im Konkurrenzkampf mit den Kollegen ausgelegt werden.

Engagierten sich Ärzte in einer Sache, liefen sie Gefahr, dem Vorwurf der Reklame ausgesetzt zu sein und vor das Ehrengericht geladen zu werden.[255] In Berlin hatte z. B. ein Arzt ein von ihm verfaßtes Heftchen mit dem Titel „Wie schütze ich mich gegen Geschlechtskrankheiten" verbreiten und in öffentliche Bedürfnisanstalten darauf hinweisen lassen. Der Arzt wurde zweimal angeklagt,

---

[252] Siehe Binder, Standesrecht , (1999).
[253] Urteil vom 10.11.1932, SächsHStA, MI, 15203, Bl. 106-10.
[254] Urteil vom 21.1.1932, SächsHStA, MI, 15202, Bl. 417-9.
[255] Geschlechtskrankheiten als besonderes Problem siehe Sauerteig, Krankheit, (1999), Kap. 3.

wobei einmal das Verfahren eingestellt wurde und beim zweiten Mal ein Freispruch erging.[256] In einem anderen Fall verurteilte der EGH einen Arzt, weil er auf seine Broschüre über Geschlechtskrankheiten aufmerksam gemacht hatte. Der Reichs- Medizinal-Kalender führte den Fall auf, um die Ärzteschaft zu informieren. Die Beispiele weisen auf weitere Auswirkungen des Reklameverbots: Der freiwillige soziale Einsatz von Ärzten war durch das Verbot mitbetroffen und hemmte möglicherweise auch einzelne, für eine Sache einzutreten. Dies warfen sozialistisch eingestellte Ärzte den Standesorganisationen mit ihrer Ehrengerichtsbarkeit regelmäßig vor. Die Organisationen setzten demnach die Vorstellungen ihrer Funktionäre von dem durch, was als ärztliche Hilfe galt und was eines Arztes nicht würdig war.

*Kontakt zu gewerblichen Unternehmen*

Das ärztliche Reklameverbot erstreckte sich indessen nicht nur auf die eigene Praxis: Ärzten war es auch nicht erlaubt für andere zu werben, mit reklametreibenden Unternehmen geschäftliche Verbindungen zu unterhalten oder Gutachten zu erstellen, die für Werbezwecke genutzt werden konnten.

Gewerbliche Unternehmen - insbesondere die pharmazeutische Industrie - ließen sich gerne Empfehlungen von Medizinern geben, um damit zu werben.[257] Diese sogenannte Autoritätenwerbung war sehr wirkungsvoll und daher auch begehrt. Ein Produkt sollte sich dadurch besser verkaufen lassen, daß es von einer so angesehenen Person wie einem Arzt gut gefunden und vielleicht auch noch als gesundheitsfördernd eingeschätzt wurde.[258] Die Ärzte konnten bei einer solchen Hergabe ihre Fähigkeiten entweder wegen leichtfertiger Ausstellung eines Gutachtens oder aber wegen standesunwürdiger Reklame ehrengerichtlich belangt werden. Eine Variante dieser Form der Werbung war eine Angabe wie „unter ärztlicher Leitung", die nicht eine einzelne Person namentlich hervorhob, sondern ganz allgemein den wissenschaftlich-medizinischen Hintergrund als Werbung nutzte. Beispielsweise hatte sich in Leipzig ein Arzt für 500 Mark monatlich in den Dienst eines Apothekers gestellt, der für sein „Institut für hygienische Körper- und Schönheitspflege" nun mit dem Aushang „ärztliche Leitung" warb. Die Ehrenrichter sprachen deswegen eine Warnung aus.[259]

---

[256] Urteil vom 23.10.1926, EPEA 4, S. 104f.
[257] Zum Problem der Medikamentenwerbung siehe Wimmer, Neues, (1993) sowie Sauerteig, Eroberung, (1996).
[258] Siehe Binder, Standesrecht, (1999).
[259] Urteil vom 14.6.1926, SächsHStA, MI, 15200, Bl. 300-3.

III. Entscheidungen 141

Nicht nur Reklame an sich, sondern schon eine geschäftliche Verbindung mit einem reklametreibenden Unternehmen war ein Verstoß gegen die Standespflichten. 1921 erging ein Urteil gegen einen Arzt, „weil er mit der Vertriebsgesellschaft ärztlicher Instrumente, die aufdringliche Reklame treibt, in beruflicher Verbindung gestanden hat."[260] In einem anderen Fall hieß es in der Überschrift nur noch:

> „Bestrafung eines Arztes, weil er mit einem gewerblichen Unternehmen, das marktschreierische Reklame trieb, in geschäftlicher Verbindung stand."[261]

Die Beispiele sind dem Reichs-Medizinal-Kalender entnommen und dürften daher vielen Ärzten bekannt gewesen sein. Auch in den Geschäftsberichten der ärztlichen Ehrengerichte in Preußen waren derartige Kontakte des öfteren als bestrafte Vergehen genannt.[262] Die Betonung lag dabei immer auf dem marktschreierischen Charakter des Geschäfts, bei geschäftlichen Beziehungen mit Personen, die nicht als Ärzte approbiert waren, mußten Mediziner darauf achten, daß sie in keiner Weise mit Reklame in Verbindung gebracht würden.

*Stilfragen*

Insgesamt war die Rechtsprechung der Ehrengerichte in Sachen Reklame sehr rigide und jeder leiseste Anschein von Werbung wurde abgeurteilt. Die Vorschriften und Richtlinien wurden im Laufe der Jahre immer genauer, so daß Ende der 1920er Jahre nur noch eine ganz einheitliche Form von Inseraten und Schildern möglich war. Geschäftsverbindungen mit wirtschaftlichen Betrieben wurden nachdrücklich unterbunden. Sicher waren die Ehrengerichte auch eine Instanz, die ökonomische Interessen mit durchsetzen konnte, und das Werbeverbot stellte ein Mittel dar, den Gesundheitsmarkt zu regulieren. Doch kann man festhalten, daß es in der Argumentation in den Urteilsbegründungen vorrangig um Stilfragen ging. Die Ehrenrichter beurteilten, ob ein Ausdruck oder ein Verhalten eines Arztes würdig war und untersuchten Anzeigen, Aufsätze, Schilder und Geschäftskontakte auf reißerische, marktschreierische, reklamehafte Elemente.

Die Schritte gegen ärztliche Werbung verfolgten wirtschaftliche Zwecke, trugen zur Abmilderung des Konkurrenzkampfes und einer Kontrolle des

---

[260] Siehe RMK II (1926), S. 4.
[261] ibid., S. 7.
[262] Siehe Geschäftsberichte der preußischen ärztlichen Ehrengerichte, GStA PK, Rep. 76 VIII B, Nr. 783 und 830.

Marktes durch die Ärzteschaft bei, doch waren offensichtlich auch der soziale Nutzen von großer Bedeutung: Das Werbeverbot diente nämlich auch der sinnlich wahrnehmbaren Unterscheidung des Ärztestandes von anderen Berufsgruppen, denn Werbung stellte die „sichtbarste Form an sich geleugneter kommerzieller Praktiken" dar.[263] Bunte und plakative Reklame, die Produkte und Dienstleistungen anpries, drohte soziale Unterschiede zwischen den Leistungsanbietern auf dem Gesundheitsmarkt unkenntlich zu machen. Akademischer Grad und die Bezeichnung „Arzt" waren ja staatlich gegen Mißbrauch geschützt und für das Publikum eigentlich unmißverständlich. Trotzdem war es notwendig, sich auch stilistisch von Kurpfuschern, Kosmetikern und anderen abzuheben. Ein Verbot jeglicher Reklame war daher auch Ausdruck eines gehobenen, akademischen Stils. Die einheitliche Form von Schildern und Inseraten versinnbildlichte eine nüchterne, objektive wissenschaftliche Medizin, die nicht für sich zu werben brauchte. Die schlichten, knapp gehaltenen Texte zeigten nach außen, daß es sich hier um einen edleren Beruf als den eines Handwerkers oder Kaufmanns und natürlich Kurpfuschers handelte.

Das Reklameverbot bedeutete für die Ärzteschaft also auch eine Vermehrung der symbolischen Macht, die sich nach Bourdieu in sinnlich wahrnehmbaren Zeichen manifestiert. Prestige und Ehre sind an einen objektivierten Ausdruck gebunden und entfalten ihre Wirkung auf der Ebene wahrnehmbarer Zeichen, indem sie die sozialen Kräfteverhältnisse verstärken. Wenn soziale Unterschiede mit charakteristischen Merkmalen einhergehen, die mit den Sinnen erfahrbar sind, werden sie demnach eher akzeptiert.[264] Die stilistische Unterscheidung von anderen Berufsgruppen stellte von daher eine soziale Notwendigkeit für den professionellen Aufstieg der Mediziner dar.

### 3.3. Zeugnisse, Gutachten und Rezepte - die ärztliche Unterschrift

Zur ärztlichen Tätigkeit gehörte, wie heute, das Erstellen bestimmter Schriftstücke wie z. B. Gutachten für Krankenkassen, Berufsgenossenschaften, für Ämter oder Gerichte, ärztliche Atteste für Schulen, Krankenkassen oder auch Rezepte für Patienten. Die Standesorganisationen überwachten Form und Inhalt solcher schriftlicher Dokumente mittels der Ehrenräte und Ehrengerichte. Gutachten bzw. Zeugnisse wurden für sehr verschiedene Zwecke ausgestellt und richteten sich an ganz unterschiedliche Adressaten. Inhaltlich befaßten sie sich

---

[263] Taupitz, Standesordnungen (1991), S. 134.
[264] Siehe Bourdieu, Rede (1992), S. 149, und Vogt, Logik (1997), S. 136f.

mit der Beurteilung von Gesundheitszuständen, ärztlichen Behandlungen sowie gelegentlich von Nahrungsmitteln oder Medikamenten. Davon abzugrenzen ist das ärztliche Rezept, das eine Anweisung an den Apotheker darstellte bzw. dem Patienten die medikamentöse Therapie oder bestimmte Heilmittel zugänglich machte.

*Gutachtensachen*

Zunächst soll die ärztliche Gutachtertätigkeit betrachtet werden, denn sie stellte einen sehr häufigen Grund zur Eröffnung ehrengerichtlicher Verfahren dar. Die Frage der Erstellung von Gutachten war in den Standesordnungen angesprochen. Um 1900 enthielten sie häufig einen Paragraphen, der es verbot, die Wirksamkeit von Geheimmitteln, teilweise auch von Heilmitteln und Industrieprodukten, öffentlich zu bezeugen.[265] Im übrigen war die Sachverständigentätigkeit oder das Erstellen schriftlicher Dokumente dort zu diesem Zeitpunkt noch nicht genau geregelt.

Der Entwurf einer deutschen Standesordnung von 1925 brachte dann detailliertere Vorschriften, die aus den Problemen erwachsen waren, die sich im Zusammenhang mit Gutachtenprozessen ergeben hatten. Im § 5 dieses Entwurfs hieß es, Gutachten und Zeugnisse sollten sorgfältig nach gewissenhafter Untersuchung und unter Angabe des Verwendungszweckes ausgestellt werden, Gefälligkeitszeugnisse seien dagegen standesunwürdig, ebenso Zeugnisse über die Wirksamkeit von Geheimmitteln sowie Empfehlungen von Heilmitteln, Nahrungsmitteln oder Genußmitteln zu Werbezwecken.[266] Die Erfahrungen, die man in der Zwischenzeit mit ärztlichen Gutachten und Zeugnissen gemacht hatte, werden in zahlreichen Urteilen deutlich.

Bei der Beurteilung von Gutachtenfragen durch die Ehrengerichte standen formale Dinge im weitesten Sinne im Zentrum der Aufmerksamkeit. Der Inhalt eines Gutachten galt als wissenschaftliche Handlung und fiel damit unter die Einschränkung des § 3 des preußischen EGG, der politische, religiöse und

---

[265] Siehe die entsprechenden Paragraphen in den Standesordnungen der preußischen Provinzen: GStA PK, Rep. 76 VIII B, Nr.793: Standesordnung für die Aerzte im Bezirk der Aerztekammer der Provinz Hannover, Bl. 131-4; Standes-Ordnung für den Bezirk der Aerztekammer für Schleswig-Holstein, Bl. 127-9, Standesordnung für die Aerzte der Provinz Schlesien (1906), Bl. 119-20; Aerztliche Standesordnung für die Provinz Posen (1902), Bl. 111-3. Auch die sächsische Ärzteordnung enthielt eine Bestimmung über die Begutachtung von Geheimmitteln, siehe Rumpelt, Ärzteordnung, (1904), S. 98.

[266] Entwurf einer deutschen Standesordnung, AVD 52 (1925).

wissenschaftliche Freiheit garantierte.[267] Sowenig wie es einklagbare medizinische Therapievorschriften und Diagnosekriterien gab, existierten verbindliche Beurteilungskriterien für medizinische Gutachten. Verschiedene Meinungen konnten nebeneinander bestehen, wie der EGH Berlin bestätigte. Auch wenn mehrere Gutachter einer Meinung waren und ein anderes Gutachten als falsch hinstellten, war die Abgabe eines sorgfältig erstellten Gutachtens, das einer abweichenden Auffassung folgte, kein Verstoß gegen die Standeswürde.[268] Allerdings sollte man sich selbst besser nicht widersprechen, denn dies erweckte doch starke Zweifel an der Sorgfalt bei der Erhebung der Befunde und konnte eine Strafe nach sich ziehen.[269]

Ein Arzt, der wissentlich oder aus Nachlässigkeit ein Zeugnis falsch ausstellte, konnte ebenfalls auf ehrenrechtlichem Wege verfolgt werden. In einem Gesundheitszeugnis für die Aufnahme in die Allgemeine Ortskrankenkasse hatte ein Arzt das Bestehen einer Hydrozele bei dem Patienten nicht angegeben. Der EGH legte eine Strafe fest, weil „bei der Ausstellung von Zeugnissen die peinlichste Sorgfalt verlangt werden" mußte.[270] Ein anderer Mediziner hatte seiner Patientin leichtfertig bescheinigt, sie sei nach einer Gebärmutterentzündung und einer Fehlgeburt infertil. Er bekam eine Geldstrafe, weil er nach unzureichender Untersuchung willkürliche Feststellungen gemacht hatte, die auch inhaltlich nicht zutrafen.[271]

Ansonsten wurden solche Fälle in den veröffentlichten Urteilen einfach kurz unter der Überschrift „Leichtfertige Ausstellung eines ärztlichen Gutachtens" geführt.[272] Insofern kontrollierten die Ehrengerichte Gutachten teilweise auch inhaltlich, als das Unterlassen von Angaben oder offensichtlich leichtsinnig gestellte Diagnosen eine Verletzung der Standesehre bedeuteten. Patienten wie Behörden hatten ein Anrecht auf ein sorgfältig erstelltes und wahrheitsgemäßes Gutachten und Ärzte durften ihre sachliche Autorität nicht mißbrauchen. Die Selbstkontrolle durch die Standesgerichte als medizinisch kompetente Institution bot sich an, doch genau wie bei der Beurteilung von Therapie und Diagnose war die Bewertung eines ärztlichen Gutachtens nur begrenzt möglich: Standardisierte Kriterien lagen nicht vor, auseinandergehende Meinungen gehörten zum Alltag. Für den Bereich wissenschaftlicher Meinungen in ärztlichen Gutachten galten

---

[267] Siehe EPEA 4, S. 37 und 89; vergleiche auch Kap. 2.
[268] Urteil vom 22.5.1925, EPEA 4, S. 89.
[269] Urteil vom 13.11.1926, RMK (1926/1927), S. 3.
[270] Urteil vom 8.11.1929, EPEA 5, S. 40.
[271] Urteil vom 16.4.1921, SächsHStA, MI, 15200, Bl. 31.
[272] Urteil vom 6.12.1927, RMK (1927/28) und EPEA 4, S. 37.

einige einfache Grundsätze, die sich auf Methoden und Kompetenzbereiche der Gutachter erstreckten.

*Persönliche Überzeugung vom Sachverhalt*

Ein solcher Grundsatz war, daß der Arzt sich persönlich von dem zu überzeugen hatte, was er schriftlich bescheinigte. In Preußen hatte ein Arzt ein Gutachten über einen Kriegsbeschädigten erstellt, den er niemals persönlich getroffen und also auch nicht selbst untersucht hatte. Er hatte sein Wissen über den Patienten aus Auszügen aus einer schriftlichen Krankengeschichte bezogen. Der Patient stellte mit diesem Gutachten Versorgungsansprüche an das Reich. Für die Frage nach einer Verletzung der Standespflichten war es unerheblich, ob das ärztliche Zeugnis inhaltlich mit den tatsächlichen Befunden übereinstimmte. Die Krankengeschichte war nicht beglaubigt, es ging vielleicht um viel Geld, das Gutachten war für staatliche Stellen bestimmt, und all dies wirkte sich belastend aus. Am schwersten wog jedoch, daß sich der Arzt kein eigenes Bild von den Leiden des Kriegsteilnehmers gemacht hatte.[273]

Ein anderer typischer Fall, in dem ein Arzt allein auf Angaben dritter hin ein Zeugnis mit weitreichenden Folgen ausgestellt hatte, trug sich in Sachsen zu. Dort hatte ein Arzt einen Mann, ohne ihn persönlich gesehen zu haben, in die Nervenheilanstalt eingewiesen. Der Schwager des Mannes hatte ihm berichtet, dieser tobe zu Hause und bedrohe die Schwiegermutter. Der Arzt wollte sich nicht in das Haus der Familie begeben und erstellte daher das Zeugnis zur Schutzhafteinweisung nur auf Grund der Erzählung des ihm bekannten Schwagers. Der EGH Dresden stellte eine Verletzung der Standespflichten fest, sprach aber - eine recht milde Beurteilung - keine weitere Strafe aus.[274] Dies lag vermutlich daran, daß in diesem zweiten Fall der Patient den Schaden der vorschnellen Attestierung trug. Zwar verlangten die Berufspflichten den gewissenhaften und sorgfältigen Umgang mit Patienten, dies wird auch aus der Rechtsprechung der Ehrengerichtshöfe deutlich, doch die Sanktionen gegen die Ärzte fielen in diesen Fällen wesentlich zurückhaltender aus. Gründe dafür wurden bereits in vorangehenden Kapiteln besprochen.[275]

---

[273] Urteil vom 20.2.1924, EPEA 4, S. 38.
[274] Urteil vom 10.8.1929, SächsHStA, MI, 15202, Bl. 44-45.
[275] Siehe dazu vor allem Kap. 3.1 und 3.2. Die Ehre von Patienten war im allgemeinen nicht mit der ärztlichen Ehre vergleichbar. Außerdem hielt die Ärzteschaft bei Schwierigkeiten mit Patienten doch eher zusammen, da doch jedem Fehler unterliefen und die Ärzte sich gesetzlich schlecht geschützt sahen.

## Kompetenzbereich

Ein weitere Forderung an einen ärztlichen Gutachter war nach Meinung der Ehrengerichte, daß er seine Grenzen beachtete. Er hatte objektiv zu befunden, medizinische Maßnahmen zu empfehlen, aber keine Aussagen zu treffen, die über seine Kompetenzen hinausgingen. Nicht in den ärztlichen Bereich gehörte beispielsweise, über Schadensersatz- oder Rentenansprüche zu urteilen.[276] Dagegen wurde die Empfehlung eines Mediziners in einem ärztlichen Zeugnis, daß seine Patientin vor Aufregungen geschützt werden müsse und dies nur „möglich sei, wenn der Schwiegersohn [...] schleunigst aus dem Hause ausquartiert werde" als in den ärztlichen Kompetenzbereich fallend angesehen. In der Begründung hieß es, der Arzt habe „nichts bekundet, was über einen objektiven Befund hinausging".[277] Die medizinische Kompetenz stieß aus Sicht der Ehrengerichte dort an ihre Grenzen, wo andere Sachverständige das Sagen hatten. Das Familienleben lag dagegen wohl im medizinischen Kompetenzbereich, auch wenn dies einen schweren Eingriff in das Zusammenleben bedeuten konnte. Diese Aufgaben des Hausarztes, der auch für Fragen des Alltags in einer Familie zuständig war, ging auf das Arztbild des 19. Jahrhunderts zurück. Ärzte waren Berater und Freunde der Familie.[278]

## Umgang mit Behörden

Besonders heikel war es, wenn Ärzte sich gegenüber Behörden nicht pflichtgemäß verhielten. Solches wog im ehrengerichtlichen Verfahren schwer. Dies zeigen zahlreiche Urteilen zu Gutachtensachen, in denen die Schädigung einer Behörde extra als belastend erwähnt wurde, sowie in den Prozessen, die wegen verschleppter Gutachten für Behörden oder Versicherungseinrichtungen geführt wurden, wenn Ärzte Gutachten und Berichte trotz Abmahnungen nicht an Berufsgenossenschaften[279], Gerichte[280], Versicherungsämter[281] oder andere Behörden[282] erstattet hatten.

---

[276] Urteil vom 19.2.1930, SächsHStA, MI, 15202, Bl. 119-21.
[277] Urteil vom 29.11.1930, SächsHStA, MI, 15202, Bl. 190-1.
[278] Siehe Tennstedt, Selbstverwaltung, (1977), S. 151 mit weiteren Verweisen.
[279] Urteil vom 14.2.1925, EPEA 4, S. 80f: Der Arzt hatte einen Krankenberichts an die Westfälische landwirtschaftliche Berufsgenossenschaft trotz wiederholter Erinnerung nicht erstattet. Urteil vom 24.1.1931, SächsHStA, MI, 15202, Bl. 217-220: Erstattung angeforderter Gutachten und Berichte in mehreren Fällen verschleppt. Geschäftsbericht des ärztlichen Ehrengerichts Berlin und Brandenburg für das Jahr 1922 und dass. für das Jahr 1924,

III. Entscheidungen    147

Ein förmlich-höflicher Umgang mit öffentlichen Einrichtungen gehörte unbedingt zu den ärztlichen Manieren.[283] Die Ehrengerichte waren in diesen Fällen für die Behörden eine Instanz, bei der sie sich wirksam beschweren konnten. Kooperation mit Behörden und Körperschaften öffentlichen Rechts gehörte nach Meinung der Ehrengerichtshöfe zu den Standespflichten, wenn dies auch nicht explizit in den Standesordnungen zu lesen war. Dies galt auch für den Umgang mit den Krankenkassen, solange es nicht um Einzelverträge zwischen Ärzten und Kassen ging.[284]

*Verwendungszweck*

Ein wichtiger Aspekt des Gutachtens war der Zweck, zu dem es ausgestellt wurde. Immer wieder stellten Ärzte Bescheinigungen zu angeblich privaten Zwecken für Patienten aus, welche diese dann beispielsweise in Gerichtsverfahren benutzten. In Dresden hatte ein Arzt auf den Brief der Ehefrau eines Kollegen, die sich um dessen Geisteszustand besorgt zeigte, einen Antwortbrief geschrieben, in dem er diese Sorge bestätigte. Die Frau verwendete diesen Brief im Scheidungsprozeß gegen ihren Mann. Der EGH stellte bei dem Arzt ein standesunwürdiges Verhalten fest, da es sich bei dem Brief um ein leichtfertig ausgestelltes Gutachten gehandelt habe. Allerdings gestand man ihm zu, in bester Absicht für einen Kollegen gehandelt zu haben.[285] Jede schriftliche medizinische Äußerung, auch im privaten Rahmen, war mit Bedacht zu tun: Ein Arzt mußte sich immer der Wirkung seiner Worte, seiner fachlichen Autorität bewußt bleiben.

Typisch scheint auch ein Berliner Fall, in dem ein Arzt einer Frau schriftlich bestätigt hatte, daß sie nicht mehr zum Geschlechtsverkehr fähig sei, weil in der Universitätsfrauenklinik ihre Gebärmutter wegen Myomen bestrahlt worden

---

GStA PK, Rep. 76 VIII B, Nr. 830: Verschleppung eines Gutachtens in Unfallsachen an eine Berufsgenossenschaft.

[280] Urteil vom 23.6.1932, EPEA 5, S. 52f.: trotz Ermahnung hatte der Arzt ein angefordertes Gutachten nicht an den Senat des Reichsversorgungsgerichtes erstattet.

[281] Urteil vom 23.9.1932, SächsHStA, MI, 15203, Bl. 75-9: Der Arzt hatte ein Gutachten für das Oberversicherungsamt trotz dreimaliger Erinnerung nicht erstattet.

[282] Geschäftsbericht des ärztlichen Ehrengerichts Berlin und Brandenburg für das Jahr 1923, GStA PK, Rep. 76 VIII B, Nr. 830, in zwei Fälle (12. und 13.) Widerstand und Verzögerung in Gutachtensachen gegenüber einer „soziale Aufgaben verfolgenden Behörde".

[283] Geschäftsbericht der preußischen Ehrengerichte für 1919, GStA PK, Rep. 76 VIII B, Nr. 783, Bl. 177-86, benanntes Vergehen der Ärztekammer Schlesien: „mangelnde Höflichkeit gegenüber Behörden".

[284] Siehe Kap. 3.1.4 u. Kap. 4.1

[285] Urteil vom 21.10.1922, SächsHStA, MI, 15200, Bl. 93-4.

sei und nachfolgend hochgradige Narbenstrikturen im Bereich der Vagina entstanden seien. Die Frau ließ dieses Attest für familiäre Zwecke ausstellen, verwendete es aber später für eine Klage auf Schadenersatz gegen den behandelnden Arzt der Universitätsklinik. Der bescheinigende Arzt hatte sich allein auf die Angaben seiner Patientin verlassen und bei Ausstellung des Attestes auf eine Rücksprache mit dem vorbehandelnden Kollegen der Klinik verzichtet, dies aber nicht kenntlich gemacht. Tatsächlich war die Patientin wegen eines Karzinoms bestrahlt worden und auch nur mit der Hälfte der Dosis, die er im Gutachten angegeben hatte. Er wurde mit einer Warnung bestraft.[286]

Da man ja bereits mit Kritik an Ärzten und medizinischen Einrichtungen zurückhaltend sein mußte[287], wurde natürlich ein nachlässiges Gutachten, das einen Kollegen bzw. das ärztliche Ansehen schädigte, erst recht mißbilligt. In diesem Fall war gegen zwei Grundsätze verstoßen worden, der Arzt hatte den Zweck des Zeugnisses nicht angegeben und sich außerdem nicht ausreichend über die Behandlung informiert. Patienten waren auch zu Beginn dieses Jahrhunderts offenbar nicht immer über ihre Erkrankung und Behandlung im Bilde. Angaben aus der Anamnese waren daher von den Informationen aus alten Krankengeschichten oder Gesprächen mit behandelnden Ärzten erkennbar zu trennen, um Ungenauigkeiten und Fehler zu vermeiden.

Ärztliche Bescheinigungen ohne Angabe des Verwendungszweckes waren also ein Verstoß gegen die Standessitten. Damit schafften sich die Ärzte weiteren Spielraum für die medizinische Urteilskraft, denn die Gründlichkeit, die Ausführungsweise, vielleicht auch die Formulierung wurde damit indirekt vom Adressaten abhängig. Ein Arzt konnte zwar wegen mangelnder Sorgfalt ehrenrechtlich belangt werden, doch man konnte im Nachhinein gegenüber öffentlichen Einrichtungen kaum überzeugend argumentieren, das Gutachten sei ungenau, weil es für einen anderen Zweck bestimmt gewesen sei. Das Wort eines Ehrenmannes galt und konnte nicht einfach wieder zurückgenommen werden. Die Angabe des Verwendungszweckes schützte den Ärztestand daher vor dem Mißbrauch ihrer Bescheinigungen und gleichzeitig vor dem Mißtrauen gegenüber einer vielleicht nur relativen Objektivität und Wissenschaftlichkeit und einem damit verbundenen Ansehensverlust.

---

[286] Urteil vom 26.11.1932, LAB, Pr.Br.Rep.57, Nr. 504.
[287] Siehe dazu Kap 3.1.2.

*Hergabe der Unterschrift*

Auch die Weitergabe der ärztlichen Unterschrift oder des Namens allein oder in Zusammenhang mit einem Gutachten an gewerblich Unternehmen wurde als standesunwürdig verurteilt. Meist wurde dies als Reklame verurteilt, die Problematik war aber mit der Gutachtenfrage eng verbunden.[288] In Preußen wurde ein Arzt verurteilt, weil er ein Gutachten für eine amerikanische Firma über die Heilwirkung von Hefe geschrieben hatte. Letztlich wurde er wegen der marktschreierischen Aufmachung der Werbung verurteilt, doch auch das Gutachten für diese Firma selbst war eine Verletzung der Regeln. Die ärztliche Aufgabe bestand darin, Krankheiten zu beurteilen, d. h. Aussagen darüber zu treffen, ob und was für eine Krankheit beim betreffenden Patienten vorlag, wie stark dieser durch ein pathologisches Geschehen in seinen Handlungsmöglichkeiten eingeschränkt war, und eventuell eine Prognose über den weiteren Verlauf abzugeben, und nicht darin, Waren zu Werbezwecken auf ihre Gesundheitstauglichkeit oder ihr Heilpotential hin zu begutachten.

Ärztliche Gutachten und Zeugnisse hatten sich also auf bestimmte medizinische Inhalte zu beschränken und waren selbstverständlich vom Arzt persönlich auszustellen; Blankounterschriften waren verboten.[289] Die ärztliche Unterschrift war zu hochwertig, um es dem Empfänger zu überlassen, ein Attest auszufüllen. Das Schreiben des Gutachtens gehörte zur ärztlichen Tätigkeit, sie konnte nicht einfach von einem Laien übernommen werden. Durch ein ärztliches Attest konnten Vorteile, wie beispielsweise Befreiung von Arbeit oder Schule, im Sinne eines sekundären Krankheitsgewinnes erlangt werden. Diese zu gewähren, lag allein in ärztlicher Hand und durfte nicht leichtsinnig abgegeben werden, denn es handelte sich dabei um ein ärztliches Privileg bzw. die Ärzte hatten das Monopol über diese Bescheinigungen und damit auch über den Zugang zu den Leistungen, die Patienten durch ihre Krankheit von Staat, Gesellschaft oder einzelnen Einrichtungen beanspruchen durften. Außerdem drohte der Mißbrauch des ärztlichen Titels und Namens für nicht gewünschte Ziele.

Ein Fall aus Sachsen verdeutlicht das Problem: Ein vom Ärzteverein stark angefeindeter Arzt hatte seine Unterschrift an einen Patienten gegeben, ohne nachzufragen, wozu sie verwendet würde. Seine Unterschrift war danach auf

---

[288] Siehe dazu Binder, Standesrecht, (1999). Danach wurde die ärztliche Autorität in Form von Namensnennungen, Unterschriften oder Gutachten zu Werbezwecken von verschiedensten Unternehmen ausgenutzt.

[289] Geschäftsbericht des Ehrengerichts Berlin und Brandenburg für das Jahr 1923 (Vergehen 2), GStA PK, Rep. 76 VIII B, Nr. 830.

einem gegen den Ärztestand polemisierenden Flugblatt erschienen. Aus dem Urteil geht nicht hervor, inwieweit der Beschuldigte ausgenutzt worden war bzw. inwieweit er das Unterfangen unterstützte. Letzteres scheint durchaus denkbar, dar er offenbar mit dem örtlichen Ärzteverein zerstritten und vermutlich den ärztlichen Organisationen gegenüber kritisch eingestellt war. Jedenfalls erkannte der EGH in seinem Verhalten einen schwerwiegenden Verstoß gegen die Standeswürde, da der Ärztestand und der Ärzteverein durch diese Bescheinigung an einen Laien herabgesetzt und verunglimpft worden war. Der Angeklagte bekam eine Geldstrafe von 200 Mark - eine relativ hohe Strafe. Freie Meinungsäußerung oder ähnliches wurde ihm nicht zugute gehalten.[290]

Großzügiger verfuhr man mit dem Arzt, der ein Zeugnis auf Drängen eines viel älteren Korpsbruders gegen dessen ehrenwörtliche Zusicherung, es nicht zu gebrauchen, ausgestellt hatte. Er wurde trotz fehlerhaften Verhaltens freigesprochen, da er vermutlich den Kollegen und Korpsbruder bei Verweigerung der Bescheinigung schwer beleidigt hätte.[291] Diese Konstellation ergab für den angeschuldigten Arzt eine Pflichtenkollision, auf der einen Seite die Berufspflicht, keine Gefälligkeitszeugnisse auszustellen, auf der anderen Seite, die Ehrenpflicht, dem Korpsbruder beizustehen. Das Urteil zeigt einmal mehr, welches Kriterium für die Ehrenrichter maßgeblich war: die Ehre. Das Anzweifeln eines Ehrenwortes, das jemand gegeben hatte, der mit allen Insignien der Honorigkeit ausgestattet war - Korpsmitglied, Sanitätsrat, höheres Lebensalter - entsprach noch weniger den Standespflichten als das Ausstellen eines Gefälligkeitszeugnisses. Daher war das unsachgemäße Zeugnis entschuldigt.

*Rezepte*

Mit der ärztlichen Unterschrift versehen war neben den Zeugnissen, Attesten, Gutachten und Bescheinigungen das Rezept, auf dem Medikamente und Heilmittel verordnet wurden, ein Schriftstück ganz besonderer Art. Die Ehrengerichte beschäftigten sich eher selten mit den ärztlichen Verschreibungen, vermutlich weil auch diese als wissenschaftliche Ansicht angesehen wurden, handelte es sich doch um die vom einzelnen Arzt zu entscheidenden therapeutischen Möglichkeiten. Trotzdem galten auch hier wenige einfache Grundregeln, die bei der gewissenhaften Verschreibung von den Ärzten zu beachten waren: Man durfte nicht zuviel verschreiben, die Therapie mußte in groben Zügen mit den

---

[290] Urteil vom 7.2.1928, SächsHStA, MI, 15201, Bl. 141-4.
[291] Urteil vom 20.2.1924, EPEA 4, S.37.

medizinisch-wissenschaftlichen Auffassungen übereinstimmen und Patienten wie Krankenkassen sollten keinen Schaden erleiden.

*Stärkungsmittel*

Besonders in den Jahren um das Ende des Ersten Weltkriegs verordneten manche Ärzte vermehrt Nahrungs- und Stärkungsmittel. Die Ehrengerichte sahen in der übermäßigen Verordnung solcher Mittel eine gewissenlose Ausübung der Berufstätigkeit.[292] Da die Verfehlungen nur in Geschäftsberichten der preußischen Ehrengerichte genannt wurden und entweder nicht in die zweite Instanz gingen oder von dort nicht veröffentlicht wurden, liegen keine Begründungen dieser Bewertungen vor; daher können die Gründe für diese Verurteilungen nur vermutet werden. In Zeiten allgemeiner Knappheit durften nicht einzelne über die Krankenversicherung bevorzugt versorgt werden. Die verurteilten Ärzte hatten auffallend häufig oder nach Meinung der Richter ohne zwingenden Grund Stärkungsmittel verschrieben, teilweise aus Gefälligkeit für Verwandte oder Bekannte. Das Verhalten entsprach nicht der gewissenhaften ärztlichen Tätigkeit, auch wenn damit vielleicht einzelnen Notleidenden geholfen wurde.

*Morphium und Kokain*

Einen weiteren Problemkreis, der die ärztlichen Verordnungen betraf, stellte die Verschreibung von Rauschmitteln dar, namentlich von Morphium und Kokain. Nur wenige Fälle lassen sich anhand des hier untersuchten Materials nachverfolgen, doch sorgten diese für ein Aufsehen in der gesamten ärztlichen Standespresse. In Dresden hatten drei Ärzte zwischen 1924 und 1926 mehrere tausend Kokainrezepte zu je ein bis zwei Gramm Schnupfpulver an Suchtkranke ausgestellt. Ein ordentliches Gericht verurteilte sie wegen eines Verstoßes gegen das „Gesetz zur Ausführung des internationalen Opiumabkommens" zu Geldstrafen. Zusätzlich verhandelte der Dresdener ärztliche Ehrenrat über die Vergehen der drei. Der Ehrenratsfall wurde im „Aerztlichen Vereinsblatt" und in der „Sächsischen Ärzte-Korrespondenz" besprochen, um dadurch die gesamte Ärzteschaft zu informieren.[293]

---

[292] Geschäftsbericht des Ehrengerichts Berlin und Brandenburg für das Jahr 1918 (Bezeichnung 6, 9 und 13), desgl. für das Jahr 1920 (Bez. 15), GStA PK, Rep. 76 VIII B, Nr. 830.

[293] AVD 55 (1928), Sp. 616 und KBSa 99 (1928), S. 330f.

In der Verhandlung hatten sich die beschuldigten Ärzte mit der Behauptung verteidigt, sie hätten das Kokain aus Mitleid „nur zu Heil- oder Linderungszwecken abgeben"[294]. Die Ausstellung der Kokain Rezepte sei kein gewinnbringendes Geschäft gewesen, weil die Süchtigen sie zu jeder Tages- und Nachtzeit aufgesucht hätten, „um eine Verordnung wegen der bevorstehenden trostlosen Nacht zu erbetteln"[295]. Aus Mitleid hätten sie den Bitten nachgegeben. Die drei Ärzte wurden auch vom Ehrengericht zu mittleren Geldstrafen mit namentlicher Veröffentlichung in der Standespresse verurteilt. Zwar glaubten die Richter den Angeklagten, daß sie die Rezepte nicht aus Geschäftsinteressen ausgestellt haben, dennoch sah man in dem Verhalten einen schweren Verstoß gegen die Berufspflichten.

Die Beklagten hatten nach Ansicht des Ehrenrates die wichtigsten Grundregeln bei der Verschreibung von Rauschmitteln mißachtet. Kokain als stark wirkendes Arzneimittel durfte nur in kleinsten Dosen verordnet werden und die Therapie mußte gut überwacht werden, mit sorgfältigen Untersuchungen und Einhaltungen der Höchstmengen. Nachlässigkeiten bargen die Gefahr, Patienten süchtig zu machen oder in ihrer Sucht zu fördern. Die medizinische Lehrmeinung ließ keine Fragen offen:

„Die Abgabe von Kokain an als kokainsüchtig Erkannte zur Befriedigung ihrer krankhaften Begierde kommt für den gewissenhaften Arzt überhaupt nicht in Frage, sie hat [...] nichts mit ärztlicher Berufsausübung zu tun und fällt völlig aus dem Rahmen ärztlicher Tätigkeit."[296]

Während man noch Ende des 19. Jahrhunderts voller Begeisterung versucht hatte, Morphinisten mit Kokain zu behandeln[297], wurde nun vor den Gefahren des Kokainismus gewarnt.[298] Die Kokainabhängigkeit war als iatrogene Sucht, die darin der Morphinabhängigkeit entsprach, erkannt. Vom Arzt verlangte man im Umgang mit den Suchtkranken „unbedingt Festigkeit" anstatt „schwächliche Nachgiebigkeit"[299]. Die angemessene Behandlung wäre im Fall der Kokainisten laut Ehrenrat und Sachverständigen die Einweisung in eine Heilanstalt gewesen.

---

[294] AVD 55 (1928), Sp. 616
[295] ibid.
[296] KBSa 99 (1928), S.331.
[297] Siehe Koelbing (1985), S. 239.
[298] Laut Urteilsbericht, KBSa 99 (1928), S. 331, hatten das Landesgesundheitsamt und die Standesvertretungen vor dem das Urteil betreffenden Zeitraum Weckrufe und warnende Zuschriften zum Thema versandt.
[299] AVD 55 (1928), Sp. 616.

## III. Entscheidungen 153

Außer dem Mangel an Sorgfalt gegenüber den Patienten hielt der Ehrenrat das Verhalten der drei Ärzte auch deshalb für standesunwürdig, weil sie sich in den schlechten Ruf gebracht hatten, Kokainrezepte zu verkaufen. Der Arzt als Drogenhändler - das brachte den ganzen Ärztestand in ein schlechtes Licht. Schon der Verkauf von Heilmitteln oder jedwede Verbindung mit gewinnausgerichteten Unternehmen waren bereits schlecht angesehen. Wenn Ärzte nun in den Verdacht kamen, Suchtkrankheiten aus Geldgier Vorschub zu leisten, mußten wirkungsvolle Maßnahmen gegen eine weitere Schädigung des ärztlichen Ansehens ergriffen werden. Eine Veröffentlichung und Diskussion der Fälle in der Standespresse gehörte wohl zu den schärfsten Sanktionen auf überregionaler Ebene.

Auch in Preußen gab es Fälle, in denen Ärzte Suchtkranken Drogen verordneten. Die Verordnung lag grundsätzlich noch im Ermessen des einzelnen Arztes, oder wie es wörtlich im Urteilstext des Ehrengerichts für Berlin hieß:

„Das Ehrengericht hat nicht zu prüfen, ob der Angeschuldigte sich gegen die den Opiummißbrauch erlassenen gesetzlichen Bestimmungen vergangen hat. [...] Ebensowenig darf das Ehrengericht in eine Erörterung der Frage eintreten, ob der Angeschuldigte gegen die Regeln der ärztlichen Wissenschaft verstoßen hat."[300]

Ein Berliner Arzt hatte mehreren Morphinabhängigen dauernd Morphium verschrieben. Er hatte die Patienten regelmäßig gesehen und untersucht und außerdem versucht, sie zu Entziehungskuren zu bewegen. Da diese sich eine Entziehungskur aufgrund ihrer ärmlichen Verhältnisse nicht leisten konnten, hatte er das Morphium aus sozialen Gründen „zur Erhaltung der Arbeitsfähigkeit"[301] weiter verordnet und die Dosis sehr langsam reduziert. Das Ehrengericht fand zwar das Verhalten des Beklagten bedenklich, da dieser sich jedoch auf die vorbehandelnden, sehr angesehenen Ärzte berufen konnte, die sogar noch höhere Dosen verschrieben hatten, wurde er freigesprochen. Auch ein Arzt, der größere Mengen Kokain verschrieben hatte, wurde in Preußen freigesprochen, obwohl man das Verhalten grundsätzlich mißbilligte.[302]

In beiden Fällen hatten sich die Ärzte wohl noch an die Grundregeln ärztlicher Behandlung gehalten, und das Verordnen von Drogen gehörte zur Therapie, die jeder Arzt frei wählen konnte. Die Kranken mußten untersucht werden, die Rezepte durften nur über kleine Dosen ausgestellt werden, und die Verwendung

---

[300] Urteil vom 23.3.1932, LAB, Pr.Br.Rep. 57, Nr. 505.
[301] ibid.
[302] RMK II 50 (1929), S. 3.

mußte schriftlich angeordnet werden.³⁰³ Was die Verordnung selbst betraf, gingen die wissenschaftlichen Meinungen noch zu weit auseinander, als daß von der Verletzung medizinischer Grundregeln hätte gesprochen werden können. Wie aus den Urteilsbesprechungen in den großen Zeitschriften zu entnehmen war, wurde die Drogenabgabe an Abhängige Ende der 1920er Jahre im gesamten Reich eher abgelehnt. Entscheidend bei der Beurteilung eines Verstoßes gegen die Standespflichten war das ärztliche Ansehen in der Öffentlichkeit.

Dem Ansehen abträglich war die leichtfertige, gewerbsmäßige Abgabe von Rezepten, die nicht mehr in einem wie auch immer gearteten therapeutischen Kontext standen. Die Verschreibung großer Mengen von Drogen oder auch Nahrungs- und Stärkungsmitteln stellte einen Mißbrauch der ärztlichen Befugnisse dar. Was Morphium und Kokain anging, mußten die Mediziner auch darauf bedacht sein, nicht den Eindruck zu erwecken, sie produzierten eine Sucht und verdienten auch noch an ihr.³⁰⁴

## 3.4. Abrechnung

Was die Abrechnung mit den Krankenkassen sowie die Rechnungen an Patienten betraf, ging es in den Ehrengerichtsprozessen um Einhaltung von Gebührenordnungen, Richtigkeit der Rechnung, Wucher und Unterbietung. Manipulationen der Abrechnungen mit den Krankenkassen sind nicht erst eine Erfindung unserer Zeit. Auch in den 1920er Jahren kamen solche Verfehlungen häufiger vor. Grundsätzlich sahen die Ehrengerichte ihren Aufgaben allerdings nicht im Bereich von Honorarstreitigkeiten, die demnach „in erster Linie vor die ordentlichen Gerichte"³⁰⁵ gehörten.

---

[303] In Hannover wurde eine Arzt ehrengerichtlich verurteilt, weil er größere Mengen Morphiumpulver ohne genügende schriftliche Anordnung zu dessen Verwendung verschrieben hatte. Geschäftsbericht des ärztlichen Ehrengerichts für die Provinz Hannover für das Jahr 1926, LÄK Niedersachsen.
[304] Bereits Hufeland führte 1836 die Opiumsucht auf therapeutische Ursachen zurück und Kraepelin stellte um 1900 fest, daß der Morphinismus eine iatrogene Erkrankung darstelle. Auch der Kokainismus war durch Ärzte, die damit unter anderem den Morphinismus zu kurieren suchten, verursacht. Siehe Koelbing, Therapie, (1985), S. 238f sowie ders., Gesichtspunkte, (1971), S. 63.
[305] Siehe EPEA 5, S. 31. Auch an anderer Stelle wird in einem EGH-Urteil darauf hingewiesen, „daß Streitigkeiten über die Höhe der Gebührenforderung eines Arztes vor die ordentlichen Gerichte gehören". Siehe EPEA 4, S. 52.

Die Abrechnungsmodalitäten waren in der Weimarer Republik nicht einheitlich, denn immer wieder gab es neue Vereinbarungen zwischen ärztlichen Verbänden und Kassenverbänden.[306] Teilweise zahlten Kassen Pauschalen, aber auch Einzelleistungen wurden abgerechnet, wobei die Ärzte in freiberuflicher Praxis arbeiteten. Das System blieb in seinen Grundzügen bis heute erhalten, so daß auch die Manipulationen und Betrugsversuche bei der Kassenabrechnung einem 1988 erstellten „Katalog der Betrugsmethoden"[307] recht ähnlich sind. Unterschieden werden danach unter anderem Luftabrechnungen (die abgerechneten Leistungen wurden nicht erbracht), Leistungsanreicherung (Leistungen wurden angehäuft, gesplittet oder aufgewertet) und Leistungsblasen (nicht indizierte Leistungen wurden erbracht).

*Rechnungsmanipulationen*

Die Abrechnung nicht erbrachter Leistungen wurde in Sachsen als schweres Vergehen bewertet. Ein Arzt, den ein ordentliches Gericht zu zwei Monaten Gefängnis wegen Berechnung von nicht erbrachten Leistungen verurteilt hatte, wurde vom EGH in derselben Sache zusätzlich schwer bestraft, mit einer Geldstrafe von 1000 Mark und Entzug des Wahlrechts zur Ärztekammer für fünf Jahre, was vermutlich mit einem Verlust der Kassenzulassung für diesen Zeitraum verbunden war.[308]

Auch im Fall doppelter Abrechnung - der Arzt hatte sowohl gegenüber der Ortskrankenkasse als auch gegenüber dem Fürsorgeamt Gebühren für eine Behandlung berechnet - sprach der EGH eine hohe Geldstrafe von 500 Mark aus.[309] Solche Luftabrechnungen wurden als Betrug bzw. als an Betrug grenzend bewertet. Ärzte setzten sogar nicht indizierte Therapien an, um ihr Geschäft am Laufen zu halten. Dies ging so weit, daß in einem Fall ein Arzt die Laborwerte seines Patienten fälschte, um eine Therapie durchführen zu können. Der Arzt gab gegenüber dem Patienten vor, die Blutuntersuchung auf Syphilis sei positiv

---

[306] Eine Darstellung der Entwicklung des Kassenarztwesens mit seinen verschiedenen ökonomischen Problemen führt im Rahmen dieser Arbeit zu weit. Siehe dazu Tennstedt, Selbstverwaltung, (1977), S. 125ff., Thomsen, Ärzte, (1996), S. 65ff. sowie Jütte, Geschichte, (1997) mit weiteren Verweisen.

[307] Siehe Hempler / Schäfer, Abrechnungsmanipulationen, (1988), S. 121ff.

[308] Urteil vom 15.5.1928, SächsHStA, MI, 15201, Bl. 191-194.

[309] Urteil vom 21.1.1932, SächsHStA, MI, 15202, Bl. 433-436.

ausgefallen, und begann eine entsprechende Therapie. Damit verschaffte er sich einen zahlenden Patienten für seine Praxis ohne Rücksicht auf dessen Schaden.[310]

Anreicherung und Aufwertung von ärztlichen Leistungen waren ebenfalls Wege, um die Einnahmen zu erhöhen. In Sachsen hatte ein Sanitätsrat viel zu viele Einzelleistungen - quasi jeden Handgriff - einzeln berechnet und außerdem einfache Maßnahmen wie Pinselungen oder Auflagen als aufwendigere und teurere Verbände abgerechnet. Der EGH stellte standesunwürdiges Verhalten fest ohne eine Strafe auszusprechen. Alter und Rang als Sanitätsrat trugen wohl einiges zum günstigen Gesamteindruck bei, der bei der Einschätzung der Motive eine Rolle spielte. Daher nahmen die Ehrenrichter zugunsten des Arztes an, er habe den Krankheiten zuviel Bedeutung zugemessen und nicht seine Leistungen angereichert, um jemanden zu schädigen.[311]

Ein eindeutiges Vorgehen der Ärzteorganisationen gegen Betrugsversuche gegenüber den Krankenkassen war bei der angespannten Lage im Verhältnis Kassen - Ärzteschaft unbedingt angezeigt, wenn die ärztlichen Standesorganisationen ihre Interessen in diesem Kampf durchsetzen wollten. Die Ärzte strebten nach größtmöglicher Unabhängigkeit von den Kassen und versuchten, sich jeder Kontrolle von außen zu entziehen.[312] Anstelle von Fremdkontrolle etwa durch Vertrauensärzte der Krankenkasse wünschte sich die Ärzteschaft Selbstkontrolle. Die Ehrengerichte stellten hier nur eine Möglichkeit dar, denn vor allem die Kassenärztlichen Vereinigungen, die 1931 rechtlich anerkannt wurden, kontrollierten die Ärzte in wirtschaftlichen Belangen, so auch die Richtigkeit der Abrechnungen.

Dabei hatte die Ärzteschaft nicht nur im Interesse der Krankenkassen ein Auge auf die Abrechnungspraxis. Zu ihrem eigenen Nutzen sollten die Rechnungen einheitliche Posten enthalten, wozu die Gebührenordnung diente, sofern man sie auch anwendete. Gegenstand ehrengerichtlicher Verhandlungen war hier z. B. die Berechnung von Fahrtkosten. 1926 wurde in Preußen ein Arzt mit einem Verweis bestraft, weil er für die Fahrten mit dem eigenen Automobil nicht die entsprechenden Gebühren erhoben hatte, wie es die Ordnung des kassenärztlichen

---

[310] Geschäftsbericht des ärztlichen Ehrengerichts für Berlin und Brandenburg für das Jahr 1924, (Verfehlung 1). GStA PK, I. HA, Rep. 76 VIII B, Nr. 830.
[311] Urteil vom 16.4.1921, SächsHStA, MI, 15200, Bl. 27.
[312] Vertrauensärzte, die im Auftrag der Kassen Kontrollfunktionen ausübten, waren in der Ärzteschaft sehr unbeliebt und wurde „grundsätzlich als Stachel im Fleisch des angestrebten freien Arztberufs angesehen". Siehe Wolff, Interessen, (1997), S. 131.

Vereins vorsah.³¹³ Er erhielt eine Strafe, weil er eine Verpflichtung gegenüber einem Verein nicht eingehalten hatte.

Der EGH sah darin explizit einen Verstoß gegen die Standespflichten, der nicht auf rein wirtschaftlichem Gebiet lag. Wie bei den Verträgen mit den Krankenkassen³¹⁴, wurde auch in Gebührenfragen eine Konstruktion der Verpflichtung gegenüber dem kassenärztlichen Verein als Begründung wirtschaftlicher Regulierung durch ärztliche Organisationen gewählt. Die Verknüpfung des Vereinsgeistes mit den Geboten der Standesehre machte die wirtschaftspolitischen Einrichtungen diszipliniert und durchsetzungsfähig.

*Rechnungen an Patienten*

Die Pflicht zur korrekten Abrechnung erstreckte sich aber nicht nur auf die Krankenkassenabrechnung, sondern auch auf Privatrechnungen, wenngleich es hier viel seltener zu Klagen kam. In Preußen hatte ein Arzt die Rechnung für eine Patientin trotz Zusage und Ermahnungen nicht spezifiziert. Die Patientin konnte so den Betrag bei ihrer Kasse nicht zurückfordern. Der EGH Berlin sah darin eine „mit den Standespflichten des Arztes unvereinbare Rücksichtslosigkeit gegenüber Patienten" und bestätigte die verhängte Strafe - Verweis und 50 Mark Geldstrafe.³¹⁵ Zwar gehörte es nicht zu den Berufspflichten, jede Rechnung als Liste von Einzelleistungen zu erstellen, aber auf jeden Fall durften die Ärzte dem privaten Abrechnungssystem mit Kassen nicht im Wege stehen.

Patienten sollten von Ärzten auch nicht übervorteilt werden. Dies stellte das Berliner Ehrengericht fest: „Gewohnheitsmässige Ausbeutung geschäftsungewandter Patienten" meldete es für das Jahr 1923 als bestraftes Vergehen.³¹⁶ Der EGH Berlin verurteilte ebenfalls einen Arzt, der die Ahnungslosigkeit seines Patienten für finanzielle Vorteile ausgenützt hatte. Dieser Arzt hatte sich einen Wechsel über das Honorar für die gesamte Behandlung im Voraus ausstellen lassen, um auf jeden Fall diesen Gesamtbetrag zu kassieren, ohne seine Aufwendungen noch einmal zu prüfen oder einen möglichen vorzeitigen Behandlungsabbruch zu berücksichtigen.³¹⁷

---

³¹³ Urteil vom 24.6.1926, EPEA 4, S. 64f. Auch im RMK wurde ein solcher Fall veröffentlicht. Siehe RMK II (1926), S. 6.

³¹⁴ Siehe dazu Kap. 3.1.5 und 4.1.

³¹⁵ Urteil vom 10.12.1928, EPEA 5, S. 32.

³¹⁶ Geschäftsbericht des ärztlichen Ehrengerichts für Berlin und Brandenburg für das Jahr 1923, (Verfehlung 11). GStA PK, Rep. 76 VIII B, Nr. 830.

³¹⁷ Urteil vom 31.5.1924, EPEA 4, S. 32f.

Zwei Gesichtspunkte spielten bei der Beurteilung des Verhaltens eine Rolle: Grundsätzlich war es ein Verstoß gegen die Standesehre, einen Wechsel über die Gesamtbehandlung im Voraus ausstellen zu lassen; hinzu kam erschwerend, daß der Patient sich offenbar nicht über die Bedeutung des Schriftstücks im Klaren gewesen war. Die Gesamtbehandlung im Voraus zu liquidieren wurde vermutlich nicht nur wegen des möglichen Behandlungsabbruchs und der ungenauen Auflistung der aufgewendeten Mühen beanstandet, sondern auch wegen der Unsicherheit der ärztlichen Prognose. Das Urteil betonte die Patientenseite, und die Maßregelung war ein Schutz für die weniger gebildeten oder auch aus Krankheitsgründen benachteiligten Menschen. Einem Kranken konnte es nicht zugemutet werden, sich auch noch mit den Details der Zahlungsmodalitäten zu beschäftigen. Der Arzt durfte die asymmetrische Beziehung nicht für seine wirtschaftlichen Belange ausnutzen. Weiterhin konnte der Patient die Behandlung aufgeben, und Dauer und Erfolg einer Therapie waren nicht genau vorherzusehen. Die ärztlichen Leistungen konnten nicht als Paket verkauft werden, genausowenig wie Behandlungserfolg und -dauer garantiert werden konnten.[318]

Anders verfahren wurde mit einem Klinikbetreiber, der einem Patienten, der die Behandlung abgebrochen hatte, 1200 Mark entgangenen Gewinn in Rechnung gestellt hatte. In diesem Fall gaben die Ehrenrichter dem Arzt recht, da sie annahmen, daß dieser „im Hinblick auf die ausdrückliche Verabredung eines vier- bis sechswöchigen Verbleibens in der Klinik besondere Aufwendungen gemacht" habe.[319] Wie bei der Reklame unterschied man auch bei der Abrechnung zwischen Niedergelassenen und Inhabern von Privatkliniken. Der Gewerbecharakter einer Klinik erkannten die Ehrengerichte an, während der einzelne praktische Arzt auf den Eindruck, er betreibe seinen Beruf gewerbsmäßig zu verzichten hatte. In der Ärzteschaft herrschte darüber nicht unbedingt Einigkeit. Die erste Instanz, das Ehrengericht Berlin, hatte in der Forderung nach entgangenem Gewinn im Fall des Klinikbesitzers sehr wohl einen Verstoß gegen die Standesehre gesehen und begründete diese Meinung mit der gesellschaftlichen Position des Arztes:

> „'Inhaltlich mag die Vereinbarung einen Verstoß gegen die ärztliche Standesehre darstellen, insofern sie nämlich die Stellung des Arztes der des Handwerkers und des

---

[318] Wegen falscher Heilversprechen wurden in Sachsen mehrere Ärzte zu einer Geldstrafe von 100 Mark verurteilt. Sie hatten die Heilung von Gonorrhoe in zwei Tagen versprochen. Urteil vom 6.11.1920, SächsHStA, MI, 15200, Bl. 4-11.
[319] Urteil vom 20.3.1922, EPEA 4, S. 51ff.

III. Entscheidungen 159

Zeitangestellten annähert und darum der hohen Meinung der Ärzte von ihrem Beruf widerspricht.'"[320]

Nach höchstrichterlicher Ansicht war jedoch - im Gegensatz dazu - ein Arzt, der eine Heilanstalt besaß, als Gewerbetreibender zu betrachten, der als Unternehmer Gewinne erzielen mußte.

Damit war das Konzept der ärztlichen Ehre auf eine ganz bestimmte Gruppe von Ärzten zugeschnitten, nämlich die niedergelassenen Allgemein- und Fachärzte. Eine Privatklinik oder ein Sanatorium zu betreiben war doch ein ganz anderes finanzielles Risiko und erforderte offenbar eine stärkere Konzentration auf die Wirtschaftlichkeit als eine Praxis. Daher wurde solchen unternehmerisch tätigen Ärzten ein Freiraum eingeräumt, der für die Ärzteschaft zweckmäßig war.[321]

*Einheitlichkeit ärztlicher Honorare*

Bisher wurden die Fälle beleuchtet, in denen Ärzte von der falschen Abrechnung direkt profitierten, indem sie die Rechnung zu ihren Gunsten manipulierten. Aber auch Ärzte, die unentgeltlich oder zu billig behandelten, konnten standesrechtlich verfolgt werden. Die Pflicht, ein angemessenes Honorar zu veranschlagen, war in den Standesordnungen festgehalten. Andere Ärzte zu unterbieten, galt als unkollegial, besonders wenn ein Arzt versuchte, dadurch Patienten abzuwerben bzw. einen anderen Arzt aus einem Gebiet zu verdrängen. Die Sätze der Gebührenordnung durften in den Honorarforderungen nicht unterschritten werden. Nur unbemittelten Personen sowie nahen Freunden, Angehörigen und Kollegen durfte das Honorar erlassen werden.[322]

---

[320] ibid., S. 52.
[321] Siehe dazu auch Kap. 3.3.2. sowie Binder, Standesrecht, (1999). Im Bereich der Reklame wurde zwischen Betreibern von Sanatorien und niedergelassenen Ärzten aus demselben Grund unterschieden.
[322] In der sächsischen Standesordnung war im § 11 das Verdrängen von Kollegen durch Anbieten billigerer oder unentgeltlicher Hilfeleistung verboten. § 14 regelte die Honorarforderungen: „Es steht dem Arzte zwar frei, unbemittelten Kranken das Honorar ganz oder teilweise zu erlassen, dagegen ist es der Stellung des Arztes nicht würdig, zahlungsfähige Personen - von Standesgenossen und deren Angehörigen und ihm nahe Befreundeten abgesehen - in der Aussicht oder zu dem Zwecke, sich damit anderweitige Vorteile zu verschaffen, das Honorar zu erlassen oder die Honorarforderung unter die Minimalsätze der ärztlichen Gebührentaxe für ärztliche und zahnärztliche Praxis herabzusetzen." Rumpelt, Ärzteordnung, (1904), S. 100f. Auch die preußischen Standesordnungen enthielten entsprechende Absätze.

Allerdings blieb dem Arzt immer noch ein Ermessensspielraum. Wenn kein Kollege geschädigt wurde, galt die Herabsetzung des Honorars nicht als unlauter. 1927 sprach der EGH Preußen ein Arzt, der unentgeltliche Behandlungen bei zahlungsfähigen Patienten durchgeführt hatte, frei, weil aus dem Kollegenkreise keine Beschwerden kamen und andere Gegenwerte als Geld anerkannt wurden.[323] Meistens sahen die Richter aber doch eine Schädigung der Kollegen und des Ansehens der gesamten Ärzteschaft, wenn Ärzte - aus welchen Motiven auch immer - auf ihre Bezahlung verzichteten, es sei denn, die Patienten waren wirklich arm.

In Sachsen wurden 1925 gleich mehrere Ärzte wegen unentgeltlicher Hilfeleistung verurteilt. Sie hatten als festangestellte Ärzte Kranke ohne zusätzliche Vergütung behandelt. Damit hatten sie gegen ihre ehrenwörtliche Verpflichtung gegenüber dem Leipziger Verband verstoßen und waren so aus „sicherer Stellung den schwer um ihr Dasein kämpfenden praktischen Ärzten in den Rücken gefallen". Zwar nahmen die Richter mitmenschliche Motive an und keine Böswilligkeit, aber trotzdem hielt man das Verhalten für unüberlegt und stellte fest, daß die Ärzte ihre ehrenwörtliche Verpflichtung nicht so ernst genommen hätten, wie es üblich und notwendig war.[324]

Die Frage der Honorierung war in der Medizin ein grundsätzliches Problem, das in der deontologischen Literatur diskutiert wurde. Moll widmete sich diesem Thema in seinem Buch Ärztliche Ethik recht ausführlich. Danach war die ärztliche Tätigkeit auf den Gelderwerb ausgerichtet, die Ethik forderte keine „keine besonderen Lasten im Interesse der Humanität" von den Ärzten.[325] Auf Seiten der Patienten sah er verschiedene Ursachen für den Unwillen, gesundheitliche Maßnahmen und ärztliche Hilfe zu bezahlen. Er machte die Tradition der Ordenskrankenhäuser, die als Vorbild unentgeltlicher Nächstenliebe dienten und die Polikliniken, die kostenlos behandelten, dafür verantwortlich, denn dort wurden die Gegenleistungen in anderer, nicht so offensichtlicher Form erbracht, indem die Patienten beispielsweise zu wissenschaftlichen oder Lehrzwecken zur Verfügung standen. Außerdem erkannte er eine „falsche Beurteilung der Geistesarbeit"[326] durch die Öffentlichkeit zum materiellen Schaden der Ärzte aufgrund der „Urteilsschwäche vieler Leute"[327], die immer noch meinten, ein guter Rat oder ein Rezept zu schreiben, koste den Arzt nichts.

---

[323] Urteil vom 22.6.1927, EPEA 4, S. 78.
[324] Urteil vom 10.1.1925, SächsHStA, MI, 15200, Bl. 239-48.
[325] Moll, Ethik, (1902), S. 286.
[326] ibid., S. 289.
[327] ibid., S. 290.

Aber auch auf Seiten der Ärzte sah Moll massive Probleme hinsichtlich der Bezahlung. Seiner Meinung nach wurde der humanitäre Charakter des Arztberufes in der Öffentlichkeit zu stark herausgestellt. Daraus leiteten die Patienten ein Recht auf kostenlose Hilfe ab. Außerdem hielt er eine so nach außen gerichtete explizit selbstlose und humane Einstellung für eine zweifelhafte Tugend. Er vermutete dahinter handfeste Eigeninteressen wie beispielsweise gesellschaftlichen Ruhm und Anerkennung in der Öffentlichkeit. Noch ein weiterer Aspekt bei der Erhebung des ärztlichen Honorars war nach Molls Ansicht von Bedeutung. Die ärztliche Tätigkeit als Lohnarbeit zu betrachten war für die Ärzte mit erniedrigenden und peinlichen Gefühlen verbunden. Dies drückte sich demnach auch in der Wortwahl aus:

> „Man spricht nicht von Kunden oder Arbeitgebern des Arztes, sondern von Patienten oder Klienten, die Rechnung wird mit Liquidation bezeichnet; auch die Ausdrücke Honorar statt Lohn und Honorierung statt Entlöhnung zeigen, dass der Arzt seine Kunst nicht gern mit der Leistung des Lohnarbeiters oder Kaufmanns vergleicht. *Honorarium* heisst Ehrengeschenk. [...]"[328]

Moll erstellte in seinem Kapitel „Wirtschaftliches" eine scharfsichtige Analyse des Verhältnisses der Ärzte zum Geld. Er erkannte die Spannung zwischen den altruistischen Motiven, die die ärztliche Tätigkeit bestimmen sollten, und den finanziellen Notwendigkeiten zur Existenzsicherung. Aufschlußreich erscheint insbesondere seine Interpretation der ärztlichen Haltung, die sich so sehr auf das Besondere des Berufes und auf die Abgrenzung von den gewerblichen Tätigkeiten richtete.

Der Arzt begleitete scheinbar ganz selbstlos leidende Menschen an den Grenzen und Abgründen ihres Lebens, stets zeigte er sich bereitwillig, anderen zu helfen. Mit diesem edlen Selbstbild vertrug es sich schlecht, etwas so simples und schnödes wie Geld als Gegenleistung zu verlangen. Dies war nur in Form eines Honorars, einer freiwilligen, dankbaren Gabe, mit der ärztlichen Ehre zu vereinbaren[329]; und wenn der Arzt dieses Honorar verlangen mußte, um seine Praxis zu finanzieren und die Familie zu unterhalten, schämte er sich womöglich noch.[330] Mit der humanen und altruistischen Grundeinstellung der Menschen, die

---

[328] ibid., S. 290f.
[329] Siehe auch Nye, Medicine, (1997), S. 67.
[330] „Von einem bekannten Arzt wird erzählt, er sei am Anfang der Praxis stets vor Scham errötet, wenn ihn ein Patient nach der Höhe des Honorars fragte. Später sei er auch errötet, aber nur dann, wenn der Patient nicht danach fragte, und zwar aus Aerger drüber." Moll wählte diese Anekdote um die Ahnungslosigkeit der Berufsanfänger und die Peinlichkeit, die mit

den ärztlichen Beruf ergriffen, als Selbstzweck gab sich Moll jedoch nicht zufrieden. Je auffälliger die humanitäre Haltung nach außen gezeigt wurde, desto mehr schien sie ihm mit eigennützigen Motiven verbunden. Gehässig verglich er dieses Verhalten mancher Ärzte mit „der Humanität und Nächstenliebe jüngerer und älterer Damen in Wohltätigkeitsbazaren, da Skeptiker als Motiv hierbei weniger den Wunsch sehen, Bedürftigen zu helfen, als vielmehr Toiletten, Schmuckgegenstände und Körperformen zur Schau zu stellen."[331]

Moll stellte nicht nur die Mechanismen heraus, die im Rahmen von Helfertätigkeiten zur Vermehrung des Prestige in Gang gesetzt werden konnten, er sah sogar eine Art Ökonomie hinter solchen Verhaltensweisen. So erkannte er bei der unentgeltlichen ärztlichen Behandlungen außer Geld auch andere Formen der Gegenleistung an, man könnte von symbolischen Gegenleistungen sprechen. Um sich nämlich in der Medizin einen Ruf zu verschaffen, war Geld gar nicht besonders geeignet. Dafür konnte beispielsweise eine namhafte Persönlichkeit im Kreis der Patienten wesentlich nützlicher sein, denn so etwas förderte die Bekanntheit, obwohl dem Anschein nach keine Gegenleistung erbracht wurde. Moll zog hier die Parallele zur Kunst:

> „Diese Gruppe von Klienten ist etwa mit den Inhabern von Freibilletten im Theater zu vergleichen. Der Direktor gibt diese nicht aus, damit die anderen einen Genuss haben, sondern um den Schein der Fülle zu erwecken oder durch die Anwesenden den Ruf des Theaters zu verbreiten."[332]

Welche Rolle spielte nun die Ehrengerichtsbarkeit in Anbetracht des problematischen Umgangs der Ärzte mit der Bezahlung ihrer Leistungen? Es ist schwer zu rekonstruieren, wie die Einstellung zur Frage des Honorars in den 1920er Jahren im einzelnen aussah. Auf der einen Seite sind die massiven Forderungen der wirtschaftlichen Verbände, namentlich des Hartmannbundes, die Ärztestreiks, die ständigen Klagen in der Standespresse über die schlechte wirtschaftliche Situation zu sehen. Gekämpft wurde allerdings nicht um Tarife, sondern um die Freiheit der Arztwahl und des Arztberufs. Trotzdem ging es letztlich um Geld und dies wurde gelegentlich auch ausgesprochen. Den Beobachtungen, die Moll um die Jahrhundertwende bei den Ärzten machte, sei ein Satz aus dem Aerztlichen Vereinsblatt von 1900 gegenübergestellt, dessen Autor sich klar zur materialistischen Sicht bekannte:

---

der Erstellung der Rechnung verbunden war zu veranschaulichen. ibid., S. 295f.
[331] ibid., S. 288.
[332] ibid., S. 289.

„Bis jetzt haben wir Ärzte bei unseren Kämpfen nur immer auf die Standeswürde und Standesehre gepocht - ich sage Ihnen, Geld, Geld ist die Hauptsache. Verlangen wir für unsere schwere und aufreibende, entsagungsvolle Arbeit eine anständige Entlohnung, fort mit den Dienstmanntaxen, dann wird auch die Standeswürde und Standesehre am besten gewahrt.[...]"[333]

Auf der anderen Seite ist es aber durchaus denkbar, daß es trotz der Agitation der Ärzteverbände für den einzelnen Arzt entwürdigend war, sich ständig um sein Auskommen zu bemühen, wenn es auch in den wirtschaftlichen Krisenzeiten keine Alternative gab.

Dies erklärt den Sinn ehrengerichtlicher Verfahren wegen Abrechnungssachen zum Teil. Eigentlich waren für diesen Bereich die Kassenärztlichen Vereinigungen zuständig, trotzdem wurden auch die Ehrengerichte angerufen. Die ehrengerichtliche Rechtsprechung sorgte dafür, daß die Standeswürde trotz der wirtschaftlichen Nöte gewahrt blieb, indem bestimmte Ehrvorstellungen im Zusammenhang mit der Entlohnung ärztlicher Leistungen festgehalten wurden.

Es sollte den Ärzten nicht peinlich sein, ein Honorar zu verlangen, vielmehr waren sie durch die Standesordnungen dazu verpflichtet. Unentgeltliche Hilfeleistung für Personen, die zahlungskräftig waren, wurde als unwürdig und beschämend umgewertet. Das Honorar, Merkmal des freien Berufs, erfuhr dadurch eine symbolische Aufwertung. In einer Situation, in der die Ärzteschaft befürchten mußte durch die Übermacht der Krankenkassen als Lohnarbeiter zu enden und entsprechend Ansehen zu verlieren, war es für den Ärztestand zweckmäßig, die Honorarangelegenheiten so zu regulieren, daß sie einen Ansehensgewinn brachten.

3.5. Gewerbeausübung - Ärzte als Verkäufer und Zusammenarbeit mit Nichtärzten

Seit 1869 unterstanden die Ärzte der Gewerbeordnung, und doch durften sie nicht als Verkäufer oder Unternehmer auftreten. So wie Reklame als Mittel des freien Wettbewerbs und geschäftliche Verbindungen mit wirtschaftlich ausgerichteten Betrieben verboten waren, galten auch die Arbeit in einem freien Unternehmen und Verkaufsgeschäfte im Zusammenhang mit der Praxis als standesunwürdig. Der Entwurf einer Standesordnung für die deutschen Ärzte von 1925 verneinte den gewerblichen Zweck der Berufsausübung explizit:

---

[333] AVD 27 (1900), Sp. 381; auch bei Tennstedt, Selbstverwaltung, (1977), S. 77.

„Die Ausübung dieses Berufes ist kein gewerbliches Unternehmen, sondern wird geleitet von dem höheren Gesichtspunkte der Fürsorge für die Gesundheit [...]."[334]

Diese Feststellung erschien den Ärzten immerhin so wichtig, daß sie sie im allgemeinen Paragraphen 1 der Standesordnung in den ersten Abschnitt aufnahmen. In den vorausgegangenen Standesordnungen der Jahrhundertwende hatte es noch keine derartige Formulierung gegeben, denn erst die Erfahrungen mit der Gewerbeordnung und der zunehmende wirtschaftliche Konkurrenzdruck unter den Ärzten hatte den Punkt so bedeutend werden lassen. Die allgemeine Vorschrift war im speziellen Teil der Standesordnung noch konkretisiert. Verboten waren der Verkauf und Vertrieb von Apparaten, Brillen, Heilmitteln und ähnlichem. Außerdem waren Kauf und Verkauf von Praxen sowie die Vermittlung solcher Geschäfte untersagt.[335] Die Ehrengerichte sorgten für die Einhaltung dieser recht genauen Regeln.

*Verkauf von Medikamenten und Heilmitteln*

In Preußen verurteilte der EGH einen Arzt, weil er seinen Patienten „biochemische Mittel und Tees" verkauft hatte. Der EGH stellte dazu fest:

„Die Abgabe von Arzneien durch einen Arzt an seine Patienten in gewerbsmäßiger Weise verstößt [...] gegen die Standesehre [...] es sei denn, daß es sich um Mittel handelt, die der Arzt auf Grund besonderer Erlaubnis (Dispensierrecht) abgeben darf."

Außerdem bedeutete sein Vertrieb eine „ungehörige Konkurrenz" für die umliegenden Apotheken.[336] Der EGH berücksichtigte in seiner Argumentation zwei Gedanken, nämlich einerseits die gewerbsmäßige Art und Weise der Handlungen und andererseits die Schädigung einer ganzen Berufsgruppe - der Apotheker.

Im Reichs-Medizinal-Kalender wurde ein ähnlicher Fall publiziert. Ein Arzt hatte Arzneimittel zu hohen Preisen verkauft und die Apotheken bei der Herstellung umgangen. Ärzte sollten die medikamentöse Behandlung nur anordnen, aber die einzelnen Mittel weder herstellen noch vertreiben. Die Qualität der Arzneimittel war auch für den Ruf der gesamten Medizin von Bedeutung, so daß die Ärzteschaft daran interessiert war, den Apothekern einen angemessenen Platz im Gesundheitswesen zu überlassen und das Verhältnis zwischen den

---

[334] Entwurf einer Deutschen Standesordnung, AVD 52 (1925).
[335] ibid., §§ 5 und 6.
[336] Urteil vom 13.11.1926, EPEA 4, S. 50f.

III. Entscheidungen 165

Berufsgruppen nicht durch einen freien Wettbewerb zu belasten. Nachdem die Mediziner im 19. Jahrhundert darauf hingewirkt hatten, daß auch die Apotheker freiberuflich und unter selbst auferlegten Berufspflichten tätig waren, konnten sie sich auf deren Arbeit bei ihren Verordnungen verlassen und schätzten die Mitglieder dieser Gruppierung als ehrenwerte Anbieter auf dem Gesundheitsmarkt.[337] Dieses Verhältnis sollte nicht durch eigennützige Bestrebungen einzelner Ärzte getrübt werden.

Auch Brillen durften Ärzte nicht verkaufen; ein Urteil von 1922 dazu wurde in der Entscheidungssammlung des EGH Preußen und im Reichs-Medizinal-Kalender sehr ausführlich besprochen.[338] Der betreffende Arzt war wegen des Verkaufs von Brillen mit einer Warnung bestraft worden. In der Begründung hieß es:

„Der ärztliche Beruf muß freigehalten werden von allen Einmischungen des rein gewerblichen Lebens." [339]

Der Fall diente dem EGH als Exempel, um die Besonderheit des Arztberufes im Vergleich zu Gewerbstätigkeiten zu verdeutlichen. Dies war offenbar nötig geworden, denn der angeklagte Arzt vertrat eine recht laxe Auffassung vom Zweck der ärztlichen Berufstätigkeit. Er war der Meinung, daß die differenzierte Rechtsprechung doch nur „'ein Spiel mit Worten' sei und daß [...] in Wahrheit jeder, der Arzt wie auch der Richter, ein Gewerbe treibe, für dessen Ausübung er bezahlt werde."[340]

Die Ehrenrichter sahen sich genötigt, einmal mehr klar zu stellen, welche besonderen Aufgaben der Arzt in seinem Beruf versah und inwiefern dabei die Abgabe von Heilmitteln betroffen war. Daß der Fall auch im Reichs-Medizinal-Kalender so stark ausgebreitet wurde, mag als Hinweis dafür gelten, daß auch in der breiten Ärzteschaft zu vage Vorstellungen von ihrer außergewöhnlichen Berufung und ihrer Abgrenzung von den Kaufleuten und Handwerkern herrschten. Die Ehrenrichter zitierten in ihrer Urteilsbegründung auch das Reichsgericht als Autorität, um ihre Auffassung zu untermauern. Das Reichsgericht hatte 1907 die

---

[337] Die Apotheker waren als Freiberufler ebenfalls in Kammern organisiert und die wesentlichen deontologischen Schriften für Apotheker stammten aus ärztlicher Feder. Sie waren von der Integrität der Apotheker insofern abhängig, als daß die Qualität der Arzneimittel „über Ruf und Ehre der Mediziner entschied." Siehe Leidig, Standesethik, (1997), S. 186ff.
[338] Urteil vom 20.3.1922, EPEA 4, S. 47ff und RMK II (1926), S. 4.
[339] Siehe RMK II (1926), S. 4.
[340] Siehe EPEA 4, S.49.

Besonderheiten der freien Berufe Arzt und Anwalt umrissen, die es von den Gewerbetreibenden unterschied. Danach war der Arztberuf vor allem geistiger Natur und auf das allgemeine Wohl gerichtet und nicht als wirtschaftliche Branche anzusehen. Trotzdem mußten auch die Ärzte honoriert werden, und das Reichsgericht erklärte, es sei längst ein „'Axiom [...], daß auch die höchste geistige Arbeit ohne Abbruch ihrer Würde ihren materiellen Lohn finden darf und soll.'"[341]

In den 1920er Jahren war es offenbar für die Ärzteschaft immer noch eine Gratwanderung, sich auf der einen Seite als rein geistig tätige Berufsgruppe darzustellen, der hohes Ansehen zukam, und auf der anderen Seite zu rechtfertigen, daß Ärzte in ihrer Praxis Geld verdienen mußten. Die Ehrengerichte wiesen darauf hin, daß das materielle Einkommen durchaus etwas würdiges und ehrenvolles war - solange es sich um ein Honorar und nicht um einen Bezahlung handelte. Daher rührten auch immer wieder die Konflikte um gewerbsmäßige Betätigung von Ärzten, besonders um ärztliche Reklame, aber auch um Verkäufe. Verkaufte also ein Arzt Brillen, waren die Kennzeichen der ärztlichen, freien Tätigkeit nicht mehr erfüllt. Sein Tun richtete sich nur auf den Gewinn, der dabei abfiel, denn es fehlte jede medizinische Notwendigkeit, daß der Arzt die Augengläser anstelle eines Optikers abgab. Für das Prestige des Ärztestandes konnte es nachteilig sein, wenn Patienten den Eindruck erhielten, sie besuchten Praxis und Kaufladen zugleich.

Anders lag die Sache dagegen beim Verkauf von Prothesen. Dies erläuterten die Richter in derselben Urteilsbegründung, um den Ärzten Klarheit über die Standespflichten zu verschaffen. Orthopädische Prothesen oder auch Glasaugen durften nämlich im Gegensatz zu Brillen oder Medikamenten verkauft werden und zwar, weil sie individuell angepaßt werden mußten. Den Aspekt der Individualität der ärztlichen Behandlung hob die Urteilsbegründung besonders hervor, wobei die Richter wohl gerade in der Zuwendung zum einzigartigen, besonderen der Krankheit eines Menschen ein Charakteristikum ärztlichen Handelns sahen, während massengefertigte Produkte nicht der individuellen Beziehung zwischen Arzt und Patient gerecht wurden. Daher war es eines Arztes würdig, eine Prothese zu entwerfen, anzufertigen und anzupassen, die nur für diesen einen Patienten geeignet war, wohingegen beispielsweise eine Brille - zumindest nach Ansicht der Ärzteschaft - auf mehrere Nasen passte. Anscheinend erhob auf die Herstellung und Anpassung von Prothesen keine andere akzeptierte Berufsgruppe Anspruch, und die Ärzte fielen nicht durch eine zusätzlichen, nach außen geführten Konkurrenzkampf auf.

---

[341] Siehe EPEA 4, S. 48.

*Praxisverkäufe*

Der Verkauf fertiger Waren an Patienten war also standeswidrig. Auch Kaufgeschäfte zwischen Ärzten suchten die ärztlichen Organisationen zu unterbinden, indem sie Praxisverkäufe in den Standesordnungen verboten und die Zahlung einer Entschädigung nur mit Genehmigung der Standesorganisationen zuließen. Der Reichs-Medizinal-Kalender führte in seiner Ausgabe von 1928 ein Urteil dazu auf. „Abschluß eines Kaufvertrages über die Überlassung einer ärztlichen Praxis." lautete die Überschrift. Beide vertragschließenden Ärzte waren vom preußischen EGH mit Verweis und Geldstrafe belegt worden.[342]

Das Verbot des Praxisverkaufs kann als weiterer Schritt gesehen werden, sich vom Gewerbe abzugrenzen und den Arztberuf als etwas besonderes darzustellen. Ärzte durften mit Kollegen keine Kaufgeschäfte abschließen, weil dies ein Gewinnstreben bedeutete anstatt der reinen Sorge um das Wohl der Patienten und des Gemeinwohls. Eigene wirtschaftliche Interessen mußten zurückgestellt werden zugunsten einer altruistischen Selbstdarstellung.[343] Erstens waren Kauf und Verkauf an sich gewerblich geprägte Handlungen, die von Ärzten im Rahmen ihrer Berufstätigkeit nicht ausgeführt werden sollten. Zweitens bedeutete ein Praxisverkauf die Notwendigkeit, diese nach einem Geldwert einzuschätzen und dies war ein empfindlicher Punkt.

Ärzte bekamen für ihre Leistungen ein Honorar und keine Bezahlung. Erfolgshonorare waren nicht erlaubt und die Aufwendungen waren nach der Gebührenordnung abzurechnen. Die Tätigkeit richtete sich nicht nach den zu erwartenden Gegenleistungen, sondern nach den gesundheitlichen Notwendigkeiten. Der Arzt hatte gemäß den Erkenntnissen der medizinischen Wissenschaft zu diagnostizieren und zu behandeln, wobei er den Aufwand nicht von der Zahlungskraft seines Klienten abhängig machen durfte. Außerdem wurde die medizinische Heilkunde seit dem ausgehenden 19. Jahrhundert als objektive, wissenschaftliche Tätigkeit aufgefaßt, so daß auch die Arbeit aller Ärzte den gleichen Wert haben sollte, was die Gebührenordnungen festhielten. Folgte man diesem Ideal, so scheint es nur konsequent, daß es aus denselben Gründen nicht möglich sein durfte, eine Praxis zu verkaufen. Eine Praxis sollte nicht als Geschäft

---

[342] Siehe RMK 49/II (1928), S. 3.
[343] Taupitz gibt die ausdrücklich altruistische Einstellung bei Zurückstellung egoistischer Motive als Merkmal der freien Berufe an. Dieses Merkmal resultiert aus gesellschaftlichen Rollenerwartungen, Machtbestrebungen des Standes, aber auch aus echter, empfundener Selbstlosigkeit. Taupitz, Standesordnungen, (1991), S. 59ff.

erscheinen, das finanziellen Gewinn einbringen sollte und konnte daher auch nicht wertvoller als eine andere sein. Die Standesorganisationen konstruierten durch diese Regelungen eine Gleichwertigkeit aller Niederlassungsorte und bekannten sich damit implizit auch zu der Auffassung, daß alle Patienten gleich viel wert waren.

*Arbeit mit Nichtärzten*

Traten Ärzte selbst als Gewerbetreibende im Rahmen ihrer Praxis auf, konnten sie ehrengerichtlich verfolgt werden. Ebenfalls nicht gestattet war die Zusammenarbeit mit gewerblichen Unternehmen. Ärzte durften ihren Namen nicht mit solchen Firmen in Verbindung bringen lassen, denn dies wurde als unwürdige Reklame angesehen. Außerdem war es nur in Ausnahmefällen erlaubt, für irgendwelche Geschäfte oder Betriebe zu arbeiten. Im Einzelfall mußte der Ärzteverein Nebentätigkeiten oder Angestelltenverhältnisse genehmigen.

In Leipzig hatte zum Beispiel ein Arzt Patienten im Inhalatorium einer Apotheke behandelt und der Apotheker hatte ihm dafür 10 Mark als Honoraranteil pro Behandlung zukommen lassen. Damit stand er dem Anschein nach in einem Abhängigkeitsverhältnis von dem Apotheker, und der EGH prüfte nun, ob der Arzt sich dadurch standesunwürdig verhalten hatte. Dieser hatte sich allerdings vorher beim Ärzteverein über die Zulässigkeit der Arbeitsgemeinschaft erkundigt, und der EGH sprach den Arzt daher frei.[344] Zwei Kriterien hielten die sächsischen Ehrenrichter bei der Bewertung des Falles für ausschlaggebend: Erstens fragten sie nach dem Abhängigkeitsverhältnis, in das sich der Angeklagte möglicherweise begeben hatte und zweitens überprüften sie die Loyalität zum Ärzteverein.

Die ärztlichen Organisationen sahen eines ihrer standespolitischen Ziele darin, den Arztberuf als freien Beruf zu etablieren, und hatten sich seit Einführung der Krankenversicherung immer vehement dagegen gewehrt, daß die Ärzte zu Angestellten der Kassen oder zu Beamten gemacht wurden. Auch die Ambulatorien als Einrichtungen der Krankenkassen, die gleich einer Poliklinik mehrere Ärzte unter einem Dach als Angestellte der Kassen vereinten und großen Zuspruch in der Bevölkerung verzeichneten, wurden vom Gros der Ärzte eher mißtrauisch betrachtet oder gar bekämpft.[345] Grundsätzlich war die Stellung in einem

---

[344] Urteil vom 7.2.1928, SächsHStA, MI, 15201, Bl. 160-2.

[345] Siehe zur Entwicklung der Ambulatorien und der kritischen Einstellung der Ärzteschaft gegenüber diesen Einrichtungen bei Tennstedt, Selbstverwaltung, (1977), S. 150ff.

Abhängigkeitsverhältnis schlecht angesehen und die Standesorganisationen waren deshalb darauf bedacht, jeder Tendenz zu einer untergeordneten Position der Ärzte durch ein Angestelltenverhältnis entgegenzutreten. Die Freiheit des Berufes als Grundlage selbständigen Handelns und eigenverantwortlicher Entscheidungen war für die Ärzte von zentraler Bedeutung. Anstellungen bei Krankenkassen, Versicherungen oder Unternehmen bedeuteten zwar eine Existenzsicherung, doch angesehener war ein selbständiger Beruf, denn Unabhängigkeit war traditionell ein Merkmal des Ehrenmannes.[346]

Eng mit dem Problem der Stellung des Arztes in der Gewerbeordnung verknüpft war die Frage der Kurpfuscherei, die darin freigegeben worden war und seitdem von den ärztlichen Organisationen stark bekämpft wurde. Die nichtapprobierten Heiler waren den approbierten Ärzten seitdem formalrechtlich gleichgestellt, und die Ärzte standen nun zwar nicht mehr unter dem Kurierzwang, verloren aber auch ihre legitimierte Monopolstellung. Nach Meinung der Standesorganisationen verwischte sich infolge der fehlenden rechtlichen Abgrenzung der Unterschied zwischen approbierten Ärzten und unqualifizierten Laienmedizinern für die Patienten. Die ärztliche Profession sah ihr Ansehen sinken und suchte Mittel und Wege, diesen Vorgang aufzuhalten.[347] In ihrer Funktion als Bewahrer der ärztlichen Würde achteten die Ehrengerichte darauf, daß jeder einzelne Arzt sich von den Kurpfuschern deutlich distanzierte. Neben dem Reklameverbot war das Verbot der Zusammenarbeit mit Nichtärzten ein wichtiger Stützpfeiler bei den Bestrebungen, die Ungleichheit zwischen Ärzten und anderen Heilern zu demonstrieren. Die Standesordnungen verboten jede gleichgestellte Zusammenarbeit mit Nichtärzten sowie jede Form der Unterstützung von Nichtärzten durch Ärzte. Verstöße gegen diese Standespflicht führten des öfteren zu Klagen an den Ehrengerichten.

Die Ehrenrichter hatten Fälle zu beurteilen, in denen Ärzte mit anderen Heilern gemeinsam ihre Praxis betrieben, d. h. Patienten zusammen mit einem Nichtarzt untersuchten und behandelten. Der Reichs-Medizinal-Kalender veröffentlichte dazu ein Urteil des preußischen EGH. Der betreffende Arzt wurde wegen „Untersuchung und Behandlung in Gemeinschaft mit einem Nichtarzt" zu einem Verweis und einer Geldstrafe von 300 Mark verurteilt - eine relativ hohe

---

[346] Diesen Zusammenhang zwischen ärztlichen Bestrebungen nach Unabhängigkeit und Ehre erkannte Nye für die Entwicklung des Ärztestandes in Frankreich. Er stellte fest: „doctors were interested in autonomy because independence was a quality of an honorable man [...]". Nye, Codes, (1995), S. 96.
[347] Siehe Huerkamp, Aufstieg, (1985), S. 276f.

Strafe.[348] Vermutlich hatte der Arzt die Praxis mit dem nichtapprobierten Heiler geteilt, und mit einer derartigen Gleichstellung waren die Standesorganisationen nicht einverstanden.

Auch in Sachsen mußte sich ein Arzt wegen gemeinsamer Krankenbehandlung mit einem Naturheilkundigen vor dem EGH verantworten. Er hatte mit dem Heiler ein festes Vertragsverhältnis ähnlich einer Gemeinschaftspraxis geschlossen. Die Strafe fiel sehr hoch aus, denn es ging nicht nur um Nebentätigkeiten oder gelegentliche Zusammenarbeit, sondern hier führten ein Arzt und ein Naturheilkundiger gemeinsam eine Praxis. Der EGH setzte eine Geldstrafe von 500 Mark und zusätzlich einen Entzug des passiven und aktiven Wahlrechts für ein Jahr fest. Damit konnte der Arzt vermutlich für diese Zeit nicht mehr praktizieren.[349] Die Richter fanden in beiden Fällen, daß es der Ehre des Arztes nicht angemessen war, einen Kurpfuscher als gleichberechtigten Partner anzusehen und auf dieser Basis mit ihm zusammenzuarbeiten, weil gerade dieses Verhalten Arzt und nichtapprobierte Heiler für den Außenstehenden ununterscheidbar werden ließ.

Anders urteilte der EGH dagegen über eine Geschäftsverbindung mit einer nicht geprüften Heilperson, die „nur zu untergeordneten Handreichungen verwendet" worden war. Die Richter sprachen den Arzt frei, da er den Mitarbeiter immer nur als Gehilfen angesehen und sich gewehrt hatte, als der Gehilfe sich selbständig in der Praxis betätigte.[350] Laut Standesordnung durften Ärzte selbstverständlich Hilfs- und Pflegepersonal beschäftigen, dies war keine Zusammenarbeit im Sinne einer gleichberechtigten Tätigkeit. Ärzte durften dann mit Nichtärzten arbeiten, wenn diese untergeordnete Positionen innehatten, was auf die Kurpfuscher in aller Regel nicht zutraf, da sie ebenfalls die Kompetenz zu heilen für sich beanspruchten.

Als standeswidrige Zusammenarbeit mit Nichtärzten galt auch die Kooperation mit naturheilkundlichen Instituten. Ärzte, die für irgendwelche Heilinstitute tätig waren oder dort Vorträge hielten konnten deswegen Ehrenstrafen erhalten. Die Kurpfuscher stellten auf der einen Seite eine wirtschaftliche Konkurrenz dar, denn sie nahmen zahlenmäßig in der zweiten Hälfte des 19. Jahrhunderts zu und drängten mit immer neuen Methoden, mit Reklame und Sonderangeboten auf den Gesundheitsmarkt, den bisher die Ärzte beherrscht hatten. Während die Laienheiler des beginnenden 19. Jahrhunderts mehrheitlich die ländlichen Gebiete

---

[348] Siehe RMK 49/II (1928), S. 2.
[349] Urteil vom 10.1.1925, SächsHStA, MI, Bl. 230-1.
[350] Urteil vom 12.11.1926, EPEA 4, S. 72f.

medizinisch versorgt hatten und fester Bestandteil der Dorfgemeinschaft gewesen waren, boten sie nun überall gewerblich ihre Fähigkeiten an und erfreuten sich mit der steigenden Popularität der Naturheilbewegung eines wachsenden Zuspruchs. Sie warben Patienten ab, verkauften Heilmittel bzw. insbesondere kontrazeptive und abtreibende Mittel und diffamierten die wissenschaftliche Medizin.[351]

Um diesem Wettbewerb zu entgehen und damit Ansehen in der Bevölkerung und auch Selbstachtung zu gewinnen, zogen die Ärzte durch ehrenrechtliche Maßnahmen deutlich erkennbare und streng einzuhaltende Grenzen zu den Kurpfuschern. Aber nicht nur ein freier Wettbewerb war für das ärztliche Prestige schädlich, auch die Zusammenarbeit an sich war für die Ärzte unter ihrer Würde. Sie Ärzte bildeten einen akademischen Stand, dessen Mitglieder nur mit bestimmten gesellschaftlichen Kreisen einen gleichberechtigten Umgang pflegen durften. Dieses Verhalten ist für einen distinguierten Lebensstil klassisch, denn Abgrenzung und Ausgrenzung von sozial schlechter gestellten Personen fördern das Ansehen. Ziehen wir Bourdieus Kapitaltheorie hinzu, um den Zusammenhang zwischen sozialer Interaktion und Anerkennung durch die Gesellschaft herzustellen, so ist in den sozialen Beziehungen eine Kapitalsorte zu sehen, die man für Investitionen nutzen kann: das soziale Kapital. Nicht jede Art von Beziehungen ist für das Ansehen vorteilhaft. Der Kontakt muß exklusiv sein, und die betreffende Person muß selbst über Macht in Form der verschiedenen Kapitalsorten verfügen.

Die Kurpfuscher, die ohne Zulassungsbeschränkungen, ohne Vereinsorganisation, ohne einheitliche Ausbildung und ohne Titel, einen Heilberuf ausübten, waren gegenüber den Ärzten, die das Renommee ihrer Wissenschaft, die akademische Ausbildung und den engen Zusammenhalt der Standesmitglieder vorweisen konnten, weder kulturell, noch ökonomisch oder sozial gleichrangig. Das mit Hilfe der Ehrengerichte durchgesetzte Verbot der Zusammenarbeit mit Nichtärzten bezog sich wohl in erster Linie auf diese Unterschiede und die Standesvorschriften zur Einhaltung sozialer Hierarchien können als symbolische Praxis gelten, denn abwertendes Verhalten gegenüber anderen als medizinisch- wissenschaftlich legitimierten Heilern, galt als würdig und ehrenvoll, d. h. alle genannten Unterschiede zwischen Ärzten und Nichtärzten wurden symbolisch umgesetzt. Gerade das Sozialkapital steht in engem Zusammenhang mit dem symbolischen Kapital. Für die Ehre eines Standes ist das Beziehungsmoment von zentraler Bedeutung, da das symbolische Kapital in seinem Zeichencharakter an das

---

[351] Siehe Huerkamp, Aufstieg, (1985), S. 276f.

Vorhandensein anderer Kapitalsorten gebunden ist. Um symbolisches Kapital anzuhäufen ist es notwendig, auch soziales Kapital anzuhäufen. Die Ehre der Ärzte verlangte, daß die sie ihr Beziehungsnetz im Sinne von ausgewählten Kontakten pflegten.[352]

Die Ehrenrichter erwähnten in ihren Urteilsbegründungen keinerlei Gründe, die über die Argumentation hinausgingen, daß es eine Notwendigkeit darstellte, sich stilistisch von den Kurpfuschern und gewerblichen Unternehmen abzusetzen, indem man keine Verbindungen mit ihnen einging. Vor- und Nachteile einer Versorgung breiter Bevölkerungsschichten durch die alternativen Heiler reflektierten die Urteile nicht, weil es an den Ehrengerichten nicht darum ging, eine wissenschaftliche, politische oder ethische Position gegenüber Laienheilern einzunehmen, sondern die Symbolik der Abgrenzung zu bewerten und damit symbolisches Kapital zu vermehren, Ansehen und Macht im Kampf um soziale Anerkennung zu gewinnen.

---

[352] Siehe Vogt, Logik, (1997), S. 140ff.

## VI. BEDEUTUNG DER EHRENGERICHTSBARKEIT IM WIRTSCHAFTLICHEN, POLITISCHEN UND SOZIALEN KONTEXT

### 1. Durchsetzung wirtschaftlicher Interessen

Im 19. Jahrhundert hatten sich Struktur und Größe des Marktes für medizinische Dienstleistungen wesentlich verändert. Aus der Ärzteschaft war eine einheitliche, wissenschaftlich kompetente Anbietergruppe geworden. Die Nachfrage stieg aufgrund der zunehmenden, sogenannten Medikalisierung[1] breiter Bevölkerungsgruppen, die ärztliche Hilfe im Krankheitsfall selbstverständlich werden ließ, der Gründung von Krankenkassen, die auch den unteren Schichten medizinische Versorgung zugänglich machte, und der staatlichen Zuweisung neuer Funktionsbereiche, wie beispielsweise die Impfungen oder schulärztlichen Untersuchungen. Durch die Ausdehnung des Versichertenkreises im Zuge der Bismarckschen Sozialgesetzgebung nahm die Nachfrage nach medizinischen Leistungen weiter stark zu, was rasch wachsende Ärztezahlen und mehr Krankenhäuser zur Folge hatte. Die Ärztedichte war lokal sehr unterschiedlich und läßt keine Aussagen darüber zu, inwieweit sich zwischen Angebot und Nachfrage ein Gleichgewicht einstellte.[2]

Um die Jahrhundertwende zeigte sich die Situation derart, daß die Ärzteschaft sich, nach der Befreiung aus der finanziellen Abhängigkeit von wenigen wohlhabenden Klienten, in einer neuen ökonomischen Abhängigkeit von den Krankenkassen wiederfand. Die Standesvertreter beklagten die elende wirtschaftliche Lage der Ärzte im ganzen Reich sowie die „Überfüllung des Ärztestandes" und versuchten erfolglos mit Resolutionen und Petitionen auf die Öffentlichkeit und die Gesetzgebung Einfluß zu nehmen. Die ärztliche Einkommenssituation hatte sich soweit verschlechtert, daß die Mehrheit der Mediziner sich außer Stande sah, die Familie angemessen zu versorgen, d. h. für eine größere Wohnung, Kutsche, Personal, Ausbildung und Erziehung der Kinder, also die Bedürfnisse eines bürgerlichen Lebensstils, aufzukommen. Die Preise für die ärztlichen Einzelleistungen sanken, und die Sätze der Medizinaltaxen, die staatlich

---

[1] Darunter versteht man die Ausweitung der medizinischen Versorgung auf weitere Schichten der Bevölkerung sowie die Ausdeutung gesellschaftlicher Bereiche durch die Medizin. Siehe Huerkamp, Aufstieg, (1985); Stolberg, Heilkundige, (1998) jeweils mit weiteren Verweisen.
[2] Siehe Huerkamp, Aufstieg (1985), S. 137ff.

festgesetzt und auf das Leben des Mittelstandes berechnet waren, wurden unterschritten. Während schon die etablierten Hausärzte mit der Situation zu kämpfen hatten, stellte sich die Lage für junge Anfänger besorgniserregend dar.[3]

*Wirtschaftskampf*

Vor diesem Hintergrund gründete der Leipziger Kassenarzt Hermann Hartmann am 13. September 1900 den „Verband der Ärzte Deutschlands zur Wahrung ihrer wirtschaftlichen Interessen", auch „Leipziger Verband" genannt, mit dem erklärten Ziel, „die wirtschaftliche Lage der Ärzte im ganzen Reich zu bessern und denselben einen wirksamen Schutz zu gewähren gegen die rücksichtslose Ausbeutung ihrer Arbeitskraft seitens der Krankenkassen und gegen die Übergriffe der Kassenvorstände"[4]. Der Verein erlangte bald - nachdem man sich 1903 mit dem Ärztevereinsbund auf eine gemeinsame Linie verständigt hatte - hohe Mitgliederzahlen. 1911 waren etwa 77% der Zivilärzte im Leipziger Verband organisiert. Die Ärzte forderten das Monopol für die Behandlung von Kassenmitgliedern, die gesetzliche Festschreibung der freien Arztwahl und die Anerkennung der staatlichen Minimaltaxe als Minimum der kassenärztlichen Honorierung.[5]

Um ihre Ansprüche durchzusetzen bestreikten die Mitglieder des Leipziger Verbandes die Kassen. Diese Arbeitskämpfe fanden zunächst auf lokaler Ebene statt und drehten sich um Vertragsabschlüsse zwischen Kassen und Ärzten. 1700 Kämpfe focht der Leipziger Verband in der Zeit vom 13. September 1900 bis zum 23. Dezember 1913 aus und mußte nur in 18 Fällen einen Mißerfolg beim Abschluß der Verträge mit den örtlichen Krankenkassen hinnehmen.[6] 1914 trat die Reichsversicherungsordnung (RVO) in Kraft, die aber entgegen den ärztlichen Forderungen das Verhältnis zwischen Ärzten und Krankenkassen nicht festlegte. Die Auseinandersetzungen zwischen Ärzteschaft und Kassen spitzten sich deshalb weiter zu, und erst das Berliner Abkommen zwischen Leipziger Verband und den Zentralverbänden der Krankenkassen brachte im Jahr 1913 eine Einigung, die beide Seiten als Erfolg ansahen. Laut dem Berliner Abkommen hatten die Kassen nicht mehr allein über die Zulassungen zu entscheiden, sondern paritätisch besetzte Ausschüsse regelten die Neuzulassungen. Außerdem wirkten Mediziner bei der Ausarbeitung der abzuschließenden Verträge mit und bereiteten damit den Weg zu Kollektivverträgen.

---

[3] Siehe Tennstedt, Selbstverwaltung, (1977), S. 68ff.
[4] Schadewaldt, 75 Jahre, (1975), S. 34f.
[5] Huerkamp, Aufstieg, (1995), S. 279ff.
[6] Siehe Tennstedt, Selbstverwaltung, (1977), S. 79ff.; Jütte, Geschichte, (1997), S. 92ff.

Mit Auslaufen des Berliner Abkommens im wirtschaftlichen Krisenjahr 1923 kam es erneut zu einem Ärztestreik mit dem Ziel, die Einkommenssituation der Ärzte zu verbessern bzw. zu stabilisieren und die Freiheit des Arztberufes zu verteidigen. Die Krankenkassen waren, bedingt durch die Inflation, in Zahlungsschwierigkeiten geraten, und die Regierung hatte per Verordnung versucht den Kassen Kompetenzen zu geben, die Ärzte zu kontrollieren, um dadurch unnötige Therapien zu vermeiden und so die Ausgaben der Kassen zu senken. Der Streik dauerte bis zum Januar 1924 und war vorerst der letzte große Streik der niedergelassenen Kassenärzte. Die streikenden Ärzte behandelten Patienten nur gegen sofortige Barbezahlung, während sie bei den früheren Auseinandersetzung die Behandlung grundsätzlich verweigert hatten. Das Verhältnis zwischen Kassen und Ärzteschaft blieb weiter gespannt, und die Situation klärte sich eigentlich erst mit dem neuen Kassenarztrecht von 1931, das Kollektivverträge zwischen Kassenärztlichen Vereinigungen[7] und Krankenkassen vorsah und den direkten Kontakt zwischen Krankenkasse und einzelnem Arzt beseitigte.[8]

Der Kampf der Ärzte gegen die Krankenkassen bzw. gegen Eingriffe der Regierung war wirtschaftlich gesehen vom Erfolg gekrönt. Zwar verarmten und verschuldeten sich während der Wirtschaftskrisen eine ganze Reihe von Ärzten und lebten am Existenzminimum, unterstützt vom Hartmannbund, der dafür Spenden von Kollegen sammelte. Der Vergleich der durchschnittlichen Einkommen und Einkommensverluste der Ärzte mit denen anderer Berufsgruppen zeigte jedoch, daß die Mediziner finanziell relativ gut dastanden. Die meisten verdienten ein Vielfaches der durchschnittlichen Einkünfte der Lohn- und Gehaltsempfänger, wobei es die ärztliche Profession auch als ihr gutes Recht ansah, wesentlich mehr Geld als die durchschnittliche Bevölkerung zu verdienen.[9]

*Wirtschaftspolitische Funktion der Ehrengerichte*

Die Ehrengerichtsbarkeit spielte in diesem Wirtschaftskampf eine zentrale Rolle, denn damit war dem Leipziger Verband ein hervorragendes Mittel an die Hand gegeben, um die Ärzteschaft während der Streiks zu disziplinieren und den

---

[7] Bis 1931 hatten der Leipziger Verband sowie freiwillig zusammengeschlossene kassenärztliche Vereine mit den Krankenkassen verhandelt. Seit 1932 hatten die Kassenärztlichen Vereinigungen als Körperschaften öffentlichen Rechts mit Zwangsmitgliedschaft das Vertretungsmonopol der niedergelassenen Ärzte gegenüber den Kassen auf Gesetzesgrundlage. Siehe Wolff, Interessen, (1997).
[8] Tennstedt, Selbstverwaltung, (1977), S. 132; Wolff, Interessen, (1997), S. 111ff.
[9] Wolff, Interessen, (1997), S. 128f.

Verein durchsetzungsfähig zu machen. Kurz nach der Gründung des Leipziger Verbandes hielten die meisten Ärzte die Idee, die Krankenkassen mit Streiks zum Einlenken zu zwingen noch für „utopisch und undurchführbar", weil es den Ärzten zu sehr an „'Korpsgeist' und solidarischen Zusammenhalt" mangele, und die Kassen immer Ärzte finden würden, die die Aktionen unterliefen.[10]

Diesem grundsätzlichen Problem verschaffte der Verband Abhilfe dadurch, daß er „Schutz- und Trutzbündnisse" bildete und die beteiligten Ärzte, indem sie ein „Revers" unterzeichneten, ehrenwörtlich verpflichtete, Verträge mit Kassen vor Abschluß zur Genehmigung vorzulegen und keine vom Leipziger Verband gesperrten Stellen anzunehmen. Die lokalen Ärztevereine übten auf ihre Mitglieder massiven Druck aus, solchen Bündnissen beizutreten und die Verpflichtungsscheine zu unterschreiben. Die Beteiligung zeigte regionale Unterschiede, so daß in Sachsen beispielsweise über 95% der Ärzte eine ehrenwörtliche Verpflichtung eingingen, während in den preußischen Provinzen nur eine Teilnahme zwischen 30% und 80% verzeichnet werden konnte. Ein Austritt aus den Bündnissen oder aus den Ärztevereinen war in vielen Gebieten praktisch unmöglich, denn dies bedeutete den gesellschaftlichen Ruin, da man von den Kollegen von da an geächtet wurde.[11]

Hatte ein Arzt einen Ehrenwortschein unterschrieben, konnte er bei Verstoß gegen die übernommene Verpflichtung ehrengerichtlich verfolgt werden. Eine Verurteilung begründeten die Richter mit dem Bruch des Ehrenwortes, was in den Kompetenzbereich der Ehrengerichte gehörte. Damit schuf die Ärzteschaft tatsächlich eine Art Korpsgeist, denn nicht nur die Streikbrecher wurden gemaßregelt, die wirtschaftliche Vereinigung bekam auch noch das Prädikat „standeswürdig", nachdem der Leipziger Verband in den ersten Jahren seines Bestehens als „standesunwürdig" verpönt gewesen war. Die Verpflichtungen als Ehrenversprechen führten zu einer Verinnerlichung des solidarischen Gedankens. Zwar garantierte das preußische Ehrengerichtsgesetz von 1899, daß Ärzte nicht wegen einer politischen Meinung belangt werden durften, doch galt die Verpflichtung gegenüber Verband und Verein als eine Frage der Kollegialität und nicht der politischen Einstellung. Allerdings konnte die Solidarität im Wirtschaftskampf ohne abgegebene ehrenwörtliche Verpflichtung nicht ehrengerichtlich eingefordert werden, auch wenn man dies versuchte.

---

[10] AVD 27 (1900), Sp. 410f.; Huerkamp, Aufstieg, (1985), 280f.
[11] Siehe Huerkamp, Aufstieg, (1985), S. 285ff.

## IV. Bedeutung der Ehrengerichtsbarkeit 177

*Kritik am ehrengerichtlichen Vorgehen*

Kritiker der Linie des Leipziger Verbandes, die in der Ärzteschaft deutlich in der Minderheit waren, beklagten sich über die Vereinnahmung der Ehrengerichte für wirtschaftliche Zwecke. Der Arzt Ludwig Hirsch wandte sich deswegen beispielsweise mit mehreren Beschwerden an den preußischen Landtag mit der Bitte, die ärztliche Ehrengerichtsbarkeit abzuschaffen. Er fühlte sich von den Ärztevereinen seit der Annahme eines Postens als Augenarzt für den Kassenverband Groß-Berlin durch dauernde Klagen am Ehrengericht schikaniert. Seine Beschwerde beim EGH wegen Befangenheit der Ehrenrichter der ersten Instanz, die alle Mitglieder des Leipziger Verbandes waren, wies der EGH zurück, weil fast alle Ärzte dem Verband angehörten und keine Berührung mit dem Amt eines Ehrenrichters zu erkennen sei. Der Augenarzt hingegen fand es sittenwidrig, daß Mitglieder des Leipziger Verbandes über Ärzte, die der Verband boykottierte, rechtsprachen.[12]

Auch die Krankenkassen kritisierten die Verquickung des Leipziger Verbandes mit den Ärztevereinen, denen die Ehrengerichtsbarkeit als Sanktionsmittel zur Verfügung stand. Ihre angestellten Ärzte, die „durchweg nicht" den wirtschaftlichen Organisationen angehörten, wurden häufig vor die Ehrengerichte zitiert, wo sie dann meist einem Gremium gegenüberstanden, das „von vornherein gegen sie eingenommen" war, weil alle ihm angehörenden Ärzte im Leipziger Verband organisiert waren. Da das Problem auch darin bestand, daß es zu wenig Ärzte gab, die dem Verband nicht angehörten, konnten keine gemischt besetzten Ehrengerichte gebildet werden. Deshalb machten die preußischen Krankenkassenverbände Eingaben an das zuständige Ministerium, die eine Herausnahme der angestellten Kassenärzte aus der Ehrengerichtsbarkeit zum Ziel hatten.[13] Offenbar gerieten Ärzte, die sich am Wirtschaftskampf nicht beteiligten, insbesondere wenn sie eine Anstellung bei einer Kasse annahmen, häufiger in Schwierigkeiten mit Kollegen und Verein bzw. diese drangsalierten sie durch zahlreiche Klagen am Ehrengericht.

Die Ärzteschaft mißbrauchte die Einrichtung Ehrengericht für die Durchsetzung ihrer ökonomischen Interessen und ließ in den Zeiten des Wirtschafts-

---

[12] GStA PK, Rep. 76 VIII B, Nr. 788, Brief vom 17.1.25, Ludwig Hirsch an PLT und Beschluß des preußischen EGH vom 10.11.1924.
[13] GStA PK, Rep. 76 VIII B, Nr. 788, Eingaben an das preußische Ministerium für Volkswohlfahrt von Seiten des Allgemeinen Verbandes deutscher Landkrankenkassen e.V. (19.1.1925), der Allgemeinen Ortskrankenkasse Mülheim an der Ruhr (20.10.1924), des Hauptverbandes deutscher Ortskrankenkassen (30.10.1924) und des Christlichen Metallarbeiterverbandes Deutschlands (21.10.24).

kampfes andere Berufspflichten außen vor. Klagen, die auf Verstöße gegen die Berufspflichten durch Vernachlässigung der Kranken im Streik zielten, hatten wohl keinen Erfolg. In den Wirtschaftskämpfen setzten sich die Ärzte also über die Bedürfnisse ihrer Patienten hinweg und die Ehrengerichte nahmen ihre Aufgabe, die gewissenhafte Berufsausübung zu überwachen, nicht mehr wahr. Dies beklagten die Mediziner, die außerhalb der mächtigsten ärztlichen Organisationen standen, sowie diverse Artikel in der sozialdemokratischen Zeitung „Vorwärts" und im sozialistischen Blatt „Rote Fahne".[14]

*Wettbewerbsregulierung*

Die Schlagkraft in den Auseinandersetzungen zwischen ärztlichen Organisationen, Krankenkassen und Staat verkörperte aber nur einen Aspekt der ökonomischen Bestrebungen der Ärzteschaft. Die Standesordnungen und die Ehrengerichte als ihr wichtigstes Umsetzungsinstrument hatten neben dem Ziel, die Solidarität im Kampf zu erzwingen, vor allem auch die Aufgabe, die Konkurrenzsituation abzumildern, den Wettbewerb drastisch zu beschränken, die Abrechnung zu vereinheitlichen und so vielen Ärzten wie möglich eine Existenz zu sichern.

Viele Bereiche der Praxis regelten die Standesordnungen so, daß kollegiale Rücksichtnahme Priorität vor Gewinnstreben eingeräumt wurde. Die Vorschriften, die die Übernahme von Patienten von Kollegen ohne Rücksprache, die Ausübung des Berufes im Umherziehen oder die Niederlassung am Orte eines Kollegen verboten, schützten das medizinische Establishment vor den negativen wirtschaftlichen Konsequenzen, die die Schwemme mäßig ausgebildeter Ärzte nach dem Ersten Weltkrieg in einem freien Wettbewerb hätte mit sich bringen können. Drängte sich ein Arzt in die Praxis eines Kollegen, d. h. behandelte er dessen Patienten und bot er in dessen Gebiet gleiche Leistungen an, konnte er ehrengerichtlich verfolgt werden.[15]

---

[14] 1922 beschwerte sich der Arzt L. Wolf in einem Beitrag in der „Roten Fahne" darüber, daß während der Behandlungssperre der Berliner Vorortärzte gegen die Ortsarmen die Ehrengerichte nicht eingriffen. Der „Vorwärts" beklagte 1923 während des großen Ärztestreiks die leidenden Patienten und berichtete von Fällen, in denen Patienten wegen verzögerter Behandlung verstorben seien. In der naturheilkundlichen Zeitschrift „Heilkunst" befand der Arzt L. Hirsch die Ehrengerichte für „gemeinschädlich, weil geldliche Interessen der Ärzte dem Interesse der Kranken diametral gegenüberstehen". GStA PK, Rep. 76 VIII B, Nr. 597, Zeitungsartikel, Bl. 298 u. 301, Nr. 788, Brief vom 28.11.1923, L. Hirsch an PLT.

[15] Während des Ersten Weltkrieges wurden wegen des immensen Bedarfs an Ärzten zahlreiche Medizinstudenten mit einem verkürzten „Notexamen" approbiert. Die Ärztezahl nahm in deutlich größerem Umfang zu als Kriegsverluste zu verzeichnen waren, so daß die Ver-

Ein weiteres bedeutendes Element der Marktregulierung innerhalb der medizinischen Profession bildete das Reklameverbot. Aufgrund dieses Verbots hatten Neueinsteiger und Mediziner mit innovativen oder auch nur alternativen Behandlungsmethoden kaum Möglichkeiten, auf sich aufmerksam zu machen. Auch für besondere Apparate, in die sie ja Geld investieren mußten, durften sie nicht werben.[16] Einen weiterer Kontrollbereich der Ehrengerichte stellte die Einhaltung der Gebührenordnung dar. Ärzte sollten einheitliche Preise für ihre Leistungen verlangen und diese nach den Gebührenordnungen richten. Die zu berechnenden Posten waren vorgegeben und die Ärzte waren verpflichtet, alle Leistungen abzurechnen.

*Ökonomie und ärztliche Ethik*

Ärztliche Selbstkontrolle bedeutete zu einem erheblichen Teil Kontrolle des Marktes für ärztliche Dienstleistungen. Die Ehrengerichtsbarkeit wurde für einen Zweck instrumentalisiert, der bei Einsetzung der Institution nicht in dem Maß vorgesehen war und den man vor allem nicht ausgesprochen hatte. Die „gewissenhafte Berufsausübung", der „sittliche Hochstand" und die besondere „ärztliche Ethik" und „Standesehre" waren die Argumente für eine eigene Standesgerichtsbarkeit gewesen. Die Ehrengerichtsbarkeit war nicht als Vereinsgerichtsbarkeit zur Kontrolle einer willkürlichen Satzung gedacht, sondern als Instanz für Moral und Sittlichkeit, deren Verfall man insbesondere auch durch den wirtschaftlichen Konkurrenzdruck befürchtete.[17]

Die finanzielle Absicherung sahen führende Standesvertreter als „unerlässliche Vorbedingung" für eine gewissenhafte Berufsausübung, gaben dabei aber der Überzeugung Ausdruck, „dass der Arzt letzten Endes einer höheren Aufgabe dient" und „dass er die gewissenhafte Ausübung seiner Tätigkeit vor seine wirtschaftlichen Interessen stellt".[18] Die Rechtsprechung der Ehrengerichte räumte den ökonomischen Interessen des Ärztestandes allerdings regelmäßig Vorrang vor Gewissensfragen ein, wenn dafür auch Kollegialität und Ehre als Argumente herhalten mußten. Der gewissenhafte Umgang mit Patienten, der doch im Zuge der „Aufopferungsfähigkeit nie versagender Hilfsbereitschaft" zuerst das

---

schärfung des internen Konflikts zwischen Jungärzten und etablierten Ärzten vorprogrammiert war. Siehe Wolff, Interessen, (1997), S. 106.
[16] Siehe auch bei Binder, Standesrecht, (1999).
[17] Siehe auch Maehle, Ethics, (1999), S. 124.
[18] Stenographischer Bericht des Leipziger ÄT, AVD 52 (1925), S. 9.

ärztliche Handeln leiten sollte[19], stand dabei höchst selten im Zentrum der Überlegungen, solange nicht akute Lebensgefahr für einen Menschen bestand.[20]

Die Denkweise, daß die Existenzsicherung ein Grundelement ärztlicher Ethik bildete, fand sich auch in diversen Veröffentlichungen im Aerztlichen Vereinsblatt. Die Autoren stellten ohne Umstände den direkten Zusammenhang zwischen Ethik und Ökonomie her. So hieß es in dem Aufsatz „Ethik und Aerzte", der eine „zeitgemässe 'Ethik'" für die „berechtigten wirtschaftlichen Forderungen" verlangte:

> „Und diese Ethik kann nur aus einer gesunder Wurzel erblühen, das ist der seit Anbeginn der Welt bestehende Impuls, an dem noch kein Philosoph gezweifelt hat [...]: der Selbsterhaltungstrieb. [...] Ist es denn 'ethisch', wenn wir uns von den Krankenkassen [...] einen Eckensteherlohn [...] 'bewilligen' lassen, bei dem unsere und unserer Familien Existenz in einiger Zeit in die Brüche gehen muss?"[21]

Daß Wirtschaftskämpfe in den Beziehungen mit den Krankenkassen notwendig waren und die Kontrolle des ärztlichen Wettbewerbs unabdingbar, gehörte von Seiten der Mediziner zu den zentralen Überzeugungen innerhalb einer Standesethik. Kollegialität und Solidarität, aber auch Fernhalten von Wettbewerbsverhalten definierten die ärztlichen Standesorganisationen als Forderungen der ärztlichen Deontologie.

Die Begriffe „Ehre" und „Ethik" vermengten Autoren wie Redner dabei regelmäßig, obwohl vermutlich dem Großteil der Ärzteschaft die Inhalte der tradierten Ethik bekannt und auch Vorstellungen von den Forderungen einer allgemeinen Ethik vorhanden waren. In der Weimarer Zeit wurde eine rege Diskussion um Themen der medizinischen Ethik, wie beispielsweise Vivisektion, Humanexperimente, Abtreibung, Sterilisation und Euthanasie geführt. Auch im *Aerztlichen Vereinsblatt* fanden sich Artikel, die Probleme der Ethik, als „philosophische Sonderdisziplin" behandelten, und in denen Positionen zu einzelnen Punkten dargelegt wurden. Beispielsweise überdachte der Arzt Paasch die besonderen Anforderungen an Mediziner in Bereichen Schwangerschaftsabbruch,

---

[19] Siehe Stauder, Standesehre, (1924).
[20] Zur Hilfeleistung in akuten Notfällen verpflichtete das Standesrecht die Ärzte, nachdem mit der Einführung der Kurierfreiheit einige Mediziner ihre Hilfe von der Bezahlung abhängig gemacht hatten. Bei den Urteilen zur Ausübung der ärztlichen Praxis, die auch Vorgaben zur Übernahme von Patienten enthielten, spielten Patienteninteressen in der Begründung keine Rolle.
[21] Ganzer, Ethik, (1926).

Sterbehilfe, Sterilisation, Versuche am Menschen, Euthanasie und auch Tierversuch. Er besann sich auf die „alles umfassende lapidare Forderung Nil nocere!" als Grundgebot der ärztlichen Ethik.[22]

*Standesethik und Standesehre*

Ärzte benutzten den Ausdruck „Ethik" im Zusammenhang mit ökonomischen Zielen des Standes so, als bilde die Wirtschaft festen Bestandteil der Ethik. Immer wieder leiteten die Funktionäre der Standesorganisationen die Notwendigkeit der besonderen ärztlichen Ethik und ihrer Überwachungsinstanz Ehrengericht aus der wirtschaftlichen Situation her und wollten umgekehrt aus ökonomisch motivierten Standespflichten Forderungen der Ethik machen.

Dabei scheint es sehr wohl denkbar, daß die Selbstverständlichkeit, mit der die Ärzteschaft hier argumentierte einer inneren Überzeugung entsprang. Denn gerade für die Ehre, die so gerne synonym mit dem Begriff „Ethik" bezeichnet wurde, ist die Logik typisch, die viele Ärzte für die Ethik annahmen. Simmel beschrieb für die Ehre, daß sie sich an äußeren Zwecken orientiert, die den Bestand einer Gruppe absicherten. Inhaltlich zielten „Vorschriften der Ehre" auf „die Erhaltung eines sozialen Kreises in seinem Zusammenhalt, seinem Ansehen, der Regelmäßigkeit und Fördersamkeit seiner Lebensprozesse [...]; die Handlungen und Unterlassungen aber, die die Ehre fordert, offenbaren sich als Zweckmäßigkeiten der Sondergruppierungen [...]".[23]

Für die soziale Gruppe Ärzteschaft war das finanzielle Auskommen von existenzieller Bedeutung, denn ohne diese Grundlage konnten die Standards der gehobenen Lebensführung nicht gehalten werden. Dabei ist zu bemerken, daß es den Ärzten nicht um den Geldgewinn des einzelnen ging, der ja gerade als standesunwürdig abgeurteilt wurde. Versuchten Ärzte sich ein Zubrot durch den Verkauf von Heil- und Hilfsmitteln zu verdienen, konnten sie ehrengerichtlich bestraft werden. Die Bestrebungen gingen vielmehr dahin, allen Mitgliedern der Gruppe ein sicheres Einkommen zu verschaffen.[24] Die Funktionsweise der Ehre als gruppenintegrierende Erscheinung macht es nachvollziehbar, warum auf der einen Seite ein erbitterter Wirtschaftskampf ausgefochten wurde und auf der

---

[22] Paasch, Taktfragen, (1929).
[23] Simmel, Soziologie, (1995), S. 600.
[24] Brand stellte dies auch für die Entwicklung im 19. Jahrhundert fest: „Immer wenn aber die Forderung nach einer materiellen Absicherung des Standes erhoben wurde, sollten ausnahmslos alle Ärzte an den Segnungen teilhaben." Brand, Ethik (1977), S. 118f.

anderen Seite der einzelne Arzt durch das Standesrecht stark darin behindert war, seinen Verdienst aufzubessern. Die Ehrengerichte kontrollierten, ob Ärzte die Ziele der Gruppe sabotierten und unterliefen.

## 2. Ehrengerichtsbarkeit und Politik

Von Anfang an standen die staatlich legitimierten Ehrengerichte unter dem Verdacht, als Repressalie gegen politisch andersdenkende Ärzte, namentlich Sozialisten und Sozialdemokraten, zu dienen. Die Gründe dafür lagen vor allem in der Formulierung, die die drei Deputierten der preußischen Ärztekammer in der Eingabe vom 14. November 1894 an den Kultusminister mit der Forderung nach einem Disziplinarrecht für die Kammern gewählt hatten. Darin hatten sie - laut Aerztlichem Vereinsblatt - die Notwendigkeit der Einführung einer gesetzlichen Ehrengerichtsbarkeit für Ärzte damit begründet, daß das „Gift der Sozialdemokratie" zunehmend die Ärzteschaft durchsetze.[25] Die Ärztekammer der Provinz Brandenburg und Berlin zitierte nach der Aerztekorrespondenz Berlin von 1921 als in der Eingabe angegebene Begründung für die Ehrengerichtsbarkeit, „dass das Umsichgreifen des sozialistischen Giftes in der Aerzteschaft verhindert werden solle."[26]

Zwar hatte das Schreiben - in welcher Version auch immer - eine Kontroverse in der Ärzteschaft und in der Öffentlichkeit ausgelöst, die dazu führte, daß das preußische Ehrengerichtsgesetz die Straffreiheit politischer, wissenschaftlicher und religiöser Ansichten und Handlungen garantierte. Trotzdem konnten Mediziner wegen der Form ihrer Äußerungen und Handlungen belangt werden, und außerdem schienen die Ehrengerichte ein geeignetes Mittel für konforme Mitglieder der Ärztevereine darzustellen, politisch unliebsame Kollegen zu schikanieren, indem sie sie dort ständig wegen kleinerer Vergehen anzeigten.[27]

Wie die Standesorganisationen die Ehrengerichte einsetzten, um die Ärzte auf eine einheitliche Linie im Wirtschaftskampf zu zwingen, wurde im vorigen Kapitel gezeigt. Auch dies war ein Stück weit politische Unterdrückung, denn obwohl die Ärzte die ehrenwörtliche Verpflichtung gegenüber dem Leipziger

---

[25] AVD 22 (1895), S.123; Gabriel, Organisationen, S. 121; auch bei Huerkamp, Aufstieg (1985), S. 267.
[26] GStA PK, Rep. 76 VIII B, Nr. 787, Bericht der ÄK Berlin und Brandenburg.
[27] Vergleiche auch Maehle, Ethics, (1999), S. 136.

## IV. Bedeutung der Ehrengerichtsbarkeit 183

Verband, sich im Wirtschaftskampf solidarisch zu zeigen, eigentlich freiwillig übernahmen, kann man doch davon ausgehen, daß der gesellschaftliche Druck dazu gewaltig war und die Ehrengerichte durch ihre Rechtsprechung gegen Abtrünnige maßgeblichen Anteil an den wirtschaftspolitischen Aktionen der Standesorganisationen hatten. Die Freiheit, ein anderes Arztsystem zu favorisieren als es der Leipziger Verband und mit ihm die Ärztevereine vorgaben, war nicht mehr gewährleistet, und wer sich nonkonform verhielt, lief Gefahr, gehäuft vor die Ehrengerichte zitiert zu werden.[28]

In der Weimarer Zeit verfolgten die ärztlichen Organisationen jedoch nicht nur standespolitische Ziele, sie bezogen auch allgemeinpolitisch Stellung. Im Kampf gegen Bolschewismus und Spartakismus traten die Ärzte 1919 in Streiks ein, indem sie, abgesehen von einer Notversorgung, ihre Tätigkeit niederlegten. Die Ärzteschaft nahm als „streikerfahrenste und militanteste Gruppe des Bürgertums" (Hubenstorf) aktiv am Kampf um die Zukunft der Weimarer Republik teil und suchte eine Räterepublik abzuwenden. Viele Mediziner kämpften auch in den Freikorps gegen die Ziele der Revolution, und angesehene medizinische Zeitschriften wie etwa die *Deutsche Medizinische Wochenschrift* riefen zum Eintritt in die Freikorps auf. Durch diesen politischen Aktionismus tat sich die Kluft zwischen Ärzteschaft auf der einen Seite und Arbeitern und Sozialisten auf der anderen Seite immer weiter auf. Dieser Gegensatz wirkte sich folgerichtig auf das Ansehen der sozialistisch gesinnten Ärzte aus. Sie mußten mit Beschimpfungen und Bestreitungen ihrer Standesehre im Rahmen ehrengerichtlicher Verfahren rechnen.[29]

Inwieweit die ärztlichen Ehrengerichte in den Jahren 1918 bis 1933 tatsächlich Instrument politischer Diskreditierung waren, läßt sich aus den erhaltenen Urteilssammlungen kaum abschätzen, da die meisten Fälle anonymisiert und stark verkürzt veröffentlicht wurden und daher nicht mehr mit einzelnen Personen in Verbindung gebracht werden können. Aufgrund der sozialdemokratischen Bestrebungen, die ärztlichen Ehrengerichte abzuschaffen, konnten die Standesorganisationen natürlich auch kein Interesse daran haben, derartige Fälle öffentlich verlauten zu lassen.

---

[28] Laut Berichten der Krankenkassen gerieten ihre angestellten Ärzte sehr häufig in ehrenrechtliche Auseinandersetzungen, da sie ja schon durch ihre Anstellung kenntlich machten, daß sie ein anderes wirtschaftliches Modell für die Ärzte als das des Freiberuflers begünstigten.

[29] Siehe Hubenstorf, Landärzte, (1989).

Nachdem bis zum Ersten Weltkrieg in der Standespresse und auch in Ministerialblättern sehr regelmäßig über die Tätigkeit der Ehrengerichte berichtet worden war, änderte sich diese Praxis in der Weimarer Republik deutlich, und nur die preußische Entscheidungssammlung im Verlag Richard Schoetz erschien weiterhin. Außerdem spielten sich derartige Feindseligkeiten vermutlich vor allem auf lokaler Ebene ab. Die „Belästigung" durch ehrengerichtliche Anzeigen, wie es im Schreiben des Arztes Hirsch an den Preußischen Landtag hieß, fand wohl eher im Bereich der ersten Instanz, den Ehrengerichten der Ärztevereine statt.[30]

*Ehrengerichtsprozeß gegen Magnus Hirschfeld*[31]

Es gibt eine Reihe anderer Anhaltspunkte, die die Annahme stützen, daß die Ehrengerichte als konservativ-bürgerliche Einrichtung spürbare negative Auswirkungen auf das Ansehen und die Freiheit der politischen Betätigung sozialdemokratisch, sozialistisch und pazifistisch eingestellter Ärzte zeitigten. Ein eindrückliches Beispiel dafür mag das gespannte Verhältnis zwischen dem Sexualwissenschaftler Magnus Hirschfeld und dem Psychiater Emil Kraepelin[32] geben, das sich auch in ehrengerichtlichen Auseinandersetzungen äußerte. Weber und Burgmair zeichneten „dieses Spannungsverhältnis, pars pro toto, für das geistige Umfeld am Anfang der Weimarer Republik" nach, um die Diskrepanz zwischen den verschiedenen politischen Strömungen aufzuzeigen.[33]

Hirschfeld orientierte sich nach dem Ersten Weltkrieg an pazifistischen, republikanischen und sozialdemokratischen Kreisen, während Kraepelin den deutschnationalen, konservativen Kräften angehörte. Auslöser für die endgültige Entzweiung der beiden Forscher war der ehrengerichtliche Streit um Hirschfelds Aufklärungsfilm „Anders als die Andern". Der Film zeigte die Entwicklung eines

---

[30] GStA PK, Rep. 76 VIII B, Nr. 788, Brief vom 17.1.25, Ludwig Hirsch an PLT.

[31] Magnus Hirschfeld (1868-1935) studierte Philosophie in Breslau und Medizin unter anderem in Berlin, gründete 1919 das Institut für Sexualwissenschaft in Berlin, hielt dort 1921 die erste Internationale Tagung für Sexualreform ab und gründete 1928 die Weltliga der Sexualreform. Er ist einer der Pioniere der Sexualwissenschaft und setzte sich politisch für die Emanzipation der Homosexuellen ein. Siehe Weindling in Ärztelexikon.

[32] Emil Kraepelin (1856-1926) studierte Medizin in Würzburg, München und Leipzig, wurde 1891 Ordinarius in Heidelberg und gründete 1917 die Deutsche Forschungsanstalt für Psychiatrie. Er schuf eine Systematik psychiatrischer Krankheitsbezeichnungen und begründete die Pharmakopsychologie und experimentelle Psychopathologie. Siehe vom Bruch in Ärztelexikon.

[33] Weber / Burgmair, Gutachten, (1997).

jungen Homosexuellen, der wegen seiner Neigung erpreßt und schließlich im strafrechtlichen Verfahren wegen Verstoßes gegen § 175 StGB (Strafbarkeit homosexueller Handlungen) verurteilt wird. Im Gefühl der Ausweglosigkeit bringt der Mann sich schließlich um.

Die Aufführungen des Films verursachten, obwohl keine pornographischen Bilder zu sehen waren und sexuelle Verhaltensweisen kaum angedeutet wurden, spektakuläre Tumulte, wobei der Skandal vor allem darin lag, daß der Film Homosexualität thematisierte, in Schutz nahm und daß Hirschfeld als bekannter Arzt und Wissenschaftler den Film initiiert und selbst eine Rolle übernommen hatte. Da sich Regierungsvertreter über den Film anerkennend geäußert hatten, blieb eine staatliche Zensur zunächst aus.

Das Standesrecht schien daher der einzige Weg, gegen den Film und seinen Produzenten vorzugehen. Weil politische und wissenschaftliche Meinungen nun aber auch nach dem Standesrecht frei geäußert werden durften, mußten die Berliner Ärzte einen handfesten Verstoß gegen Standesregeln konstruieren. So erhoben sie gegen Hirschfeld den Vorwurf standesunwürdiger Reklame. Das ärztliche Ehrengericht Berlin wandte sich 1921 an Kraepelin, mit der Bitte, in einem Gutachten über den Film zu prüfen, „[...] ob und nach welchen Richtungen die Mitwirkung Dr. Hirschfelds in dem Film vom ärztlich-ehrengerichtlichen Standpunkt aus Anlaß zu Beanstandungen bietet und worauf eine etwaige Überzeugung, daß Dr. Hirschfeld in seinem Auftreten in dem Film nicht etwa auf ärztlichem Gebiete liegende Ziele, sonder Reklamezwecke verfolgt hat, sich gründet [...]"[34]. Kraepelin schien dem Vorsitzenden des Ehrengerichts wohl aufgrund der wissenschaftlichen Differenzen zwischen Kraepelin und Hirschfeld und auch wegen der unvereinbaren politischen Positionen der beiden der geeignete Mann für das Gutachten.

In seiner Stellungnahme zu dem Aufklärungsfilm „Anders als die Andern" brachte Kraepelin dann auch seine Ablehnung und seine Verachtung für das Werk zum Ausdruck. Er hielt den Film für schamlos, verlogen und gefährlich. Um aber zudem die standesrechtliche Handhabe zu liefern, überzeichnete er Hirschfelds persönliche Rolle in dem Film als beherrschend, was die Anklage wegen standesunwürdiger Reklame stützen konnte. Fortgang und Urteil des ehrengerichtlichen Verfahrens müssen aufgrund der fragmentarischen Überlieferung im Dunkeln bleiben. Doch trug das Gutachten sehr wahrscheinlich dazu bei, daß die Zensur die Aufführung von Hirschfelds Film 1921 in den öffentlichen Kinos untersagte.

---

[34] nach Weber / Burgmair, Gutachten (1997), Original im MPI München.

Für die Geschichte der Ehrengerichtsbarkeit bleibt festzuhalten, daß konservative Kräfte in den Standesorganisationen und damit auch in den Standesgerichten die Oberhand hatten und die Ehrengerichte für ihre Zwecke benutzten. Gerade der Reklamevorwurf gegen Hirschfeld bestätigte den Eindruck, daß die konservative Szene einen Vorwand suchte und ein Vergehen gegen die Standesregeln konstruierte, um die Aufführung von Hirschfelds Film wirksam zu unterbinden. Die ärztlichen Standesvertreter konnten nicht ernsthaft geglaubt haben, daß „Anders als die Andern" zu Werbezwecken konzipiert war, denn politische und wissenschaftliche Motive des Sexualwissenschaftlers waren angesichts der ausgelösten Diskussionen wohl kaum zu übersehen.

Allerdings war es aus standesrechtlicher Sicht nicht unbedingt notwendig, einen Verstoß gegen einen bestimmten Paragraphen der Standesordnung zu konstruieren, um einen Arzt zu verurteilen. Das Ehrengericht hätte den Film und das Auftreten Hirschfelds auch ohne Vorwand für standesunwürdig erklären können, doch hätte dies vermutlich auch innerhalb der Ärzteschaft eine heftige Diskussion ausgelöst. So wie die Berliner Standesorganisation das Problem anging, indem sie sich auf den etwaigen reklamehaften Charakter des Films konzentrierte, ersparte sie der Ärzteschaft die Auseinandersetzung mit den politischen, wissenschaftlichen und filmästhetischen Eigenschaften des Werkes.

*Humanexperimente und Ehrengerichte: der Prozeß gegen Julius Moses*[35]

Auch ein anderer prominenter Arzt - Julius Moses - geriet aufgrund seiner politischen Aktivität in Konflikt mit dem Ehrengericht. Bis zum Ersten Weltkrieg nahm wohl der Staat erheblichen Einfluß auf den EGH und versuchte, sich so die Obrigkeitstreue der Ärzte zu sichern. Der preußische EGH verurteilte den bekannten Sozialdemokraten und Hygieniker Julius Moses bereits 1913 wegen seines Aufrufs zum „Gebärstreik".[36] Außerdem blieb ein Urteil des Berliner EG von 1933 gegen Moses erhalten. Der Eröffnungsbeschluß für das Verfahren war aber schon 1932 gefaßt worden, so daß der Prozess noch vor Hitlers Machtergreifung in Gang kam.

---

[35] Julius Moses (1868-1942) studierte Medizin in Greifswald, war 1913 Gründungsmitglied des Sozialdemokratischen Ärztevereins, 1920-1932 Mitglied des Reichstags (USPD/SPD), 1924-1933 Herausgeber der Zeitschrift „Der Kassenarzt". 1933 erhielt er als Jude und Sozialdemokrat Berufsverbot, 1942 starb er nach seiner Deportation im Konzentrationslager Theresienstadt. Siehe Wolff, Interessen, (1997), S. 117 und Hahn, Revolution, (1989).
[36] Siehe Huerkamp, Aufstieg, (1985), S. 270f.

## IV. Bedeutung der Ehrengerichtsbarkeit 187

Es ging um einen Vortrag, den Moses 1930 in Weissenfels vor einem Publikum nichtärztlicher Heilbehandler gehalten hatte. Moses hatte über medizinische Versuche an Menschen gesprochen und die Ärzteschaft scharf angegriffen. Er warf den Ärzten „verbrecherische Experimentiermanie" und „Experimentierwut" vor und führte einige Beispiele aus der medizinischen Fachpresse an. Um den Zuhörern die Gewissenlosigkeit der Ärzte zu verdeutlichen, die diese seiner Meinung nach bei Humanexperimenten an den Tag legten, beschimpfte er den überzogenen sachlichen Stil der Versuchsbeschreibungen in Fachzeitschriften:

> „Ich werde einige Beweise bringen, die ich aus der medizinischen Fachpresse entnommen habe. So schreibt Dr. [...] Berlin [...]: 'Wir haben diese Versuche vorgenommen an einem Material von 123 Kindern', ohne sich etwas dabei zu denken. 'Wir haben unsere Versuchskinder unter ungünstige Diät und Lichtbedingungen gestellt!' Diese Form ist halbschnäuziger Zynismus. Eine Roheit sondergleichen! Welche Roheit in der Gemütsregung der Ärzte: 'Versuchskinder - Kontrollkinder - Material- und Experimentierobjekt!' Aber solche Halunken denken nicht daran. (Hervorhebungen im Original)".

Das ärztliche Ehrengericht wandte sich gegen die Polemik, die Moses gegen die wissenschaftliche Praxis des Ärztestandes vorgebracht hatte und warf ihm vor, das Vertrauen der Patienten durch solche Vorträge zu erschüttern. Moses gab zu, eine sehr scharfe Ausdrucksweise gebraucht zu haben, sagte aber auch, daß es sich um eine Volksversammlung gehandelt habe und er seine Worte deswegen nicht genau habe abwägen können. Das Ehrengericht kam zu dem Schluß, daß Moses, weil er eben im Jahr 1930 Abgeordneter und Mitglied des Reichsgesundheitsrates gewesen war, die Mißstände hätte abstellen müssen anstatt herabsetzende Reden zu halten.

Letztlich verurteilten die Richter Julius Moses zu einem Verweis, 300 Mark Geldstrafe und Veröffentlichung des Spruchs.[37] Da die Rede, und dies war offenbar auch den Richtern klar, in den Bereich Politik fiel, hätte das Verfahren wohl nicht einmal eröffnet werden dürfen, denn das EGG garantierte politischen Handlungen Straffreiheit. Doch nahmen die Berliner Standesvertreter bereits 1932 die Möglichkeit wahr, dem Juden und Sozialdemokraten aus politischen Gründen die Ehre abzusprechen, denn nationalsozialistische und deutschnationale Ärzte beherrschten Ärztekammern und Ärztevereine.

Die Argumentation der Urteilsbegründung klang mehr nach einer politischen Abrechnung mit Julius Moses, als nach einer Untersuchung, ob Berufspflichten verletzt worden waren. Nach Auffassung der Richter hatte Moses, als

---

[37] Urteil vom 28.6.1933, LAB, Pr. Br. Rep. 57, Nr. 506.

er politisch an der Macht war, die Bevölkerung mit ärztefeindlichen Reden aufgehetzt anstatt zu handeln und seine Kritik umzusetzen. Moses Mitarbeit an den Richtlinien zur Durchführung wissenschaftlicher Versuche am Menschen, die der Reichsgesundheitsrat im März 1930 verabschiedet hatte, wollten die Ehrenrichter offenbar nicht als politisches Handeln anerkennen. Wie in zahlreichen anderen Urteilen griffen die Ehrenrichter das ethische Problem, nämlich die Frage wissenschaftlicher Versuche am Menschen, gar nicht auf.

Im Fall der Verhandlung gegen Julius Moses ging es vor allem um die Politik des Angeklagten. 1932 war es offensichtlich nicht mehr nötig einen stichhaltigen Grund für die ehrengerichtliche Klage gegen einen politischen Gegner zu finden, das Verfahren gegen den prominenten Arzt konnte man ruhig eröffnen, ein Skandal war kaum zu befürchten. Das Urteil selbst, im Juni 1933 gefällt, traf Moses nicht in der Art einer Disziplinarmaßnahme im Rahmen der ärztlichen Berufspflichten, da er im nationalsozialistischen Deutschland weder als Politiker noch als Arzt arbeiten durfte. Die konservative Mehrheit der Ärzteschaft hatte hier vielmehr die Gelegenheit, ihrer politischen Überlegenheit ein Zeichen zu setzen, indem sie Moses Einsatz in den Bereichen sozialer Politik und Ethik in der Medizin herabwürdigte und dieses Urteil in der Berliner Standespresse namentlich veröffentlichen ließ.

*Politische Tendenzen der Ehrengerichte*

Diese beiden prominenten Ehrengerichtsfälle der Weimarer Zeit, wobei das Verfahren gegen Magnus Hirschfeld 1921 und gegen Julius Moses 1932 eröffnet worden war, markieren einerseits eine Entwicklung der preußischen Ehrengerichtsbarkeit von einer noch vorsichtigen und ausgeklügelten Vorgehensweise gegen einen politischen Feind der konservativen Ärzteschaft 1921 hin zur offenen politischen Diffamierung 1932/33. Andererseits zeigt sich, daß die ärztliche Ehrengerichtsbarkeit ein Instrument in den Händen der reaktionär, elitär-autoritär und deutschnational gesinnten Mehrheit der Mediziner war, und aus diesem Grund sozialistisch orientierte Ärzte als Kläger oder Beklagte immer das Nachsehen haben mußten.

Es nimmt daher nicht Wunder, daß die politische Linke versuchte, diese staatlich legitimierte Standesgerichtsbarkeit, die ihre Gesinnungsgenossen in Bedrängnis brachte, abzuschaffen. 1921 stellten SPD und USPD im preußischen Landtag den Antrag, das EGG von 1899 aufzuheben.[38] Der Abgeordnete der

---

[38] Siehe Vollmann, Ehrengerichtsbarkeit, (1921); Parlamentaria PLT, 1921, 19.a) und b).

USPD Weyl begründete den Antrag unter anderem damit, daß zwar „der eigentliche Zweck des Gesetzes [...], nämlich die Bekämpfung des um sich greifenden sozialistischen Giftes in der Aerzteschaft, nicht erreicht worden [sei], aber immerhin seien 'sehr viele politische Tendenzurteile durch die Ehrengerichte gefällt worden.' Auch hätten sich diese Gerichte sehr häufig ungehörigerweise in die wirtschaftlichen Kämpfe der Aerzteschaft eingemengt."[39] Darüber hinaus lehnten SPD und USPD die Ehrengerichtsbarkeit als Privileg eines Standes wohl auch aus doktrinären Gründen ab.

Da die bürgerlichen Parteien sich gegen die Abschaffung des Ehrengerichtsgesetzes entschieden, führte der Antrag lediglich zu einer Modifizierung des Gesetzes und zu einer Umfrage in der Ärzteschaft nach der Notwendigkeit und Wirksamkeit der Ehrengerichte. Das preußische Ministerium für Volkswohlfahrt fragte daraufhin bei den Ärztekammern an, ob sie die Ehrengerichtsbarkeit wie bisher beibehalten wollten oder die Aufhebung oder Abänderung des Ehrengerichtsgesetzes wünschten. Die überwiegende Mehrheit in den Ärztekammern stimmte für die Beibehaltung der Ehrengerichte und das Gesetz wurde nur revidiert.[40] Ein anderer Bescheid war aufgrund der politischen Verhältnisse in den Kammern und der dort teilweise nur sehr schwach ausgeprägten demokratischen Meinungsbildung wohl auch nicht zu erwarten gewesen.[41]

Untersucht man die Beziehungen zwischen Standesrecht und Politik in der Weimarer Republik, so stellt sich auch die Frage nach antisemitischen Tendenzen. Aus den erhaltenen Urteilen sind solche Einflüsse schwer einzuschätzen, weil ja nur in sehr wenigen Fällen die Personalien der Angeklagten genannt waren. In den Urteilsbegründungen ließen sich keine offenen antisemitischen Äußerungen nachweisen und auch bei der Einschätzung der Achtbarkeit einer Person, sei es Kläger oder Beklagter, stellten die Richter im Text der Urteilsbegründungen keine Überlegungen bezüglich der Zugehörigkeit zu einer Religion an. Grund dafür war möglicherweise die im EGG garantierte Freiheit religiöser Anschauungen. Wahrscheinlich zeigte sich der Antisemitismus unter Ärzten mehr

---

[39] AVD 49 (1922), Sp. 376.
[40] Siehe GStA PK, Rep. 76 VIII B, Nr. 787. Die Akte enthält die durchwegs positiven Antworten der preußischen ÄK auf die Anfrage des Ministers mit umfassenden Begründungen.
[41] Die Versammlungen der Standesverbände in der Weimarer Zeit waren meist nur scheinbar demokratisch aufgebaut. Kritiker aus verschiedenen politischen Lagern sahen in den Abstimmungen nur Manöver, um die Beschlüsse der „Oligarchen" im „Ärztestaate" zu bestätigen zu lassen. Dabei wirkten mehr die Kollegialität und Ehrerbietung auf die Entscheidungsfindung ein als die eigenen Gedanken der Teilnehmer. Siehe Hubenstorf, Landärzte, (1989), S. 206f.

durch die Verfahren, die an den Ehrengerichten nicht geführt wurden, als in erhaltenen Urteilssprüchen. Als am Ende der Weimarer Republik jüdische Ärzte im Zuge nationalsozialistischer Aktionen boykottiert, beleidigt und entwürdigt wurden, versagten die Sachwalter der Würde und Kollegialität. Auch wenn Ärzte sich weigerten, jüdische Patienten zu behandeln, erfüllten die Ehrengerichte ihre Kontrollfunktion nicht.

Der Politiker Julius Moses brachte diesen Zustand in seinem berühmt gewordenen Aufsatz „Der Kampf gegen das 'Dritte Reich' - ein Kampf für die Volksgesundheit!" von 1932 auf den Punkt. Er sah die ärztliche Ethik durch die nationalsozialistischen Kampagnen gegen jüdische Ärzte und jüdische Patienten mißachtet und hinterfragte die Integrität der ärztlichen Standesorganisationen:

> „Wirtschaftlicher Boykott gegen Standesgenossen und Verweigerung der Krankenhilfe an 'Fremdrassige'. Diese heute schon vorhandenen nationalsozialistischen Praktiken lassen ahnen, was in einem 'Dritten Reich' bevorsteht. Folgende Fragen, die wir bisher schon mehrfach gestellt haben, sind bisher noch immer nicht beantwortet worden: Was tun die Ärztekammern gegen diese Boykottbewegung? Was tun dagegen die Standes- und Ehrengerichte? Was der Hartmannbund - und der deutsche Ärztevereinsbund? Wo hört man über diese Fälle etwas in der ärztlichen Standespresse? [...] Die Standeswürde gerät in Gefahr, wenn mal ein Arzt ein etwas größeres Zeitungsinserat oder eine ungewöhnliche Anzeige im Telephonbuch wählt [...]. Die Standeswürde wird aber offenbar nicht weiter berührt, wenn Ärzte zum wirtschaftlichen Boykott und zur Existenzvernichtung anderer Ärzte aus politischen Gründen aufrufen!"[42]

Die Passage des Aufsatzes ist nicht als Polemik eines eingefleischten Gegners der Ehrengerichtsbarkeit und eines notorischen Kritikers ärztlicher Standespolitik abzutun. Moses beschrieb hier die Schrecken eines kommenden Dritten Reiches, in dem Ärzte als „Vernichter" und „Mörder" tätig würden, in schonungsloser Klarheit.

Der Artikel liest sich als verzweifelter Aufruf an die Ärzteschaft, doch noch zur Besinnung zu kommen und sich ihrer Grundwerte zu erinnern. Moses versuchte die Ärzte sogar bei ihrer so sorgsam behüteten Standeswürde, die er an sich nicht akzeptierte oder nachempfinden konnte, zu packen, indem er verdeutlichte, wie diese im Zuge nationalsozialistischer Politik zerstört würde. Die Standesorganisationen, die Standespresse, die Ehrengerichte - sie schweigen zu den Vorwürfen, so wie sie offenbar auch zu antisemitischen Äußerungen und Handlungen schweigen.

---

[42] Moses, Kampf, (1989), S. 230.

*Ehre, Gewissen und Ethik 1933*

Die Ehrengerichte zeigten sich schon vor 1933 als unwirksames Mittel der Kontrolle und Verteidigung moralischer Werte. Die Gleichschaltung der Standesorganisationen und mit ihnen der Institution Ehrengericht bedeutete daher nur bedingt den Bruch in der Entwicklung dieser Einrichtungen. Die Ehrengerichte kümmerten sich zu wenig um Ethik und Gewissen, ihr Aufgabe waren Erhalt und Ausbau der Ehre.

Menschen wie Julius Moses verkörperten in der Weimarer Zeit „das ärztliche Gewissen der Nation"[43], den Standesfunktionären galt er aber als „Verächter aller ärztlichen Standes- und Ehrbegriffe"[44]. Moses setzte sich in Fragen der ärztlichen Ethik ein, er bezog Stellung in der Diskussion und stellte die Kranken ins Zentrum all seiner Überlegungen. Die besonderen Ehrvorstellungen seiner Profession kritisierte er allerdings, vielleicht verachtete er sie sogar, weil sie eben unter dem Deckmantel der Sittlichkeit auf Privilegien einer Gruppierung abzielten. Für die Mehrheit der Ärzteschaft standen aber auch oder gerade am Ende der Weimarer Zeit die Standesehre, Status und Prestige im Mittelpunkt der Interessen.

An diesem Punkt kristallisiert sich mit aller Deutlichkeit heraus, daß Ehre und Ethik in Tat und Wahrheit sehr verschiedene Gebilde waren und in der Gesellschaft ganz unterschiedliche Zwecke verfolgen konnten. Die Ehre entzog sich der Kontrolle des Gewissens oder der Moral. Bei der Ehre ging es nicht um die Ideale menschlichen Handelns, vielmehr orientierte sie sich an sozialen Zweckmäßigkeiten, denn Ansehen und Zusammenhalt eines sozialen Kreises bestimmen die Ehrvorschriften. Gedanken, wie sie Julius Moses äußerte, und sozialistische Politik gefährdeten Konnex und Prestige der Ärzteschaft, während sie sich von deutschnationaler und nationalsozialistischer Herrschaft eine Stärkung der Ärztegemeinschaft und Zugewinne an Ehre und Ansehen versprach.

Als Form der inneren Kohäsion einer Gruppe konnte die Ehre durchaus im Widerspruch zu Moral und Recht stehen. Georg Simmel beschrieb für das Verhältnis der drei Garantieformen für Verhaltensnormen Recht, Ehre und Moral, daß „die Ehre mancherlei Verhaltensweisen, die einerseits vom Rechte [...], andrerseits von der Moral [...] verboten sind" fordere. Er hatte dabei allerdings vor allem das Duell als „das krasseste Beispiel" vor Augen, doch hielt er Mittel und

---

[43] Ärztekammer, Wert, (1989), S. 92.
[44] So betitelte Karl Haedenkamp Julius Moses, siehe Rüther, Standeswesen, (1997), S. 150.

## IV. Bedeutung der Ehrengerichtsbarkeit

Wege die sich abseits von Recht und Moral befanden grundsätzlich für Ausdrucksformen der Ehre.[45]

Aus der Funktionsweise der Ehre erklärt sich, daß Ärzte ihre Verhaltensweisen gegenüber Juden am Ende der Weimarer Zeit, wenn sie vielleicht auch im Gegensatz zu ihrem Gewissen standen, oder jedenfalls - wie Moses anklagte - der ärztlichen Ethik widersprachen, in Einklang mit ihrer Ehre bringen konnten. Die Ehre erlaubte eine schnelle Änderung und Umwertung der ihr eigenen Vorschriften und Begrifflichkeiten, um Macht und Einheit der Gruppe zu fördern.

Damit ist jedoch zunächst einmal nur ein Mechanismus der Wandlung der inneren Haltung der Mitglieder des Kollektivs Ärzteschaft gegenüber jüdischen Kollegen und Patienten angesprochen. Anhand von Simmels Überlegungen kann nur der Versuch unternommen werden, die Stärke und Durchsetzungsfähigkeit von Ehrgefühlen gegenüber dem Rechtsempfinden und dem Gewissen nachzuvollziehen und die Anpassungsfähigkeit der damit verbundenen Ehrvorstellungen an den Nutzen für eine Gruppe in einer bestimmten Zeit zu veranschaulichen. Doch erklärt die Ehre verstanden als Prozeß der Regelung der Lebensformen in einer sozialen Gruppierung nicht hinreichend die Motive für die plötzliche Ausgrenzung eines Teiles der Mitglieder.

Ein Beweggrund für die Ärzteschaft, dem Nationalsozialismus Tür und Tor zu öffnen, bestand wohl darin, daß sie sich von dieser Politik einen Zuwachs an Ehre und Prestige für den eigenen Stand versprach. In der NS-Ideologie war das Element Ehre von zentraler Bedeutung, wenn sie auch in stark gewandelter Form in Erscheinung trat. Das Kollektiv der „Volksgemeinschaft" spannte hier den Rahmen für die Ehre, während die Bedeutung des Standes einerseits und des Individuums andererseits dahinter zurücktrat.[46] Doch ging es für die Ärzteschaft zu Beginn der 1930er Jahre zunächst einmal darum, zu höheren Ehren zu gelangen - national wie professionspolitisch. Eine solche Aufwertung stellte der Nationalsozialismus in Aussicht.

Man kann davon ausgehen, daß die Mediziner sich von einem nationalsozialistischen Regime große Ansehensgewinne versprachen, denn ihnen sollte die zentrale Rolle der „Gesundheitsführer" im Gesundheitswesen zufallen. Die Nationalsozialisten erschienen den Ärzten als „die geeignetsten Sachwalter [...] ihrer [...] Standeswürde", denn der neue Staat sollte ihre selbständige und tonangebende Position im Gesundheitswesen weiter stärken.[47] Aber nicht allein die

---

[45] Siehe Simmel, Soziologie, (1992), S. 601.
[46] Siehe Zingerle, „Systemehre", (1994).
[47] Siehe Wolff, Interessen, (1997), S. 142.

## IV. Bedeutung der Ehrengerichtsbarkeit 193

verbesserte Position im Gesundheitssystem, auch die Aussicht auf Ehre an sich - und die großzügige Vergabe von Ehre und Ehrungen sicherte die NS-Ideologie zu - war für die Ärzte vermutlich ein Anreiz für die politische Zustimmung. Ehre als symbolische Wertung gehörte zum Kern der Ideologie, und im Dritten Reich nutzte das NS-Regime die Funktionsweisen der Ehre über die Maße aus. Die Ehre war hier ein künstlich ausgeweitetes Konstrukt, das innerhalb der Grenzen des Systems planmäßig als Instrument der Realisierung von Normen in einzelnen Handlungsfeldern des Herrschaftsapparates eingesetzt wurde. Ehre stellte eine Garantieform für systemkonformes Verhalten dar.[48]

Welche Formen die Instrumentalisierung der Ehre annehmen würde, war für die Ärzte am Ende der Weimarer Republik aber wohl noch nicht zu erkennen. Doch dürfte das neue Pathos der Ehre und die zu erwartende symbolische Aufwertung der ärztlichen Profession bei der Hinwendung der Ärzteschaft zum Nationalsozialismus eine wichtige Rolle gespielt haben. Warum aber wollte eine Gruppierung wie die Ärzteschaft, die Wohlstand und Ansehen genoß, die sich als Profession etabliert hatte, mehr Ehre erlangen? Hier kann Bourdieus Theorie weitere Aufschlüsse geben. Ehre als symbolisches Kapital anzuhäufen ist für die entsprechenden Akteure deshalb sinnvoll, weil im symbolischen Kapital bedeutende Mittel für die Generation von Macht und damit zur Umsetzung des Willens liegen. Staatlich verliehene Ehren haben nach Bourdieu den höchsten Wert, da sie praktisch unantastbar sind, und solche konnte die Ärzteschaft von der Herrschaft der Nationalsozialisten im Übermaß erwarten.

Das Symbolische euphemisiert den harten Kern der Machtrelationen und macht diese dadurch erst gesellschaftsfähig. Macht bedeutet in diesem Kontext nicht nur politische oder territoriale Macht, sondern vor allem Kontrolle der Werte in einer Gesellschaft und Durchsetzung von Begriffen, denn das symbolische Kapital ist eng mit der gesellschaftlichen Benennungsmacht und Deutungsmacht verbunden, d. h. dem Vermögen, die Welt durch Wörter zu schaffen, die Wahrnehmung der Dinge und Vorgänge in der Welt zu bestimmen. Für die Gruppe der Ärzte stand in diesem Zusammenhang die Erschließung gesellschaftlicher Bereiche durch die Medizin und die Durchsetzung des Gesundheitsbegriffes als zentralen Wert im Vordergrund. Beispiele solcher Benennungsprozesse durch die Ärzteschaft wären die Durchsetzung des Wertes und Begriffs „Gesundheit" in der überhöhten Wahrnehmung als „Volksgesundheit" und „Volkshygiene".

---

[48] Siehe Zingerle, „Systemehre", (1994).

Die theoretischen Modelle der Soziologen Simmel und Bourdieu eröffnen Erklärungsansätze für das Versagen der ärztlichen Ehrengerichte im Bereich ärztlicher Ethik oder in Fragen der Moral. Aus der Logik der Ehre wird deutlich, daß Ehrgefühle innere Gebote des Gewissens überwiegen konnten und daß die Motive, zu Ehre zu kommen, sozialer Art waren, soweit sie Anerkennung und Prestige betrafen, und mit Bestrebungen, die Dinge und Vorgänge in der Welt zu benennen und zu deuten verbunden waren.

## 3. Arztbild und medizinische Wissenschaft

Zu den zentralen Themen der medizinischen Deontologie gehörte die medizinische Wissenschaft, ihre Forschung und die Forschungsbedingungen. Jeder Arzt hatte - etwa nach der Lehre des französischen Begründers der Deontologie Gustav Simon - nicht nur Pflichten gegenüber Kollegen, Patienten und der Öffentlichkeit, sondern auch „gegenüber der Wissenschaft" zu erfüllen. Das naturwissenschaftliche Interesse an der Forschung stellte seit dem 19. Jahrhundert einen festen Bestandteil des ärztlichen Selbstverständnisses auf der Basis einer berufseigenen Ethik dar. Wesentliche Gegenstände des ethischen Diskurses waren Humanexperimente und Tierversuche.[49]

*Garantie wissenschaftlicher Freiheit*

Das preußische EGG von 1899 klammerte nun im § 3 wissenschaftliche Ansichten und Handlungen aus dem Zuständigkeitsbereich der Ehrengerichte ganz aus. Damit entfielen grundlegende Themen der ärztlichen Ethik aus dem Spektrum ehrengerichtlicher Beurteilung. Ursprung der Zusicherung der Straffreiheit wissenschaftlicher Handlungen waren unter anderem die Befürchtungen in der Ärzteschaft, daß Mediziner wegen ihrer therapeutischen Ausrichtung diszipliniert werden könnten, daß also beispielsweise naturheilkundlich behandelnde Ärzte

---

[49] Zum deontologischen Schrifttum in England und Deutschland siehe die im gemeinsamen Projekt entstehende Dissertation von G. Schomerus, Deontologie, (voraussichtlich 2000). Zu deontologischen Grundgedanken bei Simon siehe v. Engelhardt, Entwicklung, (1989); zum Humanexperiment siehe Elkeles, Diskurs, (1996); zum Problem des Tierversuches siehe Rupke, Vivisection, (1987); Maehle / Tröhler, Experimentation, (1987); Tröhler / Maehle, Anti-vivsection, (1987).

## IV. Bedeutung der Ehrengerichtsbarkeit 195

ehrengerichtlich verfolgt würden.[50] Wahrscheinlich gingen die Bestrebungen ganz allgemein dahin, dem Arzt Therapiefreiheit zu ermöglichen und ihn bei seiner Diagnose und Behandlung nicht zu kontrollieren.

Allerdings ist zu bemerken, daß mit der Wahl des Ausdrucks „wissenschaftlich" ein sehr großer Freiraum für ärztliches Handeln eingeräumt wurde.[51] So sicherte das Gesetz den Ärzten nicht einfach nur „Therapiefreiheit" zu, sondern garantierte die Freiheit der Wissenschaft. Indessen war diese Unabhängigkeit vermutlich nicht nur für die Naturheilkundigen von Vorteil, sondern die Mehrheit der Mediziner konnte davon profitieren. Da um die Jahrhundertwende die Naturwissenschaft in der Medizin eine entscheidende Rolle spielte und der Fortschrittsglaube die Diskussion in der Ärzteschaft bestimmte, dürfte die Regelung außer für die Anhänger der Naturheilkunde auch für eine Reihe traditionell eingestellter Ärzte von Nutzen gewesen sein. Einen eigenen wissenschaftlichen Ehrenkodex stellte die organisierte Ärzteschaft nicht auf. Wissenschaft, Forschung und Fortschritt sollten uneingeschränkt betrieben und nicht durch Standesvorschriften gegängelt werden.

Der Grundstein für die Entfernung der Vorschriften der Standesehre von zentralen Fragen der Ethik betreffend Experimente an Menschen und Tieren, die Forscher wie Claude Bernard[52] oder William Osler schon im 19. Jahrhundert im Zusammenhang mit der wissenschaftlichen Entwicklung aufgeworfen hatten und denen auch Albert Moll in seinem umfangreichen Werk „Ärztliche Ethik" eines von elf Kapiteln gewidmet hatte, war demnach schon mit der staatlichen Legitimation der ärztlichen Ehrengerichte gelegt worden. Der gesamte Forschungsbereich, das Verhalten medizinischer Forscher, der Umgang mit den Patienten, an und mit denen experimentiert wurde - all das war an den Ehrengerichten kein Thema.[53]

---

[50] Siehe Huerkamp, Aufstieg, (1985), S. 269; Herold-Schmidt, Interessenvertretung, (1997), S. 57.
[51] Der § 3 des EGG erhielt durch die Formulierung „politische, wissenschaftliche und religiöse Ansichten" Anklang an das Pathos der Reichsverfassung, die die Freiheit der Meinung, der Wissenschaft und der Religion garantierte. Damit sollte die Institution Ehrengericht von dem Verdacht befreit werden, als undemokratisches Instrument eines Obrigkeitsstaates eingesetzt zu werden.
[52] Claude Bernard (1813-1378)
[53] Siehe auch Kap. 4.2. Nach Bernard durften Experimente an Menschen nur zu deren Nutzen durchgeführt werden, d. h. daß sie dabei keinen Schaden erleiden dürften. Osler hielt Humanexperimente nur nach dem Tierversuch für zulässig. Nichttherapeutische Experimente lehnte er im Gegensatz zu Bernard ab. Außerdem forderte er die Zustimmung des Patienten zum Versuch. Während die theoretischen Prinzipien der Forschungsethik immer wieder ähn-

Die Richtlinien zu Humanexperimenten, die der Reichsgesundheitsrat 1931 verabschiedet hatte, übernahmen die ärztlichen Standesorganisationen nicht in den Katalog der Standespflichten. Andere standesethische Richtlinien, die in ehrengerichtlichen Urteilen berücksichtigt wurden, wie etwa die Leitsätze zur Abtreibung, zur Facharztfrage oder zur Schilderfrage, hatten die Ärztekammern und -vereine selbst initiiert und verfaßt. Die Reichsrichtlinien, in denen die ethischen Prinzipien für die Durchführung von Menschenversuchen zusammengestellt waren, fanden hier offenbar keinen Resonanzboden. Dies lag wohl unter anderem an der ehrenrechtlich garantierten wissenschaftlichen Freiheit, die die Diskussion solcher Fragen nicht salonfähig werden ließ und die Akzeptanz der staatlichen Vorschriften einschränkte.

Viele Forscher mißachteten zu Beginn des 20. Jahrhunderts die Rechte von Versuchspersonen und ihre Pflicht, für das Wohlergehen dieser Patienten zu sorgen. An den Ehrengerichten wurde in der Weimarer Republik kein Verfahren wegen des Fehlverhaltens eines Forschers geführt. Ein Grund dafür war vermutlich, daß viele Experimentatoren oder wenigstens die für Versuche Verantwortlichen an den Universitäten verbeamtet waren und deshalb nur der Disziplinargerichtsbarkeit der Beamten unterstanden und nicht den ärztlichen Ehrengerichten. Doch scheint es im übrigen - denn dies ist auch international festzustellen - so gewesen zu sein, daß der Wissenschaft erste Priorität eingeräumt wurde und der Glanz, der diese Domäne umgab, den Großteil der Gesellschaft und vor allem des ärztlichen Berufsstandes die Augen schließen ließ vor der entwürdigenden Behandlung von Versuchspersonen.[54]

Die Herausnahme der medizinischen Wissenschaft aus der berufsständischen Selbstkontrolle war mitverantwortlich für die unmenschlichen Auswüchse dieser Wissenschaft unter dem Regime der Nationalsozialisten. Gerade in Deutschland besaßen die Ärzte „alle Texte [...], die ihr hemmungsloses Vorgehen hätten zügeln müssen und ihnen ihre ethischen Pflichten hätten aufzeigen sollen"[55]. Aber diese ethischen Schriften und Richtlinien zeigten keine Auswirkungen auf die Rechtsprechung der angeblich als Kontrollsysteme der ärztlichen Ethik institutionalisierten Ehrengerichte. Die wissenschaftliche Tätigkeit war weitestgehend von der Beurteilung der Sittlichkeit oder Ehrenhaftigkeit ihrer

---

lich diskutiert wurden, kümmerten sich die Forscher in der Praxis recht wenig um die ethischen Grundsätze. Aber ihr Fehlverhalten ahndeten im allgemeinen weder Disziplinareinrichtungen noch öffentliche Gerichte. Siehe Rothman, Kodex, (1997).

[54] Auch vor dem Dritten Reich existierten unmenschliche Forschungspraktiken an Menschen. Mediziner führten nichttherapeutische Experimente an unwissenden und urteilsunfähigen Patienten durch und schädigten sie dabei zum Teil bewußt. Siehe Rothman, Kodex, (1997).

[55] Siehe Moulin, Wissenschaft, (1997), S. 56.

Handlungen ausgeschlossen. Im Bewußtsein der Ärzte konnte sich die Vorstellung festsetzen, die Forschung sei ein sittlicher Freiraum.

*Bereich wissenschaftlicher Handlungen*

Eine Aufgabe fiel den Ehrengerichten allerdings doch zu: Sie mußten definieren, welche ärztlichen Handlungen als wissenschaftlich galten und welche nicht. Zwar stand hierbei nicht der medizinische Forschungsbereich der Universitäten und Krankenhäuser zur Debatte, doch auch im Wirkungskreis eines niedergelassenen Arztes gab es wissenschaftliche Handlungen. Als solche sahen die Ehrengerichte die Diagnose, Therapie und auch die Begutachtung medizinischer Fälle an. Nur in Einzelfällen, wenn Ärzte grobe Fehler begangen hatten, verurteilten die Ehrenrichter sie wegen eines Verstoßes gegen die Berufspflichten.

Damit lagen sie auf der Linie, die Virchow 1869 in seiner Stellungnahme über „Kunstfehler der Aerzte" vertreten hatte. Nach seiner Ansicht sollten ärztliche Behandlungsfehler nur bestraft werden, wenn Ärzte gegen anerkannte Regeln der Medizin verstießen und mangelnde Vorsicht walten ließen. Also durfte sich der Kunstfehlerbegriff und seine rechtlichen Auswirkungen nur auf die Maßnahmen erstrecken, die erwiesenermaßen gefährlich oder grob fahrlässig ausgeführt wurden. Im Interesse des medizinisch-wissenschaftlichen Fortschritts sollte den Ärzten ein möglichst großer Behandlungsspielraum gewährt werden.[56] Bei den ärztlichen Gutachten, die inhaltlich ebenfalls als Ausdruck medizinischer Wissenschaft angesehen wurden, verhielt es sich ähnlich. Die wissenschaftliche Meinung war frei, der einzelne Arzt galt als Vertreter der Wissenschaft und seine fachlichen, schriftlichen Äußerungen stellten eine charakteristische Form seiner Tätigkeit dar.[57]

Die Auffassung, daß nicht nur jede ärztliche Behandlung auf wissenschaftlicher Basis durchgeführt werden müsste, sondern daß die Therapie an sich ein Experiment sei, vertrat William Osler im 19. Jahrhundert. „Jedes verabreichte Heilmittel ist ein Experiment, weil es unmöglich ist, in jedem Moment vorherzusagen, wie das Ergebnis aussehen mag.", schrieb er über die medizinische Behandlung.[58] Dieses Faktum hielt man für die Essenz medizinischer Wissenschaftlichkeit und schützte wohl in dieser Tradition die Freiheit der Behandlung jedes einzelnen Arztes als wissenschaftliche Ansicht. Sicher hatten die Pioniere

---

[56] Siehe Kap. 3.2.3.
[57] Siehe Kap. 4.3.3.
[58] Siehe Rothman, Kodex, (1997), S. 79.

der diversen Fachrichtungen durch einzelnes Beobachten und Ausprobieren in der Praxis zahlreiche Erkenntnisse gewonnen, Methoden etabliert und Krankheiten beschrieben, doch entsprach dieses Vorgehen wohl kaum mehr den Forschungspraktiken in den Jahren der Weimarer Republik.[59]

*Der praktische Arzt als Vertreter der Wissenschaft*

Vielmehr trug die Rechtsprechung der Ehrengerichte grundlegend zur Selbststilisierung der Ärzte als Wissenschaftler bei. Während Probleme in der medizinischen Forschung an Universitäten und Krankenhäusern diese Gerichte nicht tangierten, bewerteten sie bestimmte ärztliche Handlungen der Niedergelassenen, insbesondere Diagnose und Therapie, als wissenschaftliche Tätigkeit. Aufgrund dieser Wertung hatten es Patienten am Ehrengericht schwer, mit Klagen wegen nachlässiger oder falscher Behandlung Recht zu bekommen. Nur wenige Fälle, in denen grobe Pflichtverletzungen nachzuweisen waren, gingen überhaupt mit einem Schuldspruch gegen den Arzt aus, und die Strafen fielen vergleichsweise milde aus.

Auch schrieben die Ehrengerichte Teile des Rollenkonzeptes für den naturwissenschaftlich gebildeten und arbeitenden Arzt vor. Im 19. Jahrhundert hatten die Ärzte sich im Zuge neuer medizinischer Erkenntnisse, der eigenen Professionalisierung und der Medikalisierung breiter gesellschaftlicher Bereiche eine überragende Stellung im Arzt-Patient-Verhältnis erarbeitet. Die akademischen Ärzte waren nicht mehr einem Patronagesystem ausgesetzt, bei dem der Kranke die behandelnden Mediziner kommandierte und gegeneinander ausspielte, sondern der Arzt war nun der Inhaber der Autorität in dieser Beziehung.

Diese Entwicklung resultierte aus der wachsenden Akzeptanz und Bedeutung naturwissenschaftlicher Erkenntnisse, den Erfolgen der naturwissenschaftlichen Medizin, der Monopolisierung und Kontrolle der Gesundheitsversorgung durch die Ärzte, der Vereinheitlichung der ärztlichen Berufe und der signifi- kanten Vergrößerung der Klientel, um nur einige Stationen des Prozesses der

---

[59] Im ersten Drittel des 19. Jahrhunderts war die Bedeutung von Gruppenversuchen und rechnerischen Auswertungen mittels Statistik noch sehr umstritten, und Argumente der Art, die „alte (subjektive) Sicherheit könne doch nicht durch Wahrscheinlichkeit ersetzt werden" und die Individualität des Patienten müsse gewahrt und geachtet werden, beherrschten die Diskussion. Um 1900 gehörte die statistische Evaluation von Behandlungsversuchen neben der Objektivierung von Erklärungsmodellen durch Labor- und Apparatediagnostik zu den Hauptwegen, medizinische Erfahrungen wissenschaftlich abzusichern. Siehe Tröhler, Erfahrung, (1992).

## IV. Bedeutung der Ehrengerichtsbarkeit 199

Professionalisierung und Medikalisierung zu nennen.[60] Zielpunkt war ein neues ärztliches Selbstverständnis, nach dem der Arzt als medizinischer Sachverständiger, teilweise auch als Gesundheitserzieher auftrat, der gegenüber seinen Patientinnen und Patienten eine achtbare und bevormundende Stellung einnahm.

Dieser „Aufstieg der Ärzte im 19. Jahrhundert" (Huerkamp) wurde vielfach untersucht, und der Einsetzung der Ehrengerichte maß man dabei immer eine vorrangige Bedeutung als Standesprivileg und Ausdruck des hohen Organisationsgrades der Ärzteschaft zu. Aber auch inhaltlich prägte die Rechtsprechung der Ehrengerichte das Arzt-Patient-Verhältnis als asymmetrische Beziehung, in der der Arzt den deutlich stärkeren Part einnahm. Die Standesregeln schrieben ein bestimmtes Verhalten in der ärztlichen Praxis vor und die Ehrengerichte übten massiven Druck auf die Niedergelassenen aus, auch unter erschwerten Bedingungen, wie unter wirtschaftlichem Konkurrenzdruck oder gegenüber selbstbewußten Forderungen von Patientenseite, Haltung zu bewahren.

Das Gefälle zwischen Arzt und Patient drückte sich in den Sprüchen der Ehrengerichte zu in den meist milderen Strafen bei Vergehen gegen Patienten im Vergleich zu unkollegialen Handlungen aus. Die Beleidigung eines Patienten hatte einen ganz anderen Stellenwert als die eines Arztkollegen, und die Strafen fielen daher auch verschieden aus - zu Ungunsten der Kranken. Der Arzt sollte zwar empathisch auftreten, doch favorisierten die Ehrenrichter den paternalistischen Typ Arzt, der seine Klienten durchaus einmal väterlich-herablassend behandelte. Zur Stärkung der ärztlichen Autorität trug auch die vehemente Verteidigung der ärztlichen Niederlassung bei. Ärzte mußten sich mit ihrer Praxis niederlassen, und die Ärztevereine gaben vor, wieviele und welche Fachrichtungen an einem Ort vertreten sein sollten. Das Bild des „Wanderarztes", der durch die Lande zog und an vielen Orten Kranke behandelte, hatte ausgedient. Die Patienten mußten nun den Arzt aufsuchen und ihr Anliegen schildern.[61]

Besondere Bedeutung für die naturwissenschaftlich geprägte Ausübung der Tätigkeit kam der Behandlung von Patientinnen durch männliche Ärzte zu. Die Ärzte definierten hier die Grenzen beim Umgang mit Frauen in der Praxis. Sexuelle Übergriffe auf Patientinnen galten als schwerster Verstoß gegen Berufspflichten, aber grundsätzlich billigten die Ehrengerichte, daß ein Arzt allein, ohne das Beisein einer dritten Person, Frauen körperlich untersuchte. Das Betrachten und Anfassen entkleideter Frauen und auch die genitale Untersuchung

---

[60] Siehe Stolberg, Heilkundige, (1998), S. 70ff.; Huerkamp, Aufstieg, (1985), jeweils mit weiteren Verweisen.
[61] Siehe Kap. 3.1.3. und 3.1.4; vgl. auch Huerkamp, Ärzte, (1989).

galten als den Standessitten gemäß. Die wissenschaftliche Medizin forderte zunehmend weitere Überschreitungen der Schamgrenzen, und die Ehrengerichte halfen, die Arztrolle an diese Entwicklung anzupassen.

Die Ehrengerichtsurteile transportierten das Bild des affektiv neutralen, uneigennützigen Arztes, dessen Arbeitsbereich eine entsexualisierte und entindividualisierte Sphäre darstellen sollte. Durch die Bewertung bestimmter Verhältnisse zu und Handlungen an Frauen in der Praxis als unzüchtig und unsittlich, schützten die Ehrengerichte Frauen einerseits vor sexuellen Übergriffen, aber sie definierten andererseits Verhaltensweisen, die im alltäglichen Leben als erotisch oder sexuell aufgefaßt wurden, zu standeswürdigen ärztlichen Handlungen, die auf der Basis der medizinischen Wissenschaft notwendig waren. Die Ehrvorschriften trugen wesentlich zur Verinnerlichung der Verhaltensnormen gegenüber Patientinnen bei und schufen die Voraussetzungen dafür, daß männliche Ärzte Frauen körperlich untersuchen konnten, ohne weiterer Kontrollen, wie etwa der Anwesenheit einer anderen Frau, zu bedürfen oder die Frauenheilkunde in die Hände von Ärztinnen abgeben zu müssen. Die Ehrengerichte steckten die Grenzen der medizinische Kultur innerhalb derer Tabus gebrochen werden durften relativ weit, bestraften aber Grenzübertretungen scharf.[62]

Im übrigen kümmerten sich die ärztlichen Ehrengerichte aber nicht so sehr um das ärztliche Verhalten gegenüber Patienten, sondern sorgten sich vor allem darum, daß die Wissenschaftlichkeit des ärztlichen Berufes die Praxis bestimmte und dies nach außen deutlich signalisiert wurde. Ein wichtiger Punkt war hier die Frage der Facharzttitel. Die Ehrengerichte kontrollierten die Einhaltung der Richtlinien, die für die Ausbildung und Zulässigkeit von Spezialbezeichnungen galten. Damit gab es eine gewisse Garantie für die Bevölkerung, daß der Facharzt auch mehrere Jahre in seinem Gebiet unter Anleitung gearbeitet hatte, denn eine Assistentenzeit war vorgeschrieben, allerdings keinerlei Überprüfung der erworbenen Fähigkeiten. Außerdem beurteilten die Ehrengerichte die Zulässigkeit von Titeln und Gebietsbezeichnungen. Nur Spezialisierung in Fächern, die im wissenschaftlich-universitären Bereich vertreten waren, erkannten die Standesorganisationen an. Mit der Kontrolle der Facharzttitel stellte die ärztliche Profession einerseits ein festes Verhältnis zwischen Ausbildung und Titel her und wählte andererseits die zu dem Zeitpunkt wissenschaftlich begründbaren Gebiete aus der Masse der Spezialbezeichnungen aus. Die Tätigkeit niedergelassener Ärzte erhielt damit eine weitere wissenschaftliche Untermauerung, und die Facharzttitel wurden wieder aufgewertet. Die exklusive Ausbildung, die sich hinter

---

[62] Siehe Kap. 3.2.1.

den Bezeichnungen verbarg, sollte auch kenntlich gemacht werden. Die Ehrengerichte schritten daher gegen Anhäufungen und Aufsplittung der Gebietsbezeichnungen ein.[63]

Eng verflochten mit den Bestrebungen, die ärztliche Titelflut einzudämmen, die sich seit dem 19. Jahrhundert aus der zunehmenden Spezialisierung in der Medizin ergab, war das rigide Reklameverbot der Standesorganisationen. Ärztliche Reklame stellte einen Bereich des ärztlichen Pflichtenkatalogs dar, der die Ehrengerichte ständig beschäftigte. Daß es den Medizinern verboten war, für ihre Leistungen zu werben, gehörte zur wirtschaftspolitischen Strategie des Ärztestandes. Marktregulierung und Monopolstreben im Gesundheitswesen sollten zur Verbesserung der finanziellen Situation der Ärzte beitragen und bedeuteten wichtige Schritte im Prozeß der Professionalisierung.[64]

Die standesrechtliche Aufsicht bezog sich aber in erster Linie auf Darstellung der Mediziner in der Öffentlichkeit. Schilder, Annoncen und andere Werbeaktionen untersuchten die Ehrenrichter nur zum Teil auf die Auswirkungen für die wirtschaftliche Konkurrenz. Im Vordergrund standen stilistische Merkmale, die die Richter darauf prüften, ob die Ausdrucksweise möglicherweise dem Arztberuf und seinem hohen akademischen und sozialen Niveau widersprach. Die Form der Praxisschilder, Anzeigen oder Zeitschriftenaufsätze repräsentierte die medizinische Wissenschaft, und daher forderten die Standesvorschriften Texte und Darstellungen, die so sachlich, nüchtern und präzise wie möglich gehalten waren. Jeder Schnörkel, jede Unterstreichung, alle Umschreibungen und Zusatzangaben konnten mit einer ehrengerichtlichen Strafe belegt werden. Die einheitlichen Schilder und Präsentationen standen für eine Medizin, in der die Persönlichkeit des einzelnen Arztes hinter seiner wissenschaftlichen Qualifikation verschwinden sollte.

*Ärztlicher Handlungsspielraum*

Zwar bestand die Aufgabe der ärztlichen Ehrengerichte nicht darin, wissenschaftliche Arbeitsweisen und Meinungen zu beurteilen, doch befestigten diese Einrichtungen die Grenzen des Handlungsspielraums, den die Wissenschaft selbst erzeugt und festgelegt hatte.[65] Dieser Raum erstreckte sich weit über die

---

[63] Siehe Kap. 3.3.1.
[64] Siehe Huerkamp, Aufstieg, (1985); Stolberg, Heilkundige, (1998).
[65] Grundsätzlich „erzeugt und begrenzt Wissenschaft einen bestimmten Handlungsspielraum". Die Bewertung von Tätigkeiten als wissenschaftlich unterliegt dabei dem historischen Wan-

## IV. Bedeutung der Ehrengerichtsbarkeit

Bereiche klinischer Experimente und Studien hinaus bis in das Wirkungsfeld der niedergelassenen Ärzte, d. h. die Betreuung des einzelnen Patienten, hinein. Der so abgesteckte Bereich eröffnete immense Freiheiten für das ärztliche Verhalten.

Die Tätigkeiten, die als wissenschaftlich bewertet wurden, entzogen sich jedem Zugriff der Standesordnungen, und eine Reglementierung von außen, wie sie etwa die Reichsrichtlinien zu Versuchen an Menschen vorsahen, schlug fehl, weil die berufliche Selbstkontrolle in Fragen der ärztlichen Ethik eine langfristige Strategie der Profession darstellte und seit dem 19. Jahrhundert regelmäßig als Selbstverständlichkeit hingestellt wurde.[66] Gerade mit dem Vorbehalt wissenschaftlicher Freiheit im Ehrengerichtsgesetz hatte man ja die staatliche Einflußnahme auf die Medizin verhindern wollen. In der Konsequenz konnte für den medizinisch-wissenschaftlichen Bereich nur die Selbstkontrolle akzeptiert werden, die aber die Ehrengerichte nur beschränkt ausübten. Aus dem bisher gesagten wird klar, daß es eine Frage der Wertung war, ob Handlungen und Ansichten als wissenschaftlich anzusehen waren, und zwar einer Wertung, die die Ärzteschaft selbst vornahm.

Die Ausgrenzung großer medizinischer Bereiche, nämlich der gesamten Forschung und des Großteils der Therapie und Diagnostik, aus dem Kontrollbereich der Ehrengerichtsbarkeit läßt sich aber wohl nicht allein aus der Interessenpolitik der Ärzteschaft erklären, zumindest keinesfalls in der Hauptsache aus einem Engagement für naturheilkundliche Ärzte und deren therapeutischer Freiheit. Für Naturheilkundige unter den Ärzten galt vermutlich dasselbe wie für die im linken politischen Flügel aktiven. An den Ehrengerichten fand sich immer ein Weg einem unliebsamen Kollegen das Leben schwer zu machen, indem man ihn mit häufigen Anzeigen schikanierte, denn ein Grund zur Klage ließ sich meist finden.[67]

Aufgrund der Anonymisierung der veröffentlichten ehrengerichtlichen Urteile läßt sich aber ein entsprechendes Anzeigeverhalten oder repressive Urteilssprüche gegen Naturheilkundige schwer nachweisen und auch aus den erhaltenen Urteilstexten ist kaum zu ersehen, welche therapeutische Richtung ein angeklagter Arzt verfolgte. Relativ viele naturheilkundlich ausgerichtete Mediziner

---

del. Siehe Schlich, Wissenschaft, (1998), S. 124f.
[66] Siehe Wolff, Interessen, (1997), S. 122.
[67] Beispielsweise konnte ein homöopathischer Arzt wegen der angeblich beleidigenden Form seiner Äußerungen über allopathische Methoden belangt werden. Siehe Huerkamp, Aufstieg, (1985), S. 270. Auch die Spezialbezeichnung Homöopathie war strittig, da nicht wissenschaftlich anerkannt, und die Führung des Titels „Spezialarzt für Homöopathie und Biochemie" eines Allgemeinarztes bestrafte der EGH Berlin. Siehe RMK II 49 (1928), S. 2.

dürften in Verfahren wegen Zusammenarbeit mit Nichtärzten oder wegen Reklame verwickelt gewesen sein. In einigen Fällen ging es hier um Vorträge in entsprechenden biochemischen oder ähnlichen nichtärztlichen Gesellschaften, die als Reklame bewertet wurden oder um die gemeinsame Behandlung zusammen mit nicht approbierten Naturheilkundigen. Von solchen Verfahren waren Ärzte betroffen, die selbst mit diesen Heilmethoden sympathisierten.[68]

*Ehre in der Wissenschaft*

Die Entfernung der medizinischen Wissenschaft aus dem Überwachungsbereich der Ehrengerichte lag auch an der Unvereinbarkeit der Verhaltensweisen der Wissenschaftler mit Ehrvorstellungen, wie sie die Ehrengerichte umsetzten. Die Wissenschaft stellte ein eigenes Feld dar, in dem symbolische Anerkennungsprozesse stattfanden, die über die ärztlichen Ehrengerichte nicht zu erreichen gewesen wären. Forschung und Wissenschaft funktionieren selbst über die Mechanismen der Ehrzuweisungen, nämlich Reputation, Renommee oder einfach Ruhm und Ehre.

Die Urteile der Ehrengerichte zielten daher zwar auf die Stilisierung des Arztes zum Naturwissenschaftler ab, beurteilten aber nicht das Verhalten von Forschern bei ihrer Arbeit. Wissenschaftliches Renommee konnte von Ehrenräten und Ehrengerichten weder beurteilt noch erteilt oder abgesprochen werden. Ehre wird in der Wissenschaft auf anderen Wegen erreicht als durch Einhalten bestimmter Umgangsformen. Dazu hört man gelegentlich spöttische Stimmen sagen: „Ein Wissenschaftler kann kein Gentleman sein."[69] Der Spruch trifft den Kern der Sache recht gut, denn gerade die „Vorstellungen von Takt, Geschmack und standesgemäßen Wohlverhalten dürfen ihn [den Wissenschaftler, B. R.] nicht in seinem Forscherdrang behindern."[70]

Trotzdem bestimmten natürlich persönliche Qualitäten auch die wissenschaftliche Tätigkeit, und ebenso spielte die Ehre im Wissenschaftsbetrieb eine zentrale Rolle, aber die ärztlichen Ehrengerichte kontrollierten Ehre und Unehre dort nicht. Sie schufen der medizinischen Wissenschaft Raum und steigerten die Bedeutung der Wissenschaft in der ärztlichen Praxis.

---

[68] Siehe z. B. wegen Zusammenarbeit mit einem Nichtarzt Urteil vom 10.1.1925 , SächsHStA, MI, Nr. 15200, Bl. 230-1 und Urteil vom 22.9.1928, SächsHStA, MI, Bl. 250-3.

[69] Das Epigramm wurde durch den Ethnosoziologen Wilhelm Mühlmann bekannt. Siehe Stagl, Ehre, (1994), S. 41.

[70] ibid

## IV. Bedeutung der Ehrengerichtsbarkeit

In den ersten Jahrzehnten des 20. Jahrhunderts erreichte die Wissenschaftlichkeit einen Stellenwert in der Medizin, der mit den Errungenschaften dieser Wissenschaft eigentlich nicht mehr in Einklang stand. Abgesehen von der Chirurgie, die große therapeutische Erfolge zu verbuchen hatte, standen die Ärzte den meisten Krankheiten immer noch hilflos gegenüber, d. h. sie konnten ihren Patienten keine Heilung anbieten.[71] Trotzdem wurde die Wissenschaftlichkeit auch in der Medizin zu einem Wert an sich, der keiner Legitimation durch praktische Wirksamkeit bedurfte. Dieser Wert war in der aufstrebenden Industrienation Deutschland mit hohen Prestigezuweisungen besetzt, und der „Glaube an den Selbstwert der Wissensakkumulation" (Schluchter) prägte die Gesellschaft.

Während die Professionalisierung der Ärzte als Folge wissenschaftlicher Differenzierung und Erkenntnis in der Medizingeschichte häufig thematisiert wurde, erscheinen die bisher angestellten Überlegungen zu einer Verwissenschaftlichung der Medizin als sozialem Vorgang, der Auswirkungen auf die Kräfteverhältnisse in der sozialen Welt mit sich brachte, sehr auf die Beobachtung des Phänomens konzentriert. Die Mechanismen, die solchen Prozessen zugrunde lagen werden bisher nur unzureichend aufgedeckt.[72] Eine Anwendung des Theorieangebotes Pierre Bourdieus könnte bei der Erforschung der komplexen Beziehung zwischen Medizin und Wissenschaft neue Perspektiven eröffnen. Fußend auf der Annahme, Macht werde aus symbolischen Werten generiert und ziele auf die Konstruktion der Welt durch Benennung und Durchsetzung von Begriffen, entwickelte er ein Modell, das auch Zusammenhänge zwischen Wissenschaft, Anerkennung und Macht mittels eines Erklärungsansatzes, der sich an der Logik ökonomischer Vorgänge orientiert, verdeutlichen kann.

---

[71] Siehe Huerkamp, Aufstieg, (1985), S.22; Stolberg, Heilkundige, (1998), S. 72; Gelfand, History, (1994), S. 1138, jeweils mit weiteren Verweisen.

[72] Gelfand beschreibt den komplexen Zusammenhang zwischen Wissenschaft und medizinischer Profession als Wechselspiel, bei dem wissenschaftliche Neuerungen das Bild der Medizin beeinflussen, aber auch die medizinischen Akteure sich des kulturellen Prestigewertes der Wissenschaft bedienen, um dieses Bild zu gestalten. Siehe Gelfand, History, (1994). Stolberg nimmt eine „zentrale Bedeutung von Machtbeziehungen" entgegen der „Durchsetzung überlegener Expertise" als Basis des professionellen Aufstiegs an. Siehe Stolberg, Heilkundige, (1998), S. 72. Schlich entwirft eine Reihe methodischer Zugänge zur medizinhistorischen Auseinandersetzung mit wissenschaftlichen Fakten in der Medizin. Er reflektiert die Bedeutung von persönlichen oder professionellen Interessen für die Besetzung bestimmter Wissensinhalte, die Benennung und Deutung von Krankheit als sozial-konstruktivistischen Prozeß und die lokale und praktische Determination wissenschaftlicher Betätigung. Fragen der Durchsetzung wissenschaftlicher Erkenntnisse und der „Erzeugung von Wirklichkeit" durch die Naturwissenschaft hält er für zentrale Forschungsfelder der Medizin- und Wissenschaftsgeschichte. Siehe Schlich, Wissenschaft, (1998).

Symbolische Praktiken, d. h. beispielsweise die zeichenhafte Umsetzung wissenschaftlicher Arbeit in Titel, Preise oder Reputation, spielten und spielen in der Wissenschaft eine bedeutende Rolle, und auch die Anhäufung von Wissen, die Akkumulation von kulturellem Kapital, findet in Bourdieus Modell der Kapitalien Erklärungen. Entsprechende Beobachtungen für die Entwicklung der Medizin im 20. Jahrhundert hielten einzelne Autoren bereits mit Begrifflichkeiten fest, die eine Anwendung der Kapitaltheorie auf die Geschichte des medizinisch-wissenschaftlichen Sektors durchaus fruchtbar erscheinen lassen. Wenn die Rede ist von der Wissenschaftlichkeit als „symbolischer Sinnwelt" (Wolff) oder der „Wissensakkumulation" (Schluchter) als Selbstwert, klingen bereits die Vokabeln an, die Bourdieu zur Erklärung von Machtmechanismen in der Gesellschaft benutzt. Ausgehend von der ärztlichen Ehrengerichtsbarkeit ließen sich soziale Praxisformen des wissenschaftlichen Feldes allerdings nicht näher erkunden, da dieser Bereich ausgegrenzt war. Festzuhalten bleibt hingegen, daß die Ehrengerichte durch die Vergabe des Prädikats „wissenschaftlich" für bestimmte Verhaltensweisen Raum schufen und das Bild des Arztes als Vertreter der Wissenschaft klarer erscheinen ließen.

## 4. Soziale Bedeutung und symbolische Effekte der ärztlichen Ehre

*Ethik, Ehre und Etikette*

Als Inbegriff der ärztlichen Deontologie galten im 19. Jahrhundert Kollegialität und Standesbewußtsein. Unkollegiale Verhaltensweisen waren schon sprichwörtlich geworden: „Medicus medicum odit"[73] hieß es gemeinhin und „[...] dass des Arztes grösster Feind der Arzt ist"[74]. Um diesem Zustand Abhilfe zu verschaffen, unternahmen die Ärzte einige Anstrengungen, indem sie zunächst einmal in den 1840er Jahren zahlreiche Vereine und Zirkel gründeten, die ein Gefühl freundschaftlicher Verbundenheit zwischen Berufskollegen herstellen sollten. Im nächsten Schritt gaben sie sich im letzten Drittel des 19. Jahrhunderts Standesordnungen, die insbesondere die kollegialen Pflichten berücksichtigten. Als der preußische Staat 1899 die Ehrengerichte einsetzte, um - wie öffentlich zu vernehmen war - die Hochhaltung der ärztlichen Ethik zu sichern, stellte eben diese Vorstellung einer „ethisch-collegiale(n) Gesinnung"[75], wie sie die Standesordnungen

---

[73] Siehe Richter, Winke, (1840), S. 134.
[74] Siehe Reibmayr, Praktiker, (1893).
[75] Pagel sah in den Standesordnungen das Maß jeder ärztlichen ethisch-kollegialen Gesinnung

abbildeten, das wesentliche Urteilskriterium für die Bewertung ärztlichen Verhaltens dar. Die Begriffe „ethisch", „kollegial" und „standeswürdig" verschmolzen in einem einzigen Bedeutungsinhalt und wurden gegeneinander austauschbar.

Mit den kollegialen Formen und Gefühlen verband sich die Sorge um das ärztliche Ansehen, das vor allem durch mißgünstiges, neidisches Benehmen gefährdet war. Daher bemühten sich die Ärzte neben dem Aufbau und der Wahrung ihrer Standesehre als Garant kollegialer Rücksichtnahme besonders um „das Decorum nach aussen"[76], die öffentliche Darstellung des Standes.[77] Die Tätigkeit der ärztlichen Ehrengerichte bezog sich in der Folge vor allem auf kollegiale Verhaltensweisen und das Erscheinungsbild der Mediziner in der Öffentlichkeit, während die Arzt-Patient-Beziehung im allgemeinen eher ein Stiefkind dieser Einrichtungen war.[78] Im Mittelpunkt des Interesses standen die Umgangsformen der Ärzte untereinander und zu öffentlichen Einrichtungen sowie die Repräsentation des Berufsstandes durch den einzelnen Arzt.

Auch wenn sich die Ärzteschaft immer wieder auf die ihrer Berufstätigkeit innewohnende Ethik berief, die sie mit der besonderen Verantwortung gegenüber den Menschen und ihrem Leben begründete, und mit dieser Argumentation die Ehrengerichtsbarkeit für die Aufrechterhaltung dieser Ethik forderte, brachte sie kaum ethische Gedanken in die Standesordnungen ein. Im Zentrum standen hier die kollegialen Benimmregeln, während eben dem medizinisch verantwortlichen Handeln keine Beachtung geschenkt wurde. In den ehrengerichtlichen Urteilen ist schließlich von moralischer oder ethischer Reflexion nichts mehr zu bemerken.[79]

Was die Ärzte gewohnheitsmäßig als ihre „Standesethik" oder „ärztliche Ethik" bezeichneten, hielten schon Zeitgenossen für einen, wenn überhaupt, nur kleinen und unzureichenden Ausschnitt der ärztlichen Ethik, wenn man sie als Teil der allgemeinen Ethik auffaßte. Beispielsweise kritisierte ein Schreiber im *Aerztlichen Vereinsblatt* 1879 an den Standesordnungen, daß nur die Bedürfnisse der Ärzte geschützt seien, während Gebote der Humanität keine Aufmerksamkeit

---

und den Ausdruck des Geistes der Loyalität. Siehe Pagel, Deontologie, (1897), S. 58.

[76] Siehe Pagel, Deontologie, (1897), S. 58.

[77] Zur zentralen Bedeutung der Arzt-Arzt-Beziehung in den deontologischen Schriften siehe Brand, Ethik, (1977), Kap. 3 mit weiteren Verweisen.

[78] Dies beobachtete auch Maehle für die Disziplinarfälle an den preußischen Ehrengerichten im Zeitraum 1899-1918. Siehe Maehle, Ethik, (1998), S. 344.

[79] Die Ärzte verwiesen regelmäßig auf ihre besondere Ethik, um ihre privilegierte Stellung zu legitimieren. Die Selbstkontrolle erkannten sie als einzigen Weg an, um die Forderungen dieser berufsimmanenten Ethik in der Praxis durchzusetzen. Ähnliche Beobachtungen finden sich bei Wolff, Interessen, (1997), S. 121f.; Brand, Ethik, (1977); Herold-Schmid, Interessenvertretung, (1997), S. 59.

## IV. Bedeutung der Ehrengerichtsbarkeit 207

bekommen hätten.[80] Albert Moll sah in den Standespflichten reine Etikette, die mit Handlungsmaximen einer ärztlichen Berufsmoral nur wenig gemein hätten. Er machte insbesondere darauf aufmerksam, daß Ethik und Etikette bei der Diskussion um Standespflichten sehr häufig verwechselt würden, obwohl gerade zwischen Standespflichten und ethischen Pflichten ein frappanter Unterschied zu erkennen wäre. Daher betonte er die Notwendigkeit einer strengen Trennung von Standespflichten und ethischen Pflichten und mahnte, „dass man eine gesellschaftliche Hebung nicht immer als eine sittliche zu betrachten hat", womit er auf die gleichförmige Rechtfertigung der Ehrengerichtsbarkeit durch die Standesorganisationen zielte, die ständig vom „sittlichen Hochstand" sprachen und dabei die Standesehre und die gehobene gesellschaftliche Position meinten.[81]

Die Gleichsetzung der Inhalte der Pflichtenkataloge, die die Ärztevereine für den kollegialen Frieden und Zusammenhalt aufstellten, mit der ärztlichen Ethik ist bemerkenswert.[82] Besonders in der Öffentlichkeit und gegenüber staatlichen Stellen unterstrich man immer wieder die Bedeutung der Ehrengerichte für die ärztliche Ethik. Ethik als Schlagwort für kollegiale Umgangsformen war ein gängiger Topos in der Selbstdarstellung der Ärzteschaft. In den Urteilstexten und in den Standesordnungen fiel der Begriff „Ethik" dagegen nur ausnahmsweise, während üblicherweise Verstöße gegen die „Standeswürde" oder „Standesehre" geprüft wurden.[83]

Aus der Untersuchung der ehrengerichtlichen Urteile unter Berücksichtigung der Entstehungsbedingungen und Entscheidungsgrundlagen dieser ärztlichen Gerichte läßt sich der Schluß ziehen, daß es an den staatlich anerkannten Gremien ärztlicher Selbstkontrolle, nämlich den Ehrengerichten, überhaupt nicht um die ärztliche Ethik ging, sondern daß die Ehre des Ärztestandes den zentralen Wert der Beurteilung darstellte. Die Ehre war nicht als Ausrichtung, Unterform oder Abteilung der Ethik anzusehen, sondern bildete einen eigenen Typ der Normenkontrolle in der Gesellschaft, der bestimmten sozialen Gesetzmäßigkeiten gehorchte.

Während in der öffentlichen Begriffskonfusion, die seit Ende des 19. Jahrhunderts die Diskussionen um die ärztliche Ethik, die Standesethik und die Standeswürde durchdrang, die klare Sicht auf den Umgang mit ethischen Inhalten

---

[80] Siehe Brand, Ethik, (1977), S. 54.
[81] Siehe Moll, Ethik, (1902), S. 17 sowie S. 362ff.
[82] Diese Beobachtung teilt auch Herold-Schmid, Interessenvertretung, (1997), S. 59.
[83] In der Entscheidungssammlung des preußischen EGH fiel beispielsweise in zwei Bänden nur einmal das Wort „ethisch". In dem Urteil ging es um einen Schönheitschirurgen, der für seine Tätigkeit Reklame gemacht hatte. Siehe auch Kap. 3.3.2.

teilweise erschwert war, boten die Urteile der ärztlichen Ehrengerichte eine recht kompakte und handliche Sammlung von Zeugnissen ärztlicher Wertvorstellungen. Auch wenn die „ethische" Bedeutung dieser Standesgerichtsbarkeit oft beschworen wurde, zeigten die Urteilsbegründungen keine Ansätze ethischer Überlegungen und Wertungen. Moralphilosophische Bezugnahmen fehlten ebenso wie Verweise auf ärztlich-ethische Traditionen wie etwa den hippokratischen Eid. Auch die verschiedenen verfügbaren deontologischen Texte aus zeitgenössischer Feder - wie zum Beispiel Molls *Ärztliche Ethik* - fanden keinerlei Beachtung. Die Inhalte, mit denen sich die Ehrenräte und Ehrengerichte beschäftigten, waren aus der Perspektive der Ethik - auch eines zeitgenössischen Ethikers wie Albert Moll - kaum verständlich. Dagegen paßten sie bündig in die Konzeptangebote der Ehre als Phänomen des Zusammenhaltes einer Gruppe und als distinktives Merkmal.

*Stellenwert der Ehre*

Besonders augenfällig war dieser Befund bei der Analyse der Verfahren, die Ärzte wegen Beleidigung führten. Immerhin stellten Beleidigungsklagen zwischen zehn und zwanzig Prozent der ehrengerichtlichen Fälle. Wenn Ärzte vor das Ehrengericht zogen, weil ein Kollege sie beleidigt hatte, ging es meist um Ausdrucksweisen, die uns heute harmlos erscheinen mögen. Die Auseinandersetzungen zwischen Kollegen bewegten sich überwiegend auf der Ebene eines elaborierten Sprachstils, selbst wenn dabei jemand gekränkt wurde, während Ärzte beispielsweise gegenüber Patienten auch einen derben, unflätigen Umgangston benutzten. Trotzdem gab es offenbar in der Ärzteschaft ein sehr starkes Bedürfnis, sich im Fall einer Kränkung Genugtuung dadurch zu verschaffen, daß der Beleidiger eine Ehrenstrafe erhielt, und die Ehrengerichte nahmen ihre Aufgabe, solche Streitigkeiten zu beheben, sehr ernst. Wurde jedoch ein Patient herabsetzend behandelt, legte man weit mildere Maßstäbe an, denn hier ging es in der Regel nicht um einen Streit zwischen „Gentlemen". Häufig stammten die Patienten aus unteren Schichten, und Arzt und Patient hatten Schwierigkeiten, eine gemeinsame Gesprächsebene zu finden. Der EGH sah sich aus diesem Grund wohl außer Stande bei Angehörigen verschiedener sozialer Kreise die gleichen Kriterien zu berücksichtigen.

Dagegen mußte ein Arzt sogar dann mit einem ehrenrechtlichen Prozeß rechnen, wenn er selbst eine Beleidigung erfahren hatte, aber keine Entschuldigung oder Satisfaktion gefordert hatte. Was uns heute als Privatangelegenheit erscheint, war zu Beginn dieses Jahrhunderts eine Frage der Gesellschaftsfähigkeit.

## IV. Bedeutung der Ehrengerichtsbarkeit 209

Zwar sah die Rechtsprechung in solchen Fällen von einer Verurteilung ab, aber der Vorgang an sich läßt etwas von dem Geist nachspüren, der die Ehrengerichte umwehte. Beleidigung war ein Vergehen, das in der bürgerlichen Gesellschaft des beginnenden 20. Jahrhunderts einen sehr hohen Stellenwert einnahm, denn Beleidigung war eine klassische Ehrenkränkung, die die Austragung eines Duells erforderlich machte. Für die Wiederherstellung der persönlichen Ehre, die bei einer Beleidigung verletzt worden war, setzten Männer ihr Leben ein.

Die Ehrengerichtshöfe übernahmen zwar nicht die Funktion von „Ehrenhöfen", die über die Notwendigkeit eines Duells bei gegebenem Anlaß zu entscheiden hatten, doch muß man sich vergegenwärtigen, daß die Ärzteschaft dem satisfaktionsfähigen Milieu durchaus nahe stand und die Bewertung von Beleidigungen und Kränkungen durch die Ehrenräte und Ehrengerichtshöfe für weite Kreise vermutlich von größter Wichtigkeit war. 1897 sprach Pagel von der Kollegialität als der „Pflege eines rechten und echten Corpsgeistes, der die Collegen als ehemalige academische Mitbürger [...] lebhaft beseelen sollte."[84] Diese Vorstellungswelt, in der die männliche Ehre eines der höchsten und verletzlichsten Güter darstellte, umgab die Ehrengerichte bei ihrer Einsetzung und die Regelung ärztlicher Zwistigkeiten durch diese Instanzen ist in ihrer Bedeutung aus heutiger Sicht kaum zu überschätzen.[85]

Doch nicht nur die Verteilung der Themen, die zu Klagen und Verfahren führten, wies auf die Funktion der Ehrengerichte als Einrichtung hin, die die ärztliche Ehre bewachen sollte. Auch die Denkweise, die im Argumentationsstil der Urteile zu Tage trat, folgte der Logik der Ehre. Der von Pagel geforderte Korpsgeist in den ärztlichen Standesorganisationen wirkte sich in den Disziplinarentscheidungen merklich aus. Verstieß ein Arzt gegen Sätze der Standesordnung, konnte er dies beispielsweise durch andere, wichtigere Ehrenpflichten rechtfertigen. So hatte ein Berliner Arzt einem älteren Kollegen ein Gefälligkeitszeugnis ausgestellt, was laut Standesordnungen ausdrücklich verboten war. Dieser Kollege, ein Sanitätsrat und alter Korpsbruder des Arztes, hatte ehrenwörtlich versichert, daß er das Zeugnis nur für private Zwecke bräuchte. Der EGH sprach den Arzt frei, der die falsche Bescheinigung ausgestellt hatte, weil die Richter unter anderem davon ausgingen, daß sich der Arzt praktisch in einer Art Zwangslage gegenüber dem Korpsbruder befunden hatte. Lieber sollte der Arzt ein falsches

---

[84] Siehe Pagel, Deontologie, (1897), S. 51.
[85] Zur Duellpraxis im 19. und 20. Jahrhundert siehe Frevert, Ehrenmänner, (1995). Zur Bedeutung der Formen in ärztlichen Kreisen siehe auch Thomsen, Ärzte, (1996), Kap. 3.1.

Attest ausstellen, als die Worte eines so honorigen Mannes wie dem Geheimen Sanitätsrat und Korpsmitglied bezweifeln.[86]

Kennzeichnend für den Stellenwert der Ehre in den Disziplinarfällen der Weimarer Zeit war auch die Bedeutung, die man einem Ehrenwort oder Versprechen beimaß. Wenn Männer sich das Ehrenwort auf eine Sache gaben, dann wog dies schwerer als jede andere rechtliche Regelung. Wer sich gegenüber dem Leipziger Verband ehrenwörtlich zur Teilnahme am Wirtschaftskampf verpflichtet hatte, konnte diese Verbindung nicht einfach wieder lösen und sich auf seine freie politische Meinung zurückziehen. Auch wenn zwei Ärzte sich in einem Vertrag über die Niederlassung absprachen, konnte zwar diese Vereinbarung rechtlich und strandesrechtlich nichtig und sittenwidrig sein, hatte man aber das Ehrenwort gegeben, sahen die Richter dieselbe Vereinbarung als gültig und zulässig an.[87] Die Berichte des Berliner Ehrengerichts, also der ersten Instanz, nannten den Bruch des Ehrenwortes allein oder im Zusammenhang mit anderen Verstößen immer wieder als Vergehen, das bestraft werden mußte.[88]

*Ehre der Frau*

Einen auffallenden Gegenstand ehrengerichtlicher Beurteilung bildete der Umgang mit Frauen in persönlichen Beziehungen, außerhalb der ärztlichen Praxis, im privaten Leben. Da verurteilte das Berliner Ehrengericht Ärzte wegen ungehörigen Verhaltens gegenüber einer Offiziersfrau, das zur Ehescheidung geführt hatte[89] oder wegen unehrenhaften Verhaltens gegenüber der eigenen Verlobten[90]. Das Ehrengericht Hannover bestrafte einen Arzt wegen „ungehörigen Verkehrs mit einer verheirateten Frau".[91] Es ging hier wohlgemerkt nicht um Verhältnisse mit Patientinnen, die ebenfalls in allen Konstellationen außerhalb der Praxis anzutreffen waren und zu Auseinandersetzungen mit Ehemännern, Söhnen und Vätern führen konnten. Die lokalen Ehrengerichte wachten auch über die gesellschaftliche Integrität der Ärzte ihres Bezirks. Der EGH als höchstrichterliche

---

[86] Urteil vom 20.2.1924, EPEA 4, S. 37.
[87] Urteil vom 14.6.1926, SächsHStA, MI, 15200, Bl. 304-307.
[88] Siehe Geschäftsberichte der preußischen Ehrengerichte, GStA PK, Rep. 76 VIII B, Nr. 783 und 830.
[89] Siehe Geschäftsbericht des EG Berlin und Brandenburg für das Jahr 1918 (Bezeichnung 1), GStA PK, Rep. 76 VIII B, Nr. 830.
[90] Siehe Geschäftsbericht des EG Berlin und Brandenburg für das Jahr 1922 (Bezeichnung 3), ibid.
[91] Siehe Geschäftsbericht des EG Hannover für das Jahr 1926 (Bezeichnung b1), niedersächs. LÄK.

## IV. Bedeutung der Ehrengerichtsbarkeit 211

Instanz hielt sich mehr aus dem Privatleben der Ärzte heraus. 1923 sprach er einen Arzt frei, der eine Verlobung gelöst hatte, weil dies „die intimsten Beziehungen des Privatlebens berührte", und dieser Vorgang nicht als „offenbar ehrenrührig" empfunden wurde.[92] Andererseits verurteilte der EGH einen Arzt, weil er ein Mädchen gegen das Verbot der Eltern „zu einem näheren Verkehr" veranlaßt hatte.[93]

Aus den diversen erhaltenen Einzelfällen zum Verhalten von Ärzten gegenüber Frauen und Mädchen in ihrem privaten bzw. gesellschaftlichen Leben sind die Ehrvorstellungen nicht genau zu rekonstruieren, denn die verkürzten Urteile enthalten zu wenige Details über gesellschaftlichen Rang und genaue Vorgänge zwischen allen Beteiligten. Doch weisen die Inhalte dieser Klagen auf das gesellschaftliche Umfeld der Ärzte, die traditionellen Höflichkeitsgebote und die zentrale Bedeutung der Ehre in diesem Kontext. Auch hier führe man sich die bürgerliche Welt der ersten Jahrzehnte des 20. Jahrhunderts vor Augen: Probleme und Affären wie wir sie heute aus der Literatur kennen, um Fontanes *Effi Briest* als Paradebeispiel zu nennen, prägten teilweise das gesellschaftliche Leben der gehobenen Schichten in der Weimarer Republik.

Zwar waren Duellpraktiken in dieser Zeit bereits in Auflösung begriffen und das satisfaktionsfähige Milieu zerschlug sich zunehmend, doch entstanden gerade dort, wo vorher das Duell als Lösung von Ehrenkränkungen an der Tagesordnung gewesen war, nämlich in militärischen Kreisen, Ehrengerichte und Ehrenräte, die Ehrenhändel in der Folge verwalteten. Das bürgerliche Milieu hatte vor dem Ersten Weltkrieg die Ehrvorstellung der Militärs vielfach übernommen, und die Auswertung der Urteile der ärztlichen Ehrengerichte zeigte, daß diese elitären Konventionen in den 1920er Jahren auch die gesellschaftlichen Umgangsformen in Ärztekreisen beeinflußten. Und zu den männlichen Ehrgedanken gehörte von jeher die Idee, daß Männer die Ehre ihrer Frauen, verstanden als die körperlich-sexuelle Unversehrtheit, verteidigen mußten.[94]

---

[92] Urteil vom 10.6.1923, EPEA 4, S. 75f.
[93] Urteil vom 19.2.1921, EPEA 4, S. 77.
[94] Frevert beschrieb die „Götterdämmerung des Duells im 20. Jahrhundert" und machte in diesem Zusammenhang auf den Wandel des gesellschaftlichen Klimas in der Weimarer Republik aufmerksam. Doch zeigte sie auch, daß in konservativen Kreisen durchaus noch Begeisterung für das Duell zu finden war. Ehrbegriffe waren im bürgerlichen Umfeld auf jeden Fall auch in der Weimarer Zeit von größter Bedeutung, wenn auch der Ehrenzweikampf nicht mehr die zentrale Rolle spielte. Erst nach dem Zweiten Weltkrieg verschwand das Duell aus der Gesellschaft. Wenn sich auch die Ehrvorstellungen der Ärzte inhaltlich sicher nicht mit denen der Militärs deckten, so kann man doch von der Bedeutung von Ehrbegriffen in der bürgerlichen Gesellschaft grob auf die Wertigkeit der Standeswürde in Ärztekrei-

Auch die Beurteilung sexueller Beziehungen mit und sexuellen Mißbrauchs von Patientinnen orientierte sich an diesen Vorstellungen. Geschlechtliche Handlungen an und mit Frauen im Bereich der ärztlichen Praxis waren strengstens verboten. Die Ehrengerichte sprachen bei etwaigen Übergriffen während Untersuchungen aber auch bei geschlechtlichen Handlungen mit Zustimmung der betreffenden Frau sehr hohe Strafen aus. Die „Geschlechtsehre" der Patientin galt als eines der höchsten zu schützenden Güter, wenn man der Rechtsprechung der Ehrengerichte folgte. Handelte es sich allerdings um eine Frau, die der EGH für ein minderwertiges Mädchen mit einem aufreizenden Verhalten hielt, dann konnte der betreffende Doktor mit einer milderen Strafe rechnen. Zwar erwartete der EGH im entsprechenden Disziplinarfall von dem Arzt „bei seinem Alter und seiner angesehenen Stellung eine Zurückhaltung [...] um so mehr, als er wußte, daß das Mädchen höchst minderwertig war." Aber trotzdem konnten die Ehrenrichter ein gewisses Verständnis dafür aufbringen, daß ein Mann durch das „lüsterne und herausfordernde Verhalten" einer Patientin schwach wurde.[95]

Die Argumentation bewegte sich in der Urteilsbegründung sehr genau entlang der Linie gesellschaftlicher Ehrvorstellungen. Wichtig waren auf der Seite des Arztes Alter und gesellschaftlicher Status sowie Ehrlichkeit und Reue, auf Seiten der Frau ihr niedriger Status, den sie wohl als Prostituierte oder ähnlich schlecht angesehenes „Mädchen" besetzte.

*Ehrenstrafen*

Wie sehr die Logik der Ehre die Disziplinarenscheidungen der Ärzte in der Weimarer Zeit beeinflußte, zeigte sich weiterhin an den Strafen und deren Wirksamkeit. Das Repertoire der Maßnahmen, die die Ehrengerichte ergriffen, reichte von der bloßen Feststellung standesunwürdigen Verhaltens, über Warnung und Verweis hin zu Geldstrafe, Wahlrechtsentzug zur Ärztekammer und Urteilsveröffentlichung in der Standespresse. Die Durchschlagskraft von einer einfachen Feststellung oder von Warnungen und Verweisen leuchtet nicht gleich ein. Denn warum ein aufwendiges Verfahren führen, um dann wie ein Lehrer in der Schule die Warnung auszusprechen? Solche Schritte paßten eigentlich eher in das Vorfeld einer gerichtlichen Verhandlung und doch waren gerade diese Sanktionen besonders häufig.[96]

---

sen schließen. Siehe Frevert, Ehrenmänner, (1995), Kap. 7; dies., Mann, (1995), S. 166ff.
[95] Urteil vom 5.12.1927, EPEA 5, S. 41f.
[96] Da in den Quellen der EGH Dresden und Berlin die Strafen nicht regelmäßig genannt wur-

Wie ernst die angeklagten oder verurteilten Ärzte diese Art von Ehrenstrafen nahmen, ging aus den Berufungsverfahren hervor, die an den höchsten Instanzen, den Ehrengerichtshöfen geführt wurden. Tatsächlich ließen sich Ärzte die bloße Feststellung standesunwürdigen Verhaltens ein Berufungsverfahren kosten, um eine Aufhebung des Spruchs zu erlangen. Auch bei Warnungen und Verweisen gingen viele Ärzte in Berufung. Ein solcher Prozeß konnte immerhin zwischen 50 und 100 Mark kosten, was etwa fünf bis zehn Prozent des durchschnittlichen ärztlichen Monatseinkommens ausmachte.[97]

Die Wirkung der Geldbußen scheint dagegen leicht nachvollziehbar und es konnten auch relativ hohe Geldstrafen verhängt werden, die weit über ein Monatseinkommen hinausgingen. Aber eine reine Geldstrafe war eher der Ausnahmefall, denn meist kombinierten die Richter dann Verweis oder Warnung mit einer Geldstrafe bzw. auch mit den übrigen Strafmöglichkeiten, quasi als nächste Stufe in der Schwere der Maßnahmen. Als härteste Strafen standen den Ehrengerichten die Entziehung des aktiven und passiven Wahlrechts zur Ärztekammer sowie die namentliche Veröffentlichung des Spruchs zur Verfügung. Diese Maßregelungen bedeuteten eine Demütigung in der ärztlichen Gesellschaft.

Der ärztliche Wahlrechtsentzug verdient den Vergleich mit dem Entzug bürgerlicher Ehrenrechte, der den Verlust des Wahlrechts zum Parlament nach sich zog, insofern, als daß in beiden Fällen die Ehre des Menschen als Vorbedingung für Mitbestimmung angesehen wurde. Verlust des Stimmrechtes und Verbot, sich selbst zur Wahl zu stellen, war Ausdruck der Verachtung und des Ausschlusses aus der Gesellschaft. Im Fall der ärztlichen Wahlrechte hieß dies, daß der betreffende Arzt aus der ärztlichen Gesellschaft ausgeschlossen war, daß ihm die Kollegialität aufgekündigt wurde. Wenn Urteilssprüche eine namentliche Veröffentlichung erfuhren, lag der beschämende Charakter des Vorgehens auf der Hand. Der Verurteilte stand am Pranger und jeder konnte lesen, daß dieser Arzt sich als standesunwürdig erwiesen hatte.

*Kohäsion der sozialen Gruppe*

Die ärztlichen Ehrengerichte wachten also über die ärztliche Ehre: Das Interesse dieser Gerichte richtete sich auf Inhalte, die häufig mit Umgangsformen,

---

den, kann die Häufigkeit der verschiedenen Maßnahmen nur aus den Geschäftsberichten der Ehrengerichte in Preußen und den angegebenen EGH-Strafen geschätzt werden. Warnung und Verweis waren demnach am häufigsten.

[97] 1928 betrug das Jahreseinkommen beispielsweise etwa 13000 Mark. Siehe Wolff, Interessen, (1997), S. 127f.

Höflichkeit und Stil zu tun hatten. Sie legten die Standeswürde als Kriterium der Beurteilung von Vergehen an, trafen Abwägungen zwischen verschiedenen Ehrenpflichten und berücksichtigten immer auch das Alter und die gesellschaftliche Position des angeklagten Arztes und des Klägers. Die Sanktionen lagen meist im Rahmen typischer Ehrenstrafen. Die ärztliche Ethik war ein zugkräftiges Argument in der Diskussion um die Einführung oder den Erhalt der ärztlichen Standesgerichtsbarkeit, aber die Ehrengerichte beschäftigten sich in der Urteilspraxis nicht mit der ärztlichen Ethik sondern mit der Standesehre. Bleibt zu fragen: Was bedeutete den Ärzten ihre Ehre und welche soziale Funktion erfüllte die Ehre in der Ärzteschaft? Welche Beziehungen bestanden zwischen ärztlicher Ehre und ärztlicher Ethik?

Georg Simmel untersuchte die Ehre als Typus der sozialen Selbsterhaltung. Seine Beobachtungen können auf die ärztliche Ehre sehr gut übertragen werden. Seine Perspektive war die des Soziologen, der gesellschaftliche Mechanismen seiner Zeit und seiner Umwelt, nämlich der Jahrhundertwende in Berlin, durchdachte und auf theoretischer Ebene formulierte. Simmel beschrieb die Ehre in einer Mittelstellung zwischen Recht und Moral: Das Recht - Simmel sah hier immer das Strafrecht als Paradigma - stellte dabei etwas äußerliches dar, das über äußere Mittel wie körperliche Gewalt eingefordert wurde, während die Moral in reiner Innerlichkeit auftrat, wobei das Gewissen des einzelnen als Kontrollinstanz fungierte. Die Ehre richtete sich nun auf äußere Zweckmäßigkeiten, doch wachten subjektive Ehrgefühle und das soziale Bezugssystem über die Einhaltung der Normen.

Das Recht verfolgte also äußere Zwecke durch äußere Mittel, die Ehre bezog sich auf äußere Zwecke durch innere Mittel und die Moral wirkte auf innere Zwecke hin durch innere Mittel. Die Standesehre bildete die „zweckmäßige Lebensform" eines kleineren Kreises, einer Sondergruppierung in der Gesellschaft. Bei Verletzung der Ehre drohten Strafen, die „weder die reine Innerlichkeit des moralischen Vorwurfs, noch die körperliche Gewalt der rechtlichen Sphäre [...]" besaßen.[98] Die Ehrenstrafen wirkten sich einerseits auf das subjektiv-innerliche Befinden andererseits auf das soziale Leben aus.

Diese Charakterisierung trifft auf die Rechtsprechung der ärztlichen Ehrengerichte durchaus zu. Die Themen, die man an diesen Gerichten verhandelte, orientierten sich an den äußeren Zweckmäßigkeiten der Sondergruppierung Ärzteschaft. Hinter der Frage, ob dieses oder jenes Verhalten eines Arztes würdig sei, verbargen sich oftmals Intentionen, die sich unter anderem auf höhere

---

[98] Simmel, Soziologie, (1995), S. 599 ff.; siehe Vogt, Logik, (1997), Kap. B.2.

Einkommen, berufliche Freiheit, Verwissenschaftlichung des Arztberufes, Ansehen in der Bevölkerung und bei der vorherrschenden politischen Macht sowie Zusammenhalt der Profession im Sinne der Kollegialität richteten. Die Ehrengerichte fragten nicht: Ist das Verhalten eines Arztes gut oder vernünftig? Kann er ein gutes Gewissen haben? Es ging darum, durch die Vermittlung von Ehrbegriffen und durch Sanktionierung von Fehlverhalten das ärztliche Standesbewußtsein zu vertiefen, die Gruppe zu vereinheitlichen sowie die privilegierte Stellung auszubauen und ökonomisch zu sichern.[99]

Die Mittelstellung der Ehre als Mechanismus der Normenkontrolle wurde vor allem auch an den Ehrenstrafen deutlich. Die Strafen bewegten sich eben gerade im Bereich von subjektiver Demütigung durch Warnung oder Verweis und sozialen Konsequenzen wie Vereinsausschluß durch Wahlrechtsentzug, konnten aber auch äußerlich fühlbar werden, wenn eine Geldbuße zu zahlen war. Andererseits unterschied sich die Ehre auch von der Ebene des Rechts deutlich. Dies war bereits daran zu erkennen, daß die Einrichtung Ehrengericht zwar nach außen staatlichen, jurisdiktiven Institutionen ähnlich schien, daß sie aber keinen Platz in dem Gefüge der allgemeinen Rechtsprechung hatte, sondern zusätzlich zu diesen in Erscheinung trat.

Ein Arzt konnte immer nach einem ordentlichen Gerichtsverfahren in der selben Sache ehrenrechtlich verklagt werden. Die Standesordnungen waren keineswegs so verbindlich wie ein Gesetz, sondern nur ein Anhaltspunkt für das richtige Ehrempfinden. Letztlich griffen eben auch die Sanktionen von einer ganz anderen Richtung als die der ordentlichen Rechtsprechung. Freiheitsstrafen oder Berufsverbot bzw. Entziehung der Approbation waren Maßnahmen, die eine „äußerlich zwingende Exekutive" benötigten und damit typisch für das Recht waren.[100]

Die Ärztekammern konnten keinen Arzt arretieren, wenn er mit seiner Praxis umherzog. Sie durften keine Arztschilder beschlagnahmen, wenn sie gegen die Standeswürde verstießen oder etwa die Approbation entziehen, wenn ein Arzt einen schwere Behandlungsfehler gemacht oder Patientinnen sexuell belästigt hatte. Die ehrengerichtlichen Strafen zielten mehr auf das Schuldbewußtsein gegenüber der Ärzteschaft, die man durch sein ehrloses Verhalten mitgeschädigt

---

[99] Simmel beschrieb dies allgemeiner: „Untersucht man nämlich die Vorschriften der Ehre auf ihre Inhalte hin, so zeigen sie sich durchgehends als Mittel für die Erhaltung eines sozialen Kreises in seinem Zusammenhalt, seinem Ansehen, der Regelmäßigkeit und Fördersamkeit seiner Lebensprozesse." Simmel, Soziologie, (1995), S. 600.
[100] ibid., S. 599.

hatte, und sie zielten auf soziale Isolierung. Die Strafe konnte allerdings auch in die Nähe von Sanktionsformen des allgemeinen Rechts rücken, wenn der Betreffende etwa eine Geldstrafe entrichten mußte. Die Ehre nahm also eine Zwischenstellung zwischen Recht und Moral ein und daher lagen die Mittel, mit denen die Ehre aufrecht erhalten werden konnte vor allem im Bereich sozialer Sanktionsformen.

Im Prozeß der Professionalisierung der Ärzteschaft stellte die Standesehre einen wichtigen Faktor dar. Wie oben gezeigt, garantierte die Ehre auf besondere Art den Zusammenhalt der Ärzteschaft und regulierte den Umgang zwischen Standesmitgliedern. Die Ehrengerichte sorgten dafür, daß die Angehörigen des Ärztestandes sich gemäß den Normen in der Gruppe verhielten, und verliehen der Übereinstimmung von Werten und Anschauungen innerhalb der Gruppierung Ärzteschaft Ausdruck. Wichtige Themen der ehrengerichtlichen Prozesse bildeten von daher kollegiale Verhaltensweisen, die den inneren Frieden in der Ärzteschaft sichern sollten. Einzelne durften andere Gruppenmitglieder nicht schädigen, indem sie ihnen zum Beispiel Patienten abspenstig oder die Behandlungsweisen eines anderen schlecht machten. Gemeinsame Werte drückten sich weiterhin darin aus, daß man geschlechtliche Handlungen in der ärztlichen Praxis rigoros bestrafte oder daß die Ärzteschaft nur bestimmte Facharztbezeichnungen für zulässig befand. Genauso kennzeichnete das ärztliche Reklameverbot den Konsens der Ärzteschaft über die Selbstdarstellung und den wissenschaftlichen Charakter ihres Berufes.

Simmel deutete die Ehre hauptsächlich hinsichtlich ihrer gruppenspezischen Eigenschaften, die die Kohäsion einer Gruppe bedingten und für die Durchsetzung von Verhaltensnormen verantwortlich waren. Einen wichtigen Aspekt stellte die Verinnerlichung der Ehrvorschriften dar. Simmel war fasziniert von diesem „höchsten Triumph", den die Ehre für sich beanspruchen konnte: „daß es ihr nämlich gelungen ist, dem Individuum die Bewahrung seiner Ehre als sein innerlichstes, tiefstes, allerpersönlichstes Eigeninteresse zu infundieren."[101]

Diese Funktionsweise der Ehre zeigte sich auch für die Ärzteschaft, die über Standesordnungen und Ehrengerichte Ehrvorschriften vermittelte, die der einzelne Arzt in sich trug und zu bewahren suchte. Das Standesbewußtsein begleitete den Arzt so bei all seinen Tätigkeiten, und dieser Richtschnur war vermutlich leichter zu folgen als sich im ethischen Dilemma zu verlieren. Die Ehre als spezielle Form der Normenkontrolle hielt Simmel für zuverlässiger als rein gewissensmäßige Abwägungen und dabei weit umfassender als das gesetzte

---

[101] ibid., S. 602.

## IV. Bedeutung der Ehrengerichtsbarkeit 217

Recht. Die ärztlichen Ehrengerichte überwachten ärztliche Verhaltensweisen auch da, wo gesetzliche Ordnungen nicht griffen.

Das Ehrenrecht verbot generell sexuelle Handlungen in der ärztlichen Praxis, insbesondere an und mit Patientinnen. Strafrechtlich konnte ein Arzt wegen Vergewaltigung oder Mißbrauch verurteilt werden[102], aber meist ging es um Handlungsweisen, die nicht unter den Regelungsbereich eines Gesetzes fielen. Küsse, übermäßige körperliche Untersuchungen oder Liebesbeziehungen mit Patientinnen waren sehr schwere Verstöße gegen die Standeswürde. Das Verhalten gegenüber Frauen hatten die Standesorganisationen nicht im einzelnen kodifiziert, so daß den ehrengerichtlichen Entscheidungen hier eine zentrale Bedeutung zukam. In der intimen Beziehung zwischen männlichem Arzt und weiblicher Patientin galt die persönliche Integrität des Arztes als wichtigste Garantie für neutrales Verhalten. Dieser Form der Selbstkontrolle gaben die Ehrenrichter den Vorzug vor jedweder Art von Fremdkontrolle. Sie rieten nicht wie die gängigen ärztlichen Ratgeber, eine dritte Person hinzuzuziehen, sondern forderten, daß der Arzt das Ehrgefühl als wichtigste Kontrollinstanz über sein sexuelles Verlangen stellte.

Simmels Theorie der Ehre als gruppenkohäsives Phänomen, das durch seine Anbindung an die persönlichsten Interessen des Individuums wirksam wurde, stellte in der Hauptsache auf die Notwendigkeit sozialer Beziehungen für die menschliche Existenz ab. Simmel nahm die Gruppe als allgemeine, soziale Form überindividuellen Lebens an, die von den Teilhabern aufrechterhalten und gegen widrige Einflüsse verteidigt werden mußte.[103] Die Ärzteschaft stellte eine typische Sondergruppierung dar, die sich gegen vermeintlich zersetzende Kräfte, wie etwa den wirtschaftlichen Konkurrenzdruck oder aber eine Abgabe der Führungsposition im Gesundheitswesen an die Krankenkassen, massiv zur Wehr setzte. Auf die gruppenintegrierende Bedeutung der Ehre wurde immer wieder hingewiesen, aber gerade Simmels Konzept ist geeignet einzelne Verhaltensweisen von Ärzten in Bezug zu allgemeineren sozialen Kategorien zu setzen. Seine Beobachtungen können die Mechanismen der Ehre insbesondere hinsichtlich der

---

[102] In den Urteilen der Ehrengerichte betreffend sexuelle Übergriffe gegen Frauen war nur in einem Fall ein abgeschlossenes Verfahren wegen Vergewaltigung gegen den nun ehrengerichtlich beklagten Arzt erwähnt. Der Arzt war vom ordentlichen Gericht freigesprochen worden, erhielt aber vom EGH Dresden die Höchststrafe.

[103] Gerade Simmels „Formenlehre der Vergesellschaftung", seine „Raster und Kategorien einer sozialen Verhaltens- und Beziehungslehre des Menschen" hält Nolte für eine bereichernde Perspektive in der Geschichtswissenschaft. Siehe Nolte, Anthropologie, (1998), 226f.

Verinnerlichung von Ehrvorschriften und der sozialen Zweckgebundenheit ihrer Inhalte veranschaulichen.

*Das symbolische Kapital der Mediziner*

Andere wesentliche Aspekte der Ehre, nämlich ihr symbolischer und distinktiver Charakter und ihre machterzeugenden Wirkungen, lassen sich anhand der Theorie Pierre Bourdieus nachvollziehen. Bourdieu legte mit seiner Kapitaltheorie ein Konzept zur Erklärung sozialer Ungleichheit und zur Generation von Macht vor, das wirtschaftliche Denkweisen als Modell verfolgte. Ökonomische Kalküle, d. h. eigennützige und berechnende Überlegungen, bestimmten demnach auch Bereiche, in denen solche Gedanken scheinbar nichts bedeuteten. Auch in der Medizin existierten solche Gebiete: Bei der Behandlung von Patienten mußte beispielsweise jedes Gewinnstreben zurückgestellt werden. Gewerbliches Gebaren in der ärztlichen Praxis verurteilten die Ehrengerichte scharf, denn das Hauptmotiv, Medizin zu praktizieren, sollte altruistischer Natur sein.

Darüber hinaus stellte die ganze Ehrengerichtsbarkeit an sich eine solche Zone der Medizin dar, in der eigennützige Interessen scheinbar verpönt waren: In der Argumentation der Ärzteschaft resultierte die Standesehre aus der ärztlichen Ethik und trug der großen Verantwortlichkeit gegenüber den Menschen Rechnung. Der Ärztestand stellte es immer so dar, als sei die Ehrengerichtsbarkeit die einzige Kontrollmöglichkeit über das ärztliche Tun und nütze in erster Linie der Gesellschaft und kaum den Medizinern selbst. Daß jedoch die Ärzteschaft stattdessen bei Standesordnungen und Ehrengerichtsbarkeit eigentlich auf den Ausbau und die Legitimation einer privilegierten gesellschaftlichen Stellung schaute und sich daneben vor allem um ihre materiellen Belange kümmerte, stellte die Standesgeschichtsschreibung bereits verschiedentlich fest. Den Ärzten ging es in der Weimarer Zeit nicht nur um finanziellen Interessen, denn abzusichern und aufzuwerten war insbesondere der symbolische Status der Berufsgruppe in der Gesellschaft. Gerade in der Republik sahen sich die Ärzte erneut davon bedroht, in die bedeutungslose Position der Angestellten abzurutschen.[104]

---

[104] Siehe Wolff, Interessen, (1997), S. 108 ff. und S.119 ff.; Thomsen, Ärzte, (1996), Kap. 2.2.4; Seidel, Kassenarzt (1997). Entsprechende Vorgänge beobachtete Taupitz allgemein für die Entwicklung der freien Berufe und ihr Standesrecht. Die Höherwertigkeit des Berufs verteidigten diese Gruppen mit einer „Altruismusideologie", während sie andere Berufe degradierten, die Berufsangehörigen gängelten und Außenstehenden wie Klienten Rechte vorenthielten. Siehe Taupitz, Standesordnungen, (1991), Kap. 1.

## IV. Bedeutung der Ehrengerichtsbarkeit 219

Die Ehrengerichte stellten eine wichtige Instanz dar, die die Ärzteschaft gegen Ansehensverluste schützte und ihre Position in der Gesellschaft symbolisch aufwertete. Ehre fungierte hier als symbolisches Kapital. Nach der Kapitaltheorie existieren im wesentlichen vier Kapitalsorten: ökonomisches Kapital (Finanzkraft), kulturelles Kapital (Bildung), soziales Kapital (Beziehungen) und symbolisches Kapital (Ehre, Titel, Statussymbole). Die Menschen können die ihnen zur Verfügung stehenden Kapitalien anhäufen, investieren oder umwandeln. Das symbolische Kapital steht gewissermaßen über den anderen Kapitalien. Es entsteht über die Transformation der anderen Sorten in sinnlich wahrnehmbare Zeichen. Ehre als Erscheinungsform des symbolischen Kapitals ist deshalb an den objektivierten Ausdruck gebunden. Ärzte wandelten z. B. ihr Sozialkapital der Zugehörigkeit zum Verein oder aber das Kulturkapital der akademischen Ausbildung zum Mediziner in gehobene, höfliche und also symbolische Umgangsformen um. Gegenüber Behörden gehörte der förmlich-zuvorkommende Ton ebenso zur Standessitte wie die prompte Erledigung von Gutachtensachen. Auch korrekte, schlichte Arztschilder, Annoncen oder Aufsätze waren Fragen der Ehre, weil sie nach außen symbolisch wirkten.

Die Ehrengerichte hatten aber auch dafür zu sorgen, daß der symbolische Gegenwert nicht verfiel, indem sie beispielsweise den Facharzttitel an eine entsprechende Ausbildung anknüpften und nur bestimmte Bezeichnungen für zulässig erklärten. Natürlich lag es im Interesse der Öffentlichkeit und der Patienten, daß mit einer bestimmten Gebietsbezeichnung eine echte Spezialisierung verbunden war. Nur eine Vereinheitlichung der Titel und der Ausbildungszeiten konnte aus medizinisch-wissenschaftlicher Sicht eine sachgemäße Behandlung der Patienten garantieren. Die extreme Betonung der Titelführung und der Form der Bezeichnungen deutete jedoch eher auf die symbolische Relevanz dieser Frage an den Ehrengerichten als auf den Wunsch in der Ärzteschaft, fachärztliches Können zu prüfen, um Patienten vor Pseudospezialisten zu schützen. Die Ehrengerichte kontrollierten daher nicht die fachärztliche Tätigkeit, sondern nur die Berechtigung des Titels. Damit wachten sie über die zeichenhafte Umsetzung des durch die Ausbildung gewonnenen kulturellen Kapitals.

Probleme der Titelführung, die die Ehrengerichte entschieden, kennzeichneten gleichermaßen die Transformation von kulturellem (Ausbildungs-) Kapital in symbolisches (Titel-) Kapital wie der Zwang zur Niederlassung und das Verbot der Praxis im Umherziehen als Sinnbild für die Anreicherung von ökonomischem, kulturellem und sozialem Kapital. Verbesserte Verdienstmöglichkeiten als ökonomische Grundlage, einheitliche akademische Ausbildung der Ärzte als kulturelles Kapital und staatlich legitimierte Ärztekammern als sozialer

Machtbaustein markierten den Professionalisierungsprozeß im 19. Jahrhundert und manifestierten sich (symbolisch) nach außen wahrnehmbar unter anderem in festen ärztlichen Niederlassungsstellen, die die Patienten zum Arzt kommen ließen und nicht umgekehrt. Die Arztpraxis stellte eine Errungenschaft der relativ neuen gehobenen ärztlichen Position dar und war daher als objektivierter Ausdruck der Ehre, als Symbol, von den Ehrengerichten zu schützen.

Der symbolische Charakter der Probleme, die sich in den Disziplinarfällen der Ehrengerichte stellten, zog sich wie ein roter Faden durch die Urteilsbegründungen, denn immer wieder ging es um die Wahrung der Formen, um Stil und Repräsentation. Die Ehrengerichte sorgten quasi für eine ordentliche Abwicklung der Umwandlungsprozesse und häuften symbolisches Kapital an. Indem sie Ehrenfragen bewerteten und Handlungen für unwürdig erklären konnten, verliehen sie zugleich anerkannten Verhaltensweisen einen symbolischen, ehrbaren Zug.[105] War schon die Institution Ehrengericht ein unvergleichliches Privileg mit enormer symbolischer Macht, so lagen in der Ehrenrechtsprechung immense Möglichkeiten, das gesamte Berufsfeld mit dem Glanz der Ehre zu überziehen.

Wozu aber diente das symbolische Kapital? Was brachte es der Ärzteschaft, Gebiete scheinbar selbstverständlich, aus der Sache heraus, als Frage der Ehre zu behandeln? Laut Bourdieu existieren mehrere Bedeutungsebenen und Wirkungsweisen des symbolischen Kapitals. Diese Kapitalsorte kann, um noch einmal an das zugrundeliegende ökonomische Modell zu erinnern, ebenso akkumuliert und investiert werden wie die anderen Kapitalien, und vorhandenes symbolisches Kapital wirft weitere Erträge ab. Die Ehrengerichte reicherten daher als symbolische Einrichtung im Hinblick auf die gesamte Ärzteschaft Ehre an.

Die Ehrengerichte funktionierten gleichsam wie eine „symbolische Bank", an der zwar der Kleinanleger, der einzelne Arzt, immer Ehrverluste machen konnte, die Zinsen für sein überzogenes Konto aber mit Annahme der Strafe, entweder symbolisch (Warnung, Verweis) oder auch mit Geld (Geldstrafe) begleichen konnte. Das ärztliche Ehrengerichtswesen verwaltete dagegen, um bei der Metapher zu bleiben, die symbolischen Kapitalmassen und investierte Ehre in bestimmte Bereiche ärztlichen Handelns, die ertragreich schienen, wie z. B. in die totale Beschränkung des freien Wettbewerbs zwischen Ärzten. Die wirtschaftliche Monopolbildung, als bedeutender Aspekt der ärztlichen Professionalisierung, erhielt nach außen einen edlen Schimmer, der diese Bestrebungen in der Gesellschaft auch begründet erscheinen ließ.

---

[105] Letztlich definiert sich das, was in der Gesellschaft als Ehre wahrgenommen wird, durch den Bereich des Unehrenhaften. Siehe Vogt / Zingerle, Ehre, (1994), S. 30.

Bei der Ehre handelte es sich nach Bourdieu nämlich um diejenige Kapitalsorte, die als Medium sozialer Anerkennungsprozesse fungierte und in der sozialen Welt unbestritten angesehen war. Mit seinen zeichenhafte Eigenschaften legitimierte es soziale Ungleichheit, d. h. symbolische Effekte wirkten gleich einem Weichzeichner in der Gesellschaft, in der Eigentum, Bildung und soziale Bindungen nicht gleich verteilt waren. Symbolisches Kapital verschleierte und euphemisierte harte Machtstrukturen und erlaubte daher die Umsetzung des Willens und der Ziele der entsprechenden Akteure auf einem effektiven Weg unter größtmöglicher sozialer Akzeptanz.[106]

Nun führt eine Endlosschleife zwischen symbolischen Werten und ökonomischen oder anderen Kapitalien als Erklärungsmodell für die Bedeutung der ärztlichen Ehre nur bedingt weiter. Einerseits setzte die Ärzteschaft symbolische Macht ein, um den medizinischen Dienstleistungsmarkt zu beherrschen, andererseits gab sie Prestigegewinnen den Vorzug vor materiellen Vorteilen.[107] Auf der einen Seite zwangen die Standesorganisationen Ärzte mittels der Ehrengerichte zur Teilnahme am Wirtschaftskampf, auf der anderen Seite bestraften sie Mediziner, die geschäftstüchtig zusätzliche Einkünfte durch Verbindungen mit gewerblichen Unternehmen oder durch den Verkauf von Heilmitteln beziehen wollten, mit dem Hinweis auf das zu wahrende ärztliche Ansehen.

*Medizinische Benennungsmacht*

Welchen Sinn ergab das Mehren von Ehre, das Akkumulieren von symbolischem Kapital, für die Ärzte? Welche Rolle spielten die Ehrengerichte bei der Erzeugung von sozialer Macht bzw. bei der Regeneration und Euphemisierung von Machtstrukturen in der Gesellschaft? Bourdieus zufolge bedeutet der Besitz symbolischen Kapitals zunächst einmal, die entscheidenden Mittel zur Durchsetzung des Willens in der Hand zu haben. Im symbolischen Kapital liegt die Macht, die Welt zu erzeugen oder, anders ausgedrückt, das Vermögen, „sehen und glauben zu machen, vorauszusagen und vorzuschreiben, bekannt und anerkannt zu machen".[108] Das symbolische Kapital ist eng verwandt mit der von Bourdieu

---

[106] Siehe Vogt, Logik, (1995), S. 135 und Accardo / Corcuff, Sociologie, (1986), S. 42.
[107] Siehe Wolff, Interessen, (1997), S. 120.
[108] Bourdieu schloß hier an Nelson Goodmans „Weisen der Welterzeugung" (1984) an und setzte dieses „Vermögen des worldmaking" in Beziehung zu seiner Kapitaltheorie. „Welterzeugung" geschieht nach Bourdieu vor allem über die Benennungsmacht, d.h. die Durchsetzung von Vorstellungen über Begriffe. Siehe Bourdieu, Repräsentation, (1991), S. 496; ders., Pouvoir, (1977); Fröhlich, Kapital, (1994), S. 49; Vogt, Logik, (1995), S. 137.

formulierten Benennungsmacht, also mit der Macht, die Welt mit Worten zu schaffen und Anschauungen über Begriffe durchzusetzen.

Die Ehre vermochte die „medizinische Deutungsmacht" (Labisch) zu generieren und erlaubte damit, bestimmte Lebensbereiche medizinisch zu interpretieren. Der besondere symbolische Effekt der Ehre lag vor allem darin, diese Machtmechanismen zu euphemisieren, um soziale Provokationen zu vermeiden. Die Ausübung der Macht durch bestimmte Gruppen, etwa durch begriffliche Besetzung eines Lebensbereiches durch die Medizin, war daher für die Mitglieder der Gesellschaft, aber auch für die Akteure - die Ärzte - selbstverständlich.

Soziale Zusammenhänge, wie sie Bourdieu in seiner Kapitaltheorie im Hinblick auf die Ehre als symbolischem Kapital und der Machtentstehung formulierte, ließen sich konkret auch für die ärztliche Ehre, die euphemisierenden Effekte dieser Ehre und die medizinische Benennungsmacht nachvollziehen. Wenn wir unser Augenmerk beispielsweise auf den ehrenrechtlichen Problemkomplex des ärztlichen Verhaltens gegenüber Patientinnen und Patienten richten, so fällt doch auf, daß es in erster Linie um die Behandlung von Frauen ging und Fehlverhalten gegenüber Männern hier nur ausnahmsweise Gegenstand eines ehrengerichtlichen Verfahrens bildeten. Ein Schwerpunkt ehrengerichtlicher Beurteilung des ärztlichen Verhaltens gegenüber Patientinnen war die Abtreibungsproblematik.

In der Weimarer Zeit, als die Diskussion um die Abtreibung auflebte, trieben Frauen ab, und Ärzte führten mehr und mehr Schwangerschaftsabbrüche durch. Eigentlich waren die Mediziner nicht gut für diese Eingriffe ausgebildet, während Laienabtreiber die Abbrüche wohl recht routiniert und außerdem billiger vornahmen. Trotzdem beanspruchten die Mediziner die Anerkennung als einzig kompetente Abtreiber für sich.[109] Im Laufe der ersten Jahrzehnte des 20. Jahrhunderts nahmen sich die Ärzte immer mehr des Problems Schwangerschaftsabbruch an und partizipierten rege an der Abtreibungsdebatte der Weimarer Zeit. Dabei gehörte die Ärzteschaft, soweit aus offiziellen Stellungnahmen zu hören war, in den Kreis der dezidierten Abtreibungsgegner. Allerdings befürworteten die Standesvertretungen die medizinische Indikation und wollten diese gerne gesetzlich geschützt sehen. Die Leitsätze zur Abtreibung, die der Ärztetag 1925

---

[109] Usborne stellte diese Diskrepanz zwischen praktischem Können und Selbstdarstellung der Ärzte in der Abtreibungsfrage fest. Die Mediziner drängten demnach immer weiter in einen Markt, den bis dahin Abtreiberinnen und Laienheiler beherrschten, und führten Eingriffe durch, die sehr schmerzhaft und komplikationsreich waren. Siehe Usborne, Politics, (1992); dies., Abortion, (1997).

verabschiedete, brandmarkten einerseits die „Abtreibungssucht" in der Bevölkerung, forderten aber die „rechtliche Sonderstellung der begründeten Schwangerschaftsunterbrechung durch den Arzt" und die Anerkennung des Abbruchs „aus ärztlichen Gründen".[110] Daß Ärzte Abtreibungen durchführten war einerseits die Realität des Alltags, aber in den Leitsätzen schien dies nun auch wirklich ein natürlicher Bereich ärztlicher Tätigkeit zu sein: ein Eingriff „nach den Regeln der Wissenschaft [...] zum Zwecke der Heilung oder Gefahrverhütung"[111].

Die Ehrengericht kümmerten sich in Abtreibungsfragen vorrangig um das formale Vorgehen im Vorfeld eines Schwangerschaftsabbruch, denn die Zuziehung eines zweiten Arztes und die Dokumentation des Beratungsgesprächs zwischen den beiden Ärzten waren vorgeschrieben und das Protokoll war versiegelt beim Ärzteverein abzugeben. Außerdem bewerteten die Ehrenrichter, ob der betreffende Arzt aus eigennützigen Motiven, also gewerblich, abgetrieben hatte. Das Problem Abtreibung war daher einerseits eine Frage der Integrität der Ärzte geworden und andererseits billigten die Ehrengerichte den Eingriff an sich als ehrenhafte Handlung. Die Ehrengerichte schritten nur selten gegen nicht indizierte ärztliche Abbrüche ein. Vielmehr verliehen sie der ärztlichen Abtreibungstätigkeit die strahlende Aura der Ehre.

Aus der Behandlung der Abtreibungsproblematik an den ärztlichen Ehrengerichten ging die symbolische Komponente der Ehre und ihr Zusammenhang mit der Durchsetzung von Anschauungen und Begriffen in der Gesellschaft recht deutlich hervor. Das Hauptinteresse der Ehrenrichter galt der Wahrung bestimmter Formen in der Vorbereitungsphase eines Schwangerschaftsabbruchs: Zwei Ärzte sollten sich über die Notwendigkeit eines Eingriffs beraten und das Ergebnis ihrer Unterredung in einem versiegelten Umschlag dem Vorstand des Ärztevereins zukommen lassen. Für die Abklärung der Indikation waren nur die Ärzte verantwortlich und es lag nun allein an ihrer Entscheidung, ob der Eingriff ausgeführt wurde. Die ärztliche Selbstkontrolle war durch das Beratungsgespräch mit dem Kollegen gewährleistet, und außerdem signalisierte die Dokumentationspflicht, daß natürlich jederzeit überprüft werden könnte, wie diese Beratungen aussahen. Daß aber ein solcher versiegelter Umschlag beim Ärzteverein tatsächlich etwas mit Transparenz in der Beratung zu tun gehabt hat, bleibt zu bezweifeln. Zumindest beschäftigten sich die Ehrengerichte in ihren Urteilen an keiner Stelle mit derartigen Gesprächsprotokollen und deren Inhalten und die Indikation einer Abtreibung war keine ehrengerichtliche Fragestellung.[112] Ein weiterer

---

[110] Stenographischer Bericht des ÄT, AVD 52 (1925), S. 49.
[111] ibid.
[112] Tatsächlich gestanden die Ehrengerichte den Ärzten sogar eine soziale Indikationsstellung

wichtiger Punkt war für die Ehrengerichte, ob ein Arzt, der Abbrüche vornahm, gewerbsmäßig auftrat. Wie bei anderen Behandlungen legte die Ärzteschaft gerade bei der Abtreibung größten Wert darauf, daß nicht der Eindruck entstand, Ärzte handelten nach ihren finanziellen Interessen. Auch da mußten die Mediziner Zeichen setzen, und die Ehrengerichte maßregelten Ärzte, die ihre Tätigkeit so ausübten, daß sie den Charakter eines Gewerbes bekam.

Das symbolische Kapital Ehre, das an die genannten objektivierten Zeichen – Zusammentreffen zweier Ärzte, altruistisches Auftreten und Niederlegung eines versiegelten Protokolls – gebunden war, ließ die Ärzte zu Vertrauensmännern in der Abtreibungsfrage werden. Ausgehend von der Überlegung, daß symbolische Macht die Bestimmung der Welt mittels Begriffsbildung und Definition ermöglichte, bot gerade die Abtreibungsproblematik für die Ärzte einen elementaren Bereich des menschlichen Lebens, der medizinisch zu deuten und zu benennen war. Die von Bourdieu formulierte Benennungsmacht, das Vermögen zu bestimmen, was etwas bedeutete und wie es wahrgenommen wurde, hieß für die Ärzte bezüglich der Abtreibung, die medizinische Anschauungsweise und Begriffswelt anzuwenden und durchzusetzen.

Die „Leipziger Richtlinien" zum Thema Abtreibung[113] lasen sich gewissermaßen als Quintessenz der medizinischen Begriffsfindung. Die Ärzte diagnostizierten auf der einen Seite die „Abtreibungssucht" in der Bevölkerung und hielten auf der anderen Seite ihr Plädoyer für die „Schwangerschaftsunterbrechung" – man beachte den Euphemismus, der in dem Wort „Unterbrechung" liegt – durch den Arzt. Dabei beruhte die „Abtreibungssucht" nach Ansicht der Ärzte auf sozial-wirtschaftlichen und seelisch-sozialen Ursachen und konnte Geschlechtskrankheiten zur Folge haben. Diese „Sucht" wollten die Ärzte mit Aufklärung sowie mit sozialen und wirtschaftlichen Maßnahmen bekämpfen. Daneben stand die „Schwangerschaftsunterbrechung" als „Eingriff nach den Grundsätzen der ärztlichen Wissenschaft und Kunst". Die anerkannte Form des künstlichen Aborts sollte ein ärztlicher Eingriff sein, der nach Stellen der „Indikation" auszuführen war. Bestimmte Indikationen lehnte die Ärzteschaft ab, wie etwa die soziale Indikation und wegen des unausgereiften Forschungsstandes zunächst auch die eugenische Indikation. Dagegen galt die medizinische Indikation als Selbstverständlichkeit, d. h. wenn die Gesundheit der Mutter durch die Schwangerschaft gefährdet war, durfte ein Eingriff vorgenommen werden.[114]

---

zu, wenn dabei eine „ehrbare Gesinnung" vorlag. Siehe Kap. 3.2.2.

[113] Vgl. Kap. 3.2.2.

[114] Der Begriff „Indikation" war in den 1920er Jahren üblich. Außer der unumstrittenen medizinischen Indikation befürworteten die Standesorganisationen die Notzuchtindikation. Näheres zur Diskussion um die einzelnen Indikationen in der Weimarer Republik siehe Hailer,

## IV. Bedeutung der Ehrengerichtsbarkeit 225

Gleich wie man nun zur Abtreibung und ihrer Geschichte stehen mag, wird deutlich, daß die Ärzte mit den Richtlinien und deren ehrengerichtlicher Überwachung ein Stück weit ihre Benennungsmacht ausübten und ihre spezifisch medizinische Begriffswelt auf einen Bereich ausdehnten, der bisher einerseits von von Laien und andererseits vor allem von Frauen bestimmt gewesen war. Die Ärzte konnten zum Beispiel einen so paradoxen Begriff wie „Schwangerschaftsunterbrechung" durchsetzen, auch wenn eine „Unterbrechung" der Schwangerschaft faktisch nicht möglich war, und die Notwendigkeit einer „Indikation", die der Arzt entsprechend stellen mußte, fand vielfach Einsicht.

Zwei Jahre nach Verabschiedung der Richtlinien zur Abtreibung auf dem Leipziger Ärztetag, am 11.3.1927, sprach das Reichsgericht ein Urteil zur Abtreibung, in dem erstmals das Leben der Mutter nach dem Grundsatz der Güterabwägung höher eingeschätzt wurde als das der Frucht. Dieses Urteil setzte man allgemein mit einer rechtlichen Anerkennung der medizinischen Indikation gleich, auch wenn in der Weimarer Republik keine Gesetzesänderung erfolgte. Die Ärzte hatten sich eine legale Position im Zusammenhang mit der Abtreibung erarbeitet und ihre Begriffe erfolgreich durchgesetzt. Die medizinische Indikation fand breite Zustimmung, der Schwangerschaftsabbruch ging in das reguläre ärztliche Tätigkeitsfeld ein, und die Medizin erschloß einen weiteren zentralen Bereich des menschlichen Lebens.

Medizinische Verantwortung für die Fruchtabtreibung zu übernehmen bedeutete auch, Kontrolle oder Macht auszuüben über die Entscheidung der Frauen für oder gegen die Austragung der Schwangerschaft sowie über die Wertschätzung des ungeborenen Lebens. Die Benennungsmacht als die von der symbolischen Macht abhängige Größe ist insofern auch als Machtfaktor bei Medikalisierungsprozessen anzusehen.[115] Die Ehre des ärztlichen Berufsstandes, die symbolische Selbstkontrolle wirkte sich nach außen auf die Durchsetzungsmöglichkeiten in der sozialen Welt aus, und das symbolische Kapital, die Zeichensetzung der Ärzteschaft, stellte das Ansehen respektive den „Kredit", dar, den die Gruppierung brauchte, um der medizinischen Weltsicht Nachdruck zu verleihen. Symbolische Macht, die sich in den ärztlichen Ehrengerichten und deren Urteilssprüchen anreicherte, ließ medizinische Vorstellungen gesellschaftlich zum Tragen kommen.

---

Stellungnahmen, (1986), Kap. 5.

[115] Die Medikalisierung der Bevölkerung, als Ausweitung medizinischer Sinngebung auf verschiedene Lebensbereiche verstanden, baute auf Machtwirkungen, die sich vielgestaltig und auf unterschiedlichen Ebenen entfalten konnten. Siehe Stolberg, Heilkundige, (1998), S. 80.

Bourdieus Erklärungsmodell der Ehre als Konzept der Machterzeugung liefert wesentliche Aufschlüsse bei der Untersuchung der Themen ehrengerichtlicher Verfahren und der Bedeutung der Ehrengerichtsbarkeit als Standesprivileg an sich. Die Kapitaltheorie eröffnet neue Perspektiven bei der Untersuchung ärztlichen Prestigedenkens, das im Zusammenhang mit der Standespolitik und insbesondere der Ehrengerichtsbarkeit der ersten Jahrzehnte des 20. Jahrhunderts immer wieder festgestellt wurde. Bourdieus Theorieangebot erlaubt Einblicke in das Wechselspiel zwischen finanziellen Interessen, wissenschaftlichem Ehrgeiz, standesbezogenem Denken und ärztlicher Würde. Am Beispiel der ärztlichen Ehrengerichte ist zu sehen, daß die Reproduktion von sozialer Macht nicht allein auf Interessenvertretung basierte, sondern daß sehr viel komplexere Zusammenhänge die Entstehung von Machtstrukturen beeinflußten. Die Ehrengerichte erfüllten zentrale soziale Funktionen in der Ärzteschaft und halfen dieser Berufsgruppe den professionellen „Aufstieg" (Huerkamp) in der Weimarer Zeit fortzusetzen.

## V. Ausblick

Nachdem die Ehre in ihren Normenkontrollfunktionen und ihrer Eigenschaft als Rangordnungs- und Belohnungssystem im Dritten Reich exzessiv ausgenutzt und mißbraucht wurde, verschwand der Begriff in den Nachkriegsjahren völlig aus dem Sprachgebrauch. Die Ehre war kompromittiert, und Ehrgefühle schienen nun im Gegensatz zur Demokratie zu stehen. Der Begriff „Ehre", der um die Jahrhundertwende noch synonym für die moralische Integrität einer Person oder Gruppe gebraucht wurde, war zum Ausdruck des Schreckens geworden. Für die Ärzteschaft erkannte Alexander Mitscherlich als Beobachter des Nürnberger Ärzteprozesses die fatalen Auswirkungen eines von Unmenschlichkeit geprägten ärztlichen Ehrbegriffs:

> „Niemand hätte sie wirklich zwingen können, an wehrlosen Opfern eines Terrorregimes zu experimentieren. Woran sie sich schließlich klammerten, ist ein Gespenst, das Gespenst ihrer Ehre, der Nachhall menschlicher Würde, die sie im Augenblick, in dem sie den Pakt mit dem Unmenschen schlossen, verloren hatten. [...] Wir leben in einem Land, in welchem dem Fetisch einer seltsam substanzlos, es sei denn als gekränkte Eigenliebe, auffaßbaren 'Ehre' viel mehr Prestigewert beigemessen wird als der Freundlichkeit oder der Menschlichkeit, die jedem erreichbar wäre und gerade dem Arzt so wohl ansteht."[1]

Die Ehre hatte sich im Dritten Reich in ein Monster verwandelt, denn die Ehre stellte nur einen Kontrollmechanismus für die Normenvorschriften einer Gruppe dar, fungierte als ein Medium der Macht und beinhaltete nicht die Überprüfung dieser Normen auf ethische Grundvorstellungen hin. Die Gewissenlosigkeit der Ärzte stand in Zusammenhang mit den gewandelten Ehrvorstellungen.

Die Bedeutung und Problematik der Ehre der Ärzte im Nationalsozialismus genauer zu beleuchten, ginge über den Rahmen dieser Arbeit hinaus, und es konnten nur Überlegungen für die Entwicklung dieses Phänomens gegen Ende der Weimarer Republik angestellt und die Funktion und Relevanz des Konstruktes Ehre für das Dritte Reich angedeutet werden. Eine umfassende Untersuchung

---

[1] Im Vorwort der Dokumentation des Nürnberger Ärzteprozesses zitierte Mitscherlich einen Ausspruch des Angeklagten Arztes Rose, in dem dieser den Wunsch äußerte, man solle ihm doch wenigstens seine Ehre lassen. Mitscherlich hielt diese Bitte für einen Leitsatz des entsetzlichen Egoismus und für eine „Scheinberechtigung" der Ärzte für die Vornahme der inhumanen und brutalen Menschenexperimente im Dritten Reich. Nach Mitscherlichs Ansicht hätte Rose niemals überzeugend sagen können, er habe die Bitte, daß ihm nicht Mitgefühl und Freundlichkeit abgesprochen würden. Ein solcher Satz war überhaupt nur im Hinblick auf die Ehre möglich. Siehe Mitscherlich / Mielke, Medizin, (1995), S. 16f.

der Funktion der Ehre in der Medizin des Dritten Reiches könnte weitere Aufschlüsse über Motive und soziale Mechanismen der Verbrechen der Ärzte im Nationalsozialismus liefern.

Für die Entwicklung der Standesorganisationen und ihrer Ehrengerichtsbarkeit in der Weimarer Republik bleibt zu sagen, daß die Ehrengerichte auch in dieser Zeit ein politisches Instrument konservativer Kräfte und zu Beginn der 1930er Jahre auch der Nationalsozialisten war. Die ehrengerichtlichen Verfahren und die Standesordnungen als Ausdruck der ärztlichen Ehrvorstellungen zielten von jeher nicht auf die Moral und das Gewissen des einzelnen Arztes ab, sondern richteten sich auf Ansehen, Besitzstand und Zusammenhalt der Gruppe, zusammengeführt im Begriff der „Standeswürde". Daher wandelten sich die Wertvorstellungen nach den Gesetzmäßigkeiten der Ehre, und Appelle an das ärztliche Gewissen blieben erfolglos. Die „Ärzte ohne Gewissen" (Klee) des Dritten Reiches beriefen sich in ihrer Verteidigung auf ihre Ehre, wo Moral und Menschlichkeit verschwunden waren. 1998, fünfzig Jahre nach dem Nürnberger Ärzteprozeß, trug Horst-Eberhard Richter im Eröffnungsvortrag des Kongresses „Medizin und Gewissen", den die Vereinigung IPPNW[2] veranstaltete, seine Gedanken zur Rolle des ärztlichen Gewissens im Dritten Reich vor:

> „Das Gewissen schlug für den Kollegen, weil er ein Kollege war. Aber was da schlug, war eben weniger das persönliche, das echte, sondern ein enteignetes Gewissen, das den Kollegen höher stellte als den Anstifter zu zigtausend Morden und zum Betrug an zigtausend getäuschten Angehörigen. Was sich subjektiv noch als Gewissen meldete, war in Wahrheit die Gehorsamsbereitschaft im sozialen Zusammenhang eines Standes [...]."[3]

Richters Beschreibung eines verzerrten Gewissens scheint mir mehr eine Beobachtung des Phänomens Ehre als die einer entarteten oder enteigneten Moral. Für das Normenkontrollsystem Ehre war gerade die subjektive Empfindung typisch, persönliche Werte zu erhalten und umzusetzen, die sich in Wahrheit aber an äußeren sozialen Zwängen orientierten. Es war wohl weniger das Gewissen, das für den Kollegen schlug, als die Ehre, die kollegiale Gefühle überhöhte und im Gegenzug Gewissensnöte zugunsten von Macht- und Prestigeerhalt löschte.

---

[2] International Power of Physicians Against Nuclear War
[3] Richter, Medizin, (1998), S. 20.

## VI. ZUSAMMENFASSUNG

Die ärztlichen Ehrengerichtshöfe waren seit der Wende zum 20. Jahrhundert staatlich legitimierte Disziplinareinrichtungen der Ärztekammern, die die Einhaltung der Standespflichten und die Wahrung der Standesehre überwachten. Ärzte urteilten hier zusammen mit Juristen über das Verhalten von Medizinern in der Praxis. Die Standesorganisationen begründeten die Notwendigkeit einer eigenen Ehrengerichtsbarkeit mit dem Argument, in Zeiten wirtschaftlicher Bedrängnis sei eine Instanz zur Kontrolle der ärztlichen Ethik erforderlich.

Meist beschäftigten sich die Ehrengerichte mit dem Erscheinungsbild der Ärzteschaft in der Öffentlichkeit sowie mit Fragen der Kollegialität. Wesentlich seltener ging es um den ärztlichen Umgang mit Patientinnen und Patienten. Die größte Zahl der Urteile betraf Verstöße gegen das Reklameverbot, die Beleidigung von und die Kritik an Kollegen, das unrechtmäßige Führen von Facharzttiteln, Streit über Gutachten und Sexualdelikte. Daneben wachten die Ehrengerichte über weitere wichtige Bereiche ärztlichen Handelns: Die Rechtsprechung befaßte sich mit Fragen der Abtreibung und der Pflicht zur Hilfeleistung in Notfällen, mit ärztlichen Kunstfehlern oder Abrechnungsmanipulationen. Darüber hinaus entschieden die Disziplinareinrichtungen über das Verhalten von Ärzten im Wirtschaftskampf und das gewerbsmäßige Auftreten von Ärzten.

Grundsätzlich waren politische, wissenschaftliche und religiöse Ansichten von der ehrengerichtlichen Beurteilung ausgenommen. Trotzdem bereiteten die Ehrengerichte als zutiefst konservative Einrichtungen politisch andersdenkenden Ärzten Schwierigkeiten. Es ist auch auffallend, daß sie jüdischen Kollegen am Ende der Weimarer Republik keinerlei Schutz vor Boykott und Diskriminierung boten. In den Auseinandersetzungen zwischen Ärzteschaft und Krankenkassen zeigte sich die Ehrengerichtsbarkeit als wirksames Mittel zur Durchsetzung standespolitischer Interessen.

Die Grenzen des medizinisch-wissenschaftlichen Bereiches steckten die Ehrengerichte sehr weit und schafften den Ärzten dadurch einen großen Handlungsspielraum. Durch die Herausnahme dieses ärztlichen Betätigungsfeldes - der wissenschaftlichen Arbeit - aus dem Standesrecht entzogen sich zentrale Themen der ärztlichen Ethik, wie etwa die Humanversuche, der intraprofessionellen Kontrolle. Allerdings trug die Rechtsprechung der Ehrengerichte erheblich zur Stilisierung des Arztes zum Naturwissenschaftler bei.

Obwohl die Ärzteschaft sich immer wieder auf ihre besondere Verantwortung gegenüber den Menschen und ihrem Leben berief und mit der Ethik für die Standesgerichtsbarkeit argumentierte, fanden sich in den Urteilen kaum ethische Gedanken. Im Zentrum standen Benimmregeln und Etikettevorschriften, während dem medizinisch verantwortlichen Handeln wenig Beachtung geschenkt wurde. Die Urteilsbegründungen zeigten eine deutliche Distanz zu der philosophischen Ethik und gängigen Moralsystemen. Sie bezogen sich nicht auf religiöse Vorstellungen oder philosophische Strömungen. Sie verwiesen nicht auf die hippokratische Tradition oder gängige deontologische Texte. Entscheidungskriterium und zentraler Wert in den standesrechtlichen Urteilen war - das Wort „Ehrengericht" weist bereits darauf hin - die Ehre.

Die Denkweise, die aus den Urteilsbegründungen sprach, aber ebenso die Hinwendung zu bestimmten Themen, die Bewertung des Einzelfalls und die ehrengerichtlichen Strafen folgten der Logik der Ehre. Besonders augenfällig war dies in den Fällen, in denen typische ehrenrührige Vergehen Gegenstand des Verfahrens waren. Die Beleidigung eines Kollegen war ein Verstoß, den die Ehrengerichte in einer Zeit, in der man sich unter Umständen wegen eine Kränkung duellierte, sehr ernst nahmen. Auch den Bruch eines Ehrenwortes ahndeten die Berufsgerichte. Dem Schutz der weiblichen Ehre maßen die Ehrenrichter besondere Bedeutung bei. Sexuelle Übergriffe auf Patientinnen wurden nicht selten mit der Höchststrafe belegt. Unehrenhaftes Verhalten gegenüber Frauen außerhalb der Arztpraxis konnte ebenfalls ein Verfahren am Ehrengericht nach sich ziehen. In den übrigen Themengebieten bewegte sich die Argumentation häufig entlang gängiger Ehrvorstellungen und konzentrierte sich auf Stil und Form von Verhaltensweisen.

Die ärztliche Ehre stellte sich zum einen als Phänomen des Gruppenzusammenhaltes dar wie es der Soziologe Georg Simmel beschrieb. Zum anderen waren Mechanismen zu erkennen, die der französische Soziologe Pierre Bourdieu in seiner Theorie der Ehre als symbolisches Kapital kennzeichnet.

Die Probleme, über die man an den Ehrengerichten verhandelte, orientierten sich an den äußeren Zweckmäßigkeiten der Gruppierung Ärzteschaft. Hinter der Frage, ob ein Verhalten standeswürdig war, verbargen sich oftmals Bestrebungen, die sich auf höhere Einkommen, berufliche Freiheit, Verwissenschaftlichung des Arztberufes, gesellschaftliches Ansehen, Nähe zur politisch vorherrschenden Macht und den Zusammenhalt der Profession richteten. Die Richter stellten nicht die Fragen: Ist die Handlung eines Arztes gut oder vernünftig? Kann er ein gutes Gewissen haben? Durch die Vermittlung von Ehrbegriffen und durch die Sanktionierung von Fehlverhalten vertieften die Ehrengerichte das

# VI. Zusammenfassung

ärztliche Standesbewußtsein, schützten den Berufsstand gegen Auflösungstendenzen und sicherten den ärztlichen Status. Von daher bildete die ärztliche Ehre einen wichtigen Faktor bei der Professionalisierung des Ärztestandes.

Vielfach beurteilten die Ehrengerichte die symbolische Wirkung einer Verhaltensweise. In den Urteilen wurden höfliche Umgangsformen ebenso verlangt wie schlichte Arztschilder und Praxisanzeigen. Das symbolische Kapital Ehre war an den objektivierten Ausdruck, an seine sinnliche Wahrnehmbarkeit gebunden, und die Rechtsprechung sorgte dafür, daß die Ärzteschaft augenscheinlich unterscheidbar von anderen Heilern war. Durch die Festlegung bestimmter Facharzttitel wirkten die Gerichte dem Ansehensverfall entgegen, der durch zum Teil eher wahllose und vielfältige Spezialisierungen drohte.

Die Ehrenrechtsprechung bot Möglichkeiten, durch symbolische Wertungen das gesamte Berufsfeld mit dem Glanz der Ehre zu überziehen. Die Mehrung des symbolischen Kapitals bedeutete einen erheblichen Ansehensgewinn in der Gesellschaft und damit einen Machtzuwachs. Die Ehre der ärztliche Profession wirkte sich nach außen auf die Durchsetzungsmöglichkeiten in der Gesellschaft aus. Das gewachsene Ansehen, das symbolische Kapital, ermöglichte den Medizinern, ihre Begrifflichkeiten und spezifischen Deutungen gesellschaftlich einzubringen. Indem die Ärzte etwa ihre Leitsätze zur Abtreibung, die als Symbol ärztlicher Selbstkontrolle konzipiert waren, ehrengerichtlich umsetzten, gingen sie einen wesentlichen Schritt bei der medizinischen Erschließung eines Bereiches, der zuvor von Laien beherrscht gewesen war. Im Sinne der mit dem symbolischen Kapital verbundenen Benennungsmacht konnten sie die von den Standesorganisationen geprägten Begriffe wie „medizinische Indikation" oder „Schwangerschaftsunterbrechung" durchsetzen. Die Ärzte dehnten damit ihre medizinische Begriffswelt auf einen Bereich aus, den sie auch praktisch zunehmend für sich beanspruchten. Die Benennungsmacht wirkte sich auf Prozesse der Medikalisierung aus, denn Ehre verlieh den Ärzten das notwendige Ansehen, um medizinische Definitionen gesellschaftlich akzeptabel zu machen.

## Verzeichnis der Abkürzungen

| | |
|---|---|
| ÄK | Ärztekammer |
| ÄO | Ärzteordnung |
| AMA | American Medical Association |
| AVD | Aerztliches Vereinsblatt für Deutschland |
| BAC | Berliner Aerzte-Correspondenz |
| DMW | Deutsche Medizinische Wochenschrift |
| DÄB | Deutsches Ärzteblatt |
| EG | Ehrengericht |
| EGG | Ehrengerichtsgesetz |
| EGH | Ehrengerichtshof |
| EPEA | Entscheidungen des Preußischen Ehrengerichtshofes für Ärzte |
| GMC | General Medical Council |
| GStA PK | Geheimes Staatsarchiv Preußischer Kulturbesitz |
| KBSa | Korrespondenzblatt der ärztlichen Kreis- und Bezirksvereine in Sachsen |
| LAB | Landesarchiv Berlin |
| Lexikon MER | Lexikon Medizin Ethik Recht |
| PLT | Preußischer Landtag |
| RMK | Reichs-Medizinal-Kalender |
| SächsHStA | Sächsisches Hauptstaatsarchiv Dresden |

## VERZEICHNIS DER ABBILDUNGEN

Abb. 1: Standesvertretungen und Disziplinareinrichtungen   S. 41

Abb. 2: Entwicklung ärztlicher Institutionen und Standesordnungen   S. 50

Abb. 3: Veröffentliche Fälle des preußischen EGH   S. 51

Abb. 4: Fälle am sächsischen EGH   S. 52

Abb. 5: Anzeigeverhalten in Berlin und Brandenburg   S. 53

Abb. 6: Kläger an den preußischen Ehrengerichten   S. 54

Abb. 7: Problembereiche ärztlichen Verhaltens in den EGH-Urteilen   S. 55

Abb. 8: Themen am preußischen EGH   S. 56

Abb. 9: Themen am sächsischen EGH   S. 57

# Quellen- und Literaturverzeichnis

## 1. Archivalische Quellen

*Geheimes Staatsarchiv Preußischer Kulturbesitz (GStA PK) Berlin Dahlem:*
Akten aus dem preußischen Ministerium des Innern, Medizinal-Abteilung:
I. HA, Rep. 76 VIII B, Nr. 590; 597-598; 766; 783; 787-789; 791-793; 827; 828; 830; 836; 4400.

*Landesarchiv Berlin (LAB):*
Akten des Stadtpräsidenten der Reichshauptstadt Berlin Pr. Br. Rep. 57: Nr. 504-506.

*Niedersächsische Landesärztekammer Hannover (LÄK Hannover):*
Berichte über die Sitzungen der Ärztekammer für die Provinz Hannover.

*Sächsisches Hauptstaatsarchiv Dresden (SächsHStA):*
Akten aus dem sächsischen Ministerium des Innern: Nr. 15119-15204.

## 2. Periodika

Ärztliche Mitteilungen

Ärztliche Mitteilungen aus und für Baden

Aerztliches Vereinsblatt für Deutschland

Berliner Aerzte-Correspondenz

Deutsche Medizinische Wochenschrift

Deutsches Ärzteblatt

Ethik

Korrespondenzblatt der ärztlichen Kreis- und Bezirksvereine in Sachsen

Medicinisches Correspondenzblatt des Wuerttembergischen Aerztlichen Landesvereins

Medizinisches Korrespondenzblatt für Württemberg

Münchener Medizinische Wochenschrift

Reichs-Medizinal-Kalender

Veröffentlichungen aus dem Gebiete der Medizinalverwaltung (Das Gesundheitswesen des preußischen Staates)

Volkswohlfahrt (Amtsblatt des Preußischen Ministeriums für Volkswohlfahrt)

## 3. Literaturverzeichnis bis 1945

ALTMANN, F.: Ärztliche Ehrengerichte und ärztliche Standesorganisationen in Preußen: das preußische Gesetz betreffend die ärztlichen Ehrengerichte, das Umlagerecht und die Kassen der Ärztekammern vom 25. Nov. 1899. Berlin 1900.

ders.: Kommentar zum preussischen Ehrengerichtsgesetz. Berlin 1900.

BARON, ?: Die abgeänderte sächsische Aerzteordnung. AVD 47 (1920), Sp. 51-53.

BARBASETTI, L.: Ehren-Kodex. Wien; Leipzig ³1908.

BINDING, K.: Die Ehre und ihre Verletzbarkeit (Rede des antretenden Rectors beim Rectoratswechsel an der Universität Leipzig am 31. October 1890). Leipzig 1890.

DOMKE, ?: Grundsätzliches zur Rechtsprechung der ärztlichen Ehrengerichte, Aerztliches Vereinsblatt für Deutschland 52 (1925), Sp. 73-75.

ders.: Der neue preussische Gesetzentwurf über die ärztliche Ehrengerichtsbarkeit. Aerztliches Vereinsblatt für Deutschland 53 (1926), Sp. 151-154.

Entscheidungen des Preußischen Ehrengerichtshofes für Ärzte (herausgegeben im Auftrage des Ehrengerichtshofes von der Verlagsbuchhandlung Richard Schoetz) Bd. 4 u. 5. Berlin 1927 u. 1934.

Entwurf einer Standesordnung für die deutschen Ärzte. Stenographischer Bericht über die Verhandlungen des 44. Deutschen Aerztetages in Leipzig. Aerztliches Vereinsblatt für Deutschland 52 (1925), Nr. 1360, S. 12-14.

Entwurf einer Standesordnung für die deutschen Ärzte (zweite Lesung). Stenographischer Bericht über die Verhandlungen des 45. Deutschen Aerztetages in Eisenach. Aerztliches Vereinsblatt für Deutschland 53 (1926), Nr. 1389, S. 28-31.

FINKENRATH, K.: Die Organisation der deutschen Ärzteschaft: Eine Einführung in die Geschichte und den gegenwärtigen Aufbau des wissenschaftlichen, standes- und wirtschaftspolitischen Vereinslebens. Berlin 1928.

FÜRST, M.: Der Arzt: Seine Stellung und seine Aufgaben im Kulturleben der Gegenwart (Aus Natur und Geisteswelt, Bd. 265). Leipzig 1909.

GABRIEL, A.: Die staatliche Organisation des Deutschen Ärztestandes. Berlin 1919.

GANZER, ?: Ethik und Aerzte. Aerztliches Vereinsblatt für Deutschland 53 (1926), Sp. 111-113.

HASSE, C.: Aus dem ärztlichen Leben: Ratgeber für angehende und junge Ärzte. Berlin 1886.

HEINZE, O.: Der Deutsche Aerztevereinsbund und die ärztlichen Standesvertretungen in Deutschland von 1890 bis 1912. Leipzig 1918.

KADE, C.: Die Ehrengerichtsbarkeit der Aerzte in Preussen: Eine Bearbeitung des Ehrengerichtsgesetzes und der veröffentlichten Entscheidungen des ärztlichen Ehrengerichtshofes. Berlin 1906.

KRECKE, A.: Vom Arzt und seinen Kranken. München 1932.

Leitsätze zur Abtreibung. Stenographischer Bericht des 44. Deutsche Ärztetages in Leipzig. Aerztliches Vereinsblatt für Deutschland 52 (1925).

Leitsätze zur Facharztfrage. Aerztliches Vereinsblatt für Deutschland 51 (1924), Sp. 261-264.

Leitsätze zur Schilderfrage. Stenographischer Bericht des 47. Deutschen Ärztetages in Danzig. Aerztliches Vereinsblatt für Deutschland 55 (1928).

LINDWURM von, J.: Der Aerztliche Stand und das Publikum: Eine Darlegung der beiderseitigen Pflichten. München 1875.

METTENHEIMER, C.: Die Einführung einer ärztlichen Standesordnung. Stuttgart 1878.

Michaelis, W.: Ehre und Ehrenschutz (Schriften aus dem Schwarzburgbund, Heft 1). Leipzig 1926.

MOLL, A.: Ärztliche Ethik: Die Pflichten des Arztes in allen Beziehungen seiner Tätigkeit. Stuttgart 1902.

PAASCH, R.: Gewissens- und Taktfragen im ärztlichen Leben. Aerztliches Vereinsblatt für Deutschland 56 (1929). Sp. 377-380.

PAGEL, J.: Medicinische Deontologie: Ein kleiner Katechismus für angehende Praktiker. Berlin 1897.

QUINCKE, H.: Ueber ärztliche Spezialitäten und Spezialärzte. Münchener Medizinische Wochenschrift 53 (1906), S. 1213-1217.

REIBMAYR, A.: Der Praktiker. Leipzig; Wien 1893.

RUMPELT, A.: Die Königlich Sächsische Ärzteordnung vom 15. August 1904 nebst den zugehörigen Ausführungsvorschriften insbesondere der ärztlichen Standes- und Ehrengerichtsordnung (Juristische Handbibliothek, Bd. 167). Leipzig 1904.

SCHAEFFER, R.: Der Preussische Aerztliche Ehrengerichtshof und das Ehrengericht der Provinz Sachsen. Aerztliches Vereinsblatt für Deutschland 52 (1925), Sp. 21.

SCHOLZ, F.: Von Aerzten und Patienten: Lustige und unlustige Plaudereien: München 51927.

SIEHE, K.: Vom Aerztlichen Ehrengerichtshof. Volkswohlfahrt 8 (1927), S. 783.

STAUDER, A.: Aerztliche Standesehre und Ehrengerichte. Aerztliches Vereinsblatt für Deutschland 51 (1924), Sp. 231.

VIRCHOW, R.: Gesammelte Abhandlungen aus dem Gebiete der öffentlichen Medicin und Seuchenlehre (Bd. 2). Berlin 1879.

VOLLMANN, S.: Die bedrohte Ehrengerichtsbarkeit in Preussen. Aerztliches Vereinsblatt für Deutschland 48 (1921), Sp. 223-225.

VOLZ, R.: Der ärztliche Beruf (Sammlung gemeinverständlicher wissenschaftlicher Vorträge 100). Berlin 1870.

WESTER, F.: Die ärztlichen Standesgesetze des Preussischen Landtags. Aerztliches Vereinsblatt für Deutschland 53 (1926), Sp. 540-542.

## 4. Literaturverzeichnis ab 1945

ACCARDO, A. / CORCUFF, P. (Hg.): La Sociologie de Bourdieu: Textes choisis et commentés. Bordeaux 1986.

ACKERKNECHT, E.: Kurze Geschichte der Medizin. Stuttgart 1959.

AMENDT, K.: Die bevormundete Frau oder die Macht der Frauenärzte. Frankfurt a. M. 1985.

ARTELT, W. / RÜEGG, W. (Hg.): Der Arzt und der Kranke in der Gesellschaft des 19. Jahrhunderts (Studien zur Medizingeschichte des neunzehnten Jahrhunderts, Bd. 1). Stuttgart 1967.

ÄRZTEKAMMER BERLIN in Zusammenarbeit mit der Bundesärztekammer (Hg.): Der Wert des Menschen: Medizin in Deutschland 1918-1945 (Reihe Deutsche Vergangenheit, Bd. 34). Berlin 1989.

BAKER, R. / Porter, D. / Porter, R. (Hg.): The Codification of Medical Morality: The Historical and Philosophical Studies of the Formalization of Western Medical Morality in the Eighteenth and Nineteenth Centuries. Dordrecht u. a. 1993.

BERGMANN-GORSKI, K.: Ärztliche Standes- und Berufspolitik in Deutschland 1900 bis 1920. Diss. med. Berlin 1966.

BINDER, J.: Zwischen Standesrecht und Marktwirtschaft: Ärztliche Werbung zu Beginn des 20. Jahrhunderts im deutsch-englischen Vergleich. Diss. med. Freiburg 1999.

BLEKER, J.: Das Ende des männlichen Berufsmonopols in Deutschland: Die ersten „legitimen weiblichen Ärzte" werden approbiert. In: Schott, Heinz (Hg.): Meilensteine der Medizin. Dortmund 1996. S. 396-402.

BOURDIEU, P.: Deux essais sur la société kabyle: Le sentiment de l'honneur dans la société kabyle; la maison kabyle ou le monde renversé. Paris 1960.

ders.: Sur le pouvoir symbolique. Annales Economies, Sociétés, Civilisations 32 (1977), S. 405-411. Auszugsweise in: Accardo, A. / Corcuff, P. (Hg.): La Sociologie de Bourdieu: Textes choisis et commentés. Bordeaux 1986.

ders.: Sozialer Raum und „Klassen". Lecon sur la lecon: Zwei Vorlesungen. Frankfurt a. M. 1985.

ders.: Die politische Repräsentation. Berliner Journal für Soziologie 1 (1991), S. 498-515.

ders.: Rede und Antwort. Frankfurt a. M. 1992.

BRAND, U.: Ärztliche Ethik im 19. Jahrhundert: Der Wandel ethischer Inhalte im medizinischen Schrifttum: Ein Beitrag zum Verständnis der Arzt-Patient-Beziehung (Freiburger Forschungen zur Medizingeschichte, Bd. 5). Freiburg 1977.

BYNUM, W. / PORTER, R. (Hg.): Companion Encyclopedia of the History of Medicine. London 1994.

DIENEL, C.: Das 20. Jahrhundert (I): Frauenbewegung, Klassenjustiz und das Recht auf Selbstbestimmung der Frau. In: Jütte, Robert (Hg.): Geschichte der Abtreibung: Von der Antike bis zur Gegenwart. München 1993.

DINGES, M. (Hg.): Medizinkritische Bewegungen im Deutschen Reich (ca. 1870 - ca. 1933) (Medizin, Gesellschaft und Geschichte, Beiheft 9). Stuttgart 1996.

DÖRDELMANN, K.: „Aus einer gewissen Empörung hierüber habe ich nun Anzeige erstattet...": Verhalten und Motive von Denunziantinnen. In: Heinson, K. u.a. (Hg.): Frauen zwischen 'Rasse' und 'Geschlecht': Handlungsräume in der nationalsozialistischen Literatur. Frankfurt a. M. 1996.

DREES, A.: Die Ärzte auf dem Weg zu Prestige und Wohlstand: Sozialgeschichte der württembergischen Ärzte im 19. Jahrhundert (Studien zur Geschichte des Alltags, Bd. 9). Münster 1988.

DUERR, H. P.: Der Mythos vom Zivilisationsprozeß Bd. 2: Intimität. Frankfurt a. M. 1990.

ECKART, W. / GRADMANN, C. (Hg.): Ärztelexikon: Von der Antike bis zum 20. Jahrhundert. München 1995.

ELIAS, N.: Über den Prozeß der Zivilisation: Soziogenetische und psychogenetische Untersuchungen. Bd. 2: Wandlungen der Gesellschaft: Entwurf zu einer Theorie der Zivilisation. Frankfurt a. M. 1976 [Nachdruck der Ersterscheinung 1969 im Verlag Francke AG, Bern].

ENGELHARDT von, D. : Entwicklung der ärztlichen Ethik im 19. Jahrhundert. In: Labisch, A. / Spree, R. (Hg.): Medizinische Deutungsmacht im sozialen Wandel des 19. und frühen 20. Jahrhunderts. Bonn 1989. S. 75-88.

ESER, A. / VON LUTTEROTTI, M. / SPORKEN, P. (Hg.): Lexikon Medizin Ethik Recht: Darf die Medizin, was sie kann? Information und Orientierung. Freiburg 1989.

EULNER, H.-H.: Das Spezialistentum in der ärztlichen Praxis im 19. Jahrhundert. In: Artelt, W. / Rüegg, W. (Hg.): Der Arzt und der Kranke in der Gesellschaft des 19. Jahrhunderts (Studien zur Medizingeschichte des neunzehnten Jahrhunderts, Bd. 1). Stuttgart 1967.

FREIDSON, E.: Der Ärztestand: Berufs- und wissenschaftssoziologische Durchleuchtung einer Profession. Stuttgart 1979.

FREVERT, U.: Ehrenmänner: Das Duell in der bürgerlichen Gesellschaft. München 1995.

dies.: „Mann und Weib und Weib und Mann": Geschlechter-Differenzen in der Moderne. München 1995.

FRÖHLICH, G.: Kapital, Habitus, Feld, Symbol: Grundbegriffe der Kulturtheorie bei Pierre Bourdieu. In: Mörth, I. / Fröhlich, G. (Hg.): Das symbolische Kapital der Lebensstile: Zur Kultursoziologie der Moderne nach Pierre Bourdieu. Frankfurt a. M.; New York 1994.

GERST, T.: Ärztliche Standesorganisationen und Standespolitik in Deutschland 1945-1955. Diss. Stuttgart 1998

GELFAND, T.: The History of the Medical Profession. In: Bynum, W. / Porter, R. (Hg.): Companion Encyclopedia of the History of Medicine (Bd. 2). London 1994. S. 1119-1150.

GIJSWIJT-HOFSTRA, M. / MARLAND, H. / WAARDT de, H. (Hg.): Illness and Healing Alternatives in Western Europe (Studies in the Social History of Medicine). London, New York 1997

GILCHER-HOLTEY, I.: Kulturelle und symbolische Praktiken: das Unternehmen Pierre Bourdieu. In: Hardtwig, W. / Wehler, H.-U. (Hg.): Kulturgeschichte Heute (Geschichte und Gesellschaft, Sonderheft 16). Göttingen 1996.

GIORDANO, C.: Der Ehrkomplex im Mittelmeerraum: sozialanthropologische Konstruktion oder Grundstruktur mediterraner Lebensformen. In: Vogt, L. / Zingerle, A. (Hg.): Ehre: Archaische Momente in der Moderne. Frankfurt a. M. 1994. S. 172-192.

ders.: Glanz und Elend der Ehre: Überlegungen eines Ethnologen. Ethik und Sozialwissenschaften 10 (1999), S. 354-356.

HAHN, S.: Revolution der Heilkunst - Ausweg aus der Krise? Julius Moses (1868-1942) zur Rolle der Medizin in der Gesundheitspolitik der Weimarer Republik. In: Ärztekammer Berlin in Zusammenarbeit mit der Bundesärztekammer (Hg.): Der Wert des Menschen: Medizin in Deutschland 1918-1945 (Reihe Deutsche Vergangenheit, Bd. 34). Berlin 1989.

HAILER, D.: Ärztliche Stellungnahmen zum Schwangerschaftsabbruch in der Weimarer Zeit: ein Beitrag zur Geschichte der medizinischen Ethik. Diss. med. Freiburg 1986.

HARDTWIG, W. / WEHLER, H.-U. (Hg.): Kulturgeschichte Heute (Geschichte und Gesellschaft, Sonderheft 16). Göttingen 1996.

HEINSON, K. u.a. (Hg.): Frauen zwischen 'Rasse' und 'Geschlecht': Handlungsräume in der nationalsozialistischen Literatur. Frankfurt a. M. 1996.

HEMPLER, W. / SCHÄFER, H.: Abrechnungsmanipulationen bei ärztlichen Honoraren und Arzneimittelabgaben (Kriminalistische Studien, Sonderband 2). Bremen 1988.

HEROLD-SCHMIDT, H.: Ärztliche Interessenvertretung im Kaiserreich 1871-1914. In: Jütte, Robert (Hg.): Geschichte der deutschen Ärzteschaft: Organisierte Berufs- und Gesundheitspolitik im 19. und 20. Jahrhundert. Köln 1997. S. 43-96.

HEYNE, C.: Tatort Couch: Sexueller Mißbrauch in der Therapie. Frankfurt a. M. 1995.

HUBENSTORF, M.: „Deutsche Landärzte an die Front!" Ärztliche Standespolitik zwischen Liberalismus und Nationalsozialismus. In: Ärztekammer Berlin in Zusammenarbeit mit der Bundesärztekammer (Hg.): Der Wert des Menschen: Medizin in Deutschland 1918-1945 (Reihe Deutsche Vergangenheit, Bd. 34). Berlin 1989.

HUERKAMP, C.: Der Aufstieg der Ärzte im 19. Jahrhundert: vom gelehrten Stand zum professionellen Experten: das Beispiel Preußens (Kritische Studien zur Geschichtswissenschaft, Bd. 68). Göttingen 1985.

dies.: Ärzte und Patienten. In: Labisch, A. / Spree, R. (Hg.): Medizinische Deutungsmacht im sozialen Wandel des 19. und frühen 20. Jahrhunderts. Bonn 1989. S. 57-74.

JEROUSCHEK, G.: Denunziation: Historische, juristische und psychologische Aspekte. Tübingen 1997.

JÜTTE, R. (Hg.): Geschichte der Abtreibung: Von der Antike bis zur Gegenwart. München 1993.

ders. (Hg.): Geschichte der deutschen Ärzteschaft: Organisierte Berufs- und Gesundheitspolitik im 19. und 20. Jahrhundert. Köln 1997.

ders.: Die Entwicklung des ärztlichen Vereinswesens und des organisierten Ärztestandes bis 1871. In: Jütte, Robert (Hg.): Geschichte der deutschen Ärzteschaft: Organisierte Berufs- und Gesundheitspolitik im 19. und 20. Jahrhundert. Köln 1997. S. 15-43.

KARSTENS, K.: „Déontologie médicale" im 19. Jahrhundert. Diss. med. Freiburg 1984.

KATZ, J.: The Silent World of Doctor and Patient. New York 1986.

KAUFFMANN, H.: Rechtswörterbuch (begründet von Carl Creifelds). München 131996.

KNÜPLING, H.: Untersuchungen zur Vorgeschichte der Deutschen Ärzteordnung von 1935. Diss. med. Berlin 1965.

KÖBBERLING, J . (Hg.): Die Wissenschaft in der Medizin: Selbstverständnis und Stellenwert in der Gesellschaft. Stuttgart; New York 1992.

KOELBING, H.: Medizinhistorische Gesichtspunkte zum Problem der Drogenabhängigkeit. Bulletin der Schweizerischen Akademie der medizinischen Wissenschaften 27 (1971), S. 58-66.

ders.: Die ärztliche Therapie: Grundzüge ihrer Geschichte (Grundzüge, Bd. 58). Darmstadt 1985.

KOHLSTEDT, S. G. / LONGINO, H. (Hg.): Women, Gender, and Science: New Directions (Osiris, Bd. 12). Chicago 1997.

KOLB, S. / SEITHE, H. / IPPNW (Hg.): Medizin und Gewissen: 50 Jahre nach dem Nürnberger Ärzteprozeß [Kongreßdokumentation]. Frankfurt a. M. 1998.

KRÄHE, J.: Die Diskussion um den ärztlichen Kunstfehler in der Medizin des 19. Jahrhunderts (Marburger Schriften zur Medizingeschichte, Bd. 13). Frankfurt a. M.; Bern; New York 1984.

LABISCH, A. / SPREE, R. (Hg.): Medizinische Deutungsmacht im sozialen Wandel des 19. und frühen 20. Jahrhunderts. Bonn 1989.

LABISCH, A.: Homo Hygienicus: Gesundheit und Medizin in der Neuzeit. Frankfurt a. M.; New York 1992.

LACHMUND, J.: Der abgehorchte Körper: Zur historischen Soziologie der medizinischen Untersuchung. Opladen 1997.

ders. / STOLLBERG,G. (Hg.): Patientenwelten: Krankheit und Medizin vom späten 18. bis zum frühen 20. Jahrhundert im Spiegel von Autobiographien. Opladen 1995.

LEDFORD, K.: From General Estate to Special Interest: German Lawyers 1878-1933. Cambridge 1996.

LEIDIG, G.: Zur Standesethik des Apothekers: Die Deontologia Pharmaceutica aus historischer Sicht. Stuttgart 1997.

LEPICARD, E.: Ethisches Verhalten und „ethische" Normen vor 1947. In: Tröhler, U. / Reiter-Theil, S. (Hg.): Ethik und Medizin 1947-1997: Was leistet die Kodifizierung von Ethik? Göttingen 1997. S. 61-74.

LICHTBLAU, K.: Georg Simmel (Campus Einführungen, Bd. 1091). Frankfurt a. M.; New York 1997.

LOCKOT, R. / ROSEMEIER, H. P. (Hg.): Ärztliches Handeln und Intimität: Eine medizin-psychologische Perspektive. Stuttgart 1983.

LUTHER, E.: Die Herausbildung und gesellschaftliche Sanktionierung der ärztlichen Standesauffassung in der zweiten Hälfte des 19. Jahrhunderts. Wissenschaftliche Zeitschrift der Universität Halle 2 (1975), S. 2-28.

MAEHLE, A.-H.: From Deontology to Discipline: German Medical Ethics 1800-1914. Wellcome Trust Review 5 (1994), S. 1-5.

ders.: Medizinische Ethik im 19. Jahrhundert: Traditionen - Probleme - Prinzipien. Vortrag [unveröffentlicht]. Göttingen 1995.

ders.: Professional Ethics and Discipline: The Prussian Medical Courts of Honour, 1899-1920. Medizinhistorisches Journal 34 (1999), S. 119-150.

ders.: Honour and Discipline: The Making of Medical Professional Ethics in Prussia. Arbeit in Druck für 2000.

ders.: Werte und Normen: Ethik in der Medizingeschichte. In: Paul, N. / Schlich, T. (Hg.): Medizingeschichte: Aufgaben, Probleme, Perspektiven. Frankfurt a. M.; New York 1998. S. 335-354.

ders. / TRÖHLER, U.: Animal Experimentation from Antiquity to the End of the Eighteenth Century: Attitudes and Arguments. In: Rupke, N.: Vivisection in Historical Perspective. (The Wellcome Institute Series in the History of Medicine, Bd. 1). London; New York; Sidney 1987, S. 14-47.

MÄULEN, B.: American Medical Association: Strenges Vorgehen gegen sexuelle Übergriffe. Deutsches Ärzteblatt 94 (1997), S. 2806-2807.

ders.: Ärzte unter Anklage: Jeder kann betroffen sein. Deutsches Ärzteblatt 96 (1999), S. 3091-3092.

MITSCHERLICH, A. / MIELKE, F. (Hg.): Medizin ohne Menschlichkeit: Dokumente des Nürnberger Ärzteprozesses. Frankfurt a. M. 1995 [durchgesehene und neugesetzte Ausgabe der Erstveröffentlichung 1960].

MÖRTH, I. / FRÖHLICH, G. (Hg.): Das symbolische Kapital der Lebensstile: Zur Kultursoziologie der Moderne nach Pierre Bourdieu. Frankfurt a. M.; New York 1994.

dies.: Lebensstile als symbolisches Kapital? Zum aktuellen Stellenwert kultureller Distinktionen. In:. Mörth, I. / Fröhlich, G. (Hg.): Das symbolische Kapital der Lebensstile: Zur Kultursoziologie der Moderne nach Pierre Bourdieu. Frankfurt a. M.; New York 1994.

MORRICE, A.: „Honour and Interests": Medical Ethics in Early Twentieth Century Britain. Vortrag [unveröffentlicht]. Freiburg 1999.

MOSES, J.: Der Kampf gegen das „Dritte Reich" - ein Kampf für die Volksgesundheit! [Nachdruck des Aufsatzes, ursprünglich in Der Kassenarzt 9 (1932), Nr. 5, S. 1-4]. In: Ärztekammer Berlin in Zusammenarbeit mit der Bundesärztekammer (Hg.): Der Wert des Menschen: Medizin in Deutschland 1918-1945 (Reihe Deutsche Vergangenheit, Bd. 34). Berlin 1989, S. 223-231.

MOULIN, A.-M.: Wissenschaft und Medizin vor 1947. In: Tröhler, U. / Reiter-Theil, S. (Hg.): Ethik und Medizin 1947-1997: Was leistet die Kodifizierung von Ethik? Göttingen 1997, S. 41-60.

NOLTE, P.: Georg Simmels Historische Anthropologie der Moderne: Rekonstruktion eines Forschungsprogramms. Geschichte und Gesellschaft 24 (1998), S. 225-247.

NOTZ, G.: Totgesagte leben länger. Ethik und Sozialwissenschaften 10 (1999), S. 366-367.

NYE, R.: Honor Codes and Medical Ethics in Modern France. Bulletin of the History of Medicine 69 (1995), S. 91-111.

NYE, R.: Medicine and Science as Masculine „Fields of Honor". In: Kohlstedt, S. G. / Longino, H. (Hg.): Women, Gender, and Science: New Directions (Osiris, Bd. 12). Chicago 1997, S. 60-79.

PAUL, N. / SCHLICH, T. (Hg.): Medizingeschichte: Aufgaben, Probleme, Perspektiven. Frankfurt a. M.; New York 1998.

PEUKERT, D.: Die Weimarer Republik: Krisenjahre der Klassischen Moderne. Frankfurt a. M. 1987.

REICH, W. (Hg.): Encyclopedia of Bioethics. New York 1995.

REITMAYER, M.: „Bürgerlichkeit" als Habitus: Zur Lebensweise deutscher Großbankiers im Kaiserreich. Geschichte und Gesellschaft 25 (1999), S. 66-93.

RICHTER, H.-E.: Medizin und Gewissen. In: Kolb, S. / Seithe, H. / IPPNW (Hg.): Medizin und Gewissen: 50 Jahre nach dem Nürnberger Ärzteprozeß [Kongreßdokumentation]. Frankfurt a. M. 1998, S. 15-26.

RIEDL, H.: Die Auseinandersetzungen um die Spezialisierung in der Medizin von 1882 bis 1925. Diss. med. München 1982.

ROTHMAN, D.: Der Nürnberger Kodex im Licht früherer Prinzipien und Praktiken im Bereich der Humanexperimente. In: Tröhler, U. / Reiter-Theil, S. (Hg.): Ethik und Medizin 1947-1997: Was leistet die Kodifizierung von Ethik? Göttingen 1997, S. 75-88.

RÜTHER, M.: Ärztliches Standeswesen im Nationalsozialismus 1933-1945. In: Jütte, R. (Hg.): Geschichte der deutschen Ärzteschaft: Organisierte Berufs- und Gesundheitspolitik im 19. und 20. Jahrhundert. Köln 1997, S. 143-193.

RUPKE, N. (Hg.): Vivisection in Historical Perspective (The Wellcome Institute Series in the History of Medicine). London, New York, Sydney 1987.

SAUERTEIG, L.: Die Eroberung des Gesundheitsmarktes: Pharmazeutische Industrie und Gesundheitswesen um die Jahrhundertwende. Wirtschaft & Wissenschaft 4 (1996), S. 35-42.

ders.: Krankheit, Sexualität, Gesellschaft: Geschlechtskrankheiten in Deutschland im 19. und frühen 20. Jahrhundert (Medizin Geschichte Gesellschaft, Beiheft). Stuttgart 1999.

SCHADEWALDT, H.: 75 Jahre Hartmannbund: Ein Kapitel deutscher Sozialpolitik. Bonn 1975.

SCHLICH, T.: Wissenschaft: Die Herstellung wissenschaftlicher Fakten als Thema der Geschichtsforschung. In: Paul, N. / Schlich, T. (Hg.): Medizingeschichte: Aufgaben, Probleme, Perspektiven. Frankfurt a. M.; New York 1998, S. 107-130.

SCHMERSAHL, K.: Medizin und Geschlecht: Zur Konstruktion der Kategorie Geschlecht im medizinischen Diskurs des 19. Jahrhunderts (Sozialwissenschaftliche Studien, Bd. 36). Opladen 1998.

SCHOENE, W.: Einige kulturanthropologische Betrachtungen über die Medizin. Kölner Zeitschrift für Soziologie und Sozialpsychologie, Sonderheft 3 (41970), S. 80-114.

SCHOMERUS, G.: Ein Ideal und sein Nutzen: Ärztliche Ethik in England und Deutschland 1902-1933 (Medizingeschichte im Kontext). Frankfurt / Main 2001.

SCHOTT, H. (Hg.): Meilensteine der Medizin. Dortmund 1996.

SCHLUCHTER, W.: Rationalismus der Weltbeherrschung. Studien zu Max Weber. Frankfurt 1980.

SCHMALTZ, H.: Von der Medizinalreformbewegung zur Standesorganisation der Ärzte: Ein Beitrag zur Soziologie der Organisation und Entwicklung des ärztlichen Berufsstandes in Deutschland von der Mitte des 19. bis Anfang des 20. Jahrhunderts. Diss. med. Frankfurt a. M. 1977.

SCHMIDT-WIEGAND, R. (Hg.): Deutsche Rechtsregeln und Rechtssprichwörter. München 1996.

SCHUSTER, P.: Die Modernität der Ehre: historische Zweifel. Ethik und Sozialwissenschaften 10 (1999), S. 370-372.

SCHWANITZ, D.: Das Duell als Drama: zur Codierung der Ehre zwischen literarischer Verklärung der Noblesse und sozialer Selbststilisierung der Stände. In: Vogt, L. / Zingerle, A. (Hg.): Ehre: Archaische Momente in der Moderne. Frankfurt a. M. 1994, S. 270-290.

ders.: Das Kleid der Ehre hängt im Museum. Ethik und Sozialwissenschaften 10 (1999), S. 372-373.

SCHWINGEL, M.: Bourdieu zur Einführung. Hamburg 1995.

SEIDEL, H.-C.: Der „proletarisierte" Kassenarzt. Aspekte des sozialen Selbstbildes von Ärzten in der Weimarer Republik. Medizin Geschichte Gesellschaft 16 (1997), S. 33-62.

SIMMEL, G.: Einleitung in die Moralwissenschaft: Eine Kritik der ethischen Grundbegriffe, Bd. 1 (Gesamtausgabe, Bd. 3). Frankfurt a. M. 11989 [edierter Nachdruck der der 3. Auflage der Cotta'schen Buchhandlung, Stuttgart, Berlin 1911, erstmals erschienen 1892/93].

ders.: Soziologie: Untersuchungen über die Formen der Vergesellschaftung (Gesamtausgabe, Bd. 11). Frankfurt a. M. 21995 [11992, edierter Nachdruck der Erstauflage im Verlag Duncker & Humblot, Leipzig 1908].

SINN, M: Einwilligung und Aufklärung von PatientInnen vor operativen Eingriffen in Deutschland, 1894-1945. Diss. med. Freiburg 2001.

SMITH, R.: Legal Precedent and Medical Ethics: Some Problems Encountered by the General Medical Council in Resying Upon Precedent When Declaring Acceptable Standards of Professional Conduct. In: Baker, Robert (Hg.): The Codification of Medical Morality Vol. 2 (Philosophy and Medicine Vol. 49). Dordrecht 1995. S. 205-218.

SPANN, W.: Ärztliche Rechts- und Standeskunde. München 1962.

STAGL, J.: Die Ehre des Wissenschaftlers. In: Vogt, L. / Zingerle, A. (Hg.): Ehre: Archaische Momente in der Moderne. Frankfurt a. M. 1994, S. 35-56.

STEINHOFF, H.: Die Einwirkung der Deutschen Ärztetage seit ihrem Beginn 1873 auf die Entstehung, das Werden und Wachsen des ärztlichen Berufsrechts, insbesondere der ärztlichen Berufsordnungen. Diss. med. Düsseldorf 1974.

STEINMANN, R.: Die Debatte über medizinische Versuche am Menschen in der Weimarer Zeit. Diss. med. Tübingen 1975.

STOLBERG, M.: Heilkundige: Professionalisierung und Medikalisierung. In: Paul, N. / Schlich, T. (Hg.): Medizingeschichte: Aufgaben, Probleme, Perspektiven. Frankfurt a. M.; New York 1998, S. 69-86.

TAMM, I.: Ärzte und gesetzliche Krankenversicherung in Deutschland und England 1880-1914. Berlin 1998.

TAUPITZ, J.: Die Standesordnungen der freien Berufe: Geschichtliche Entwicklung, Funktionen, Stellung im Rechtssystem. Berlin 1991.

TENNSTEDT, F.: Soziale Selbstverwaltung: Geschichte der Selbstverwaltung, Bd. 2. Bonn 1977.

THOMSEN, P.: Ärzte auf dem Weg ins „Dritte Reich": Studien zur Arbeitsmarktsituation, zum Selbstverständnis und zur Standespolitik der Ärzteschaft gegenüber der staatlichen Sozialversicherung während der Weimarer Republik (Historische Studien, Bd. 447). Husum 1996.

TITZE, H.: Der Akademikerzyklus: Historische Untersuchungen über die Wiederkehr von Überfüllung und Mangel in akademischen Karrieren. Göttingen 1990.

TRÖHLER, U.: Die therapeutische „Erfahrung" - Geschichte ihrer Bewertung zwischen subjektiv sicherem Wissen und objektiv wahrscheinlichen Erkenntnissen. In: Köbberling, J . (Hg.): Die Wissenschaft in der Medizin: Selbstverständnis und Stellenwert in der Gesellschaft. Stuttgart; New York 1992, S. 65-82.

TRÖHLER, U. / MAEHLE, A.-H.: Anti-vivisection in Nineteenth-century Germany and Switzerland: Motives and Methods. In: Rupke, N.: Vivisection in Historical Perspective. (The Wellcome Institute Series in the History of Medicine, Bd. 1). London; New York; Sidney 1987, S. 149-187.

TRÖHLER, U. / REITER-THEIL, S. (Hg.): Ethik und Medizin 1947-1997: Was leistet die Kodifizierung von Ethik? Göttingen 1997.

USBORNE, C.: Abortion for Sale! The Competition Between Quacks and Doctors in Weimar Germany. In: Gijswijt-Hofstra, M. / Marland, H. / Waardt, H. de (Hg.): Illness and Healing Alternatives in Western Europe (Studies in the Social History of Medicine). London, New York 1997, S. 183-204.

dies.: The Politics of the Body in Weimar Germany: Women's Reproductive Rights and Duties. London 1992.

dies.: Rhetoric and Resistance: Rationalization of Reproduction in Weimar Germany. Social Politics (1997), 65-89.

VOGT, G.: Ärztliche Selbstverwaltung im Wandel: Eine historische Dokumentation am Beispiel der Ärztekammer Nordrhein. Köln 1998.

VOGT, L.: Zur Logik der Ehre in der Gegenwartsgesellschaft: Differenzierung, Macht, Integration. Frankfurt a. M. 1997.

dies.: Die Modernität der Ehre. Ethik und Sozialwissenschaften 10 (1999), S. 335-345.

dies. / ZINGERLE, Arnold (Hg.): Ehre: Archaische Momente in der Moderne. Frankfurt a. M. 1994.

WEBER, M. / BURGMAIR, W.: „Anders als die Andern" Kraepelins Gutachten über Hirschfelds Aufklärungsfilm: Ein Beitrag zur Psychiatriegeschichte der Weimarer Republik. Sudhoffs Archiv 81 (1997), S.1-20.

WIESING, U.: Kunst oder Wissenschaft? Konzeptionen der Medizin in der deutschen Romantik (Medizin und Philosophie, Bd. 1). Stuttgart 1995.

WIMMER, W.: „Wir haben fast immer was Neues": Gesundheitswesen und Innovation der Pharma-Industrie in Deutschland 1880-1935 (Schriften zur Wirtschafts- und Sozialgeschichte, Bd. 43). Berlin 1993.

Winkler, H.: Weimar 1918-1933: Die Geschichte der ersten deutschen Demokratie. München 21994.

WOLFF, E.: Medizinkritik und Impfgegner. In: Dinges, M. (Hg.): Medizinkritische Bewegungen im Deutschen Reich (ca. 1870 - ca. 1933) (Medizin, Gesellschaft und Geschichte, Beiheft 9). Stuttgart 1996, S. 79-108.

ders.: Mehr als nur materielle Interessen: Die organisierte Ärzteschaft im Ersten Weltkrieg und in der Weimarer Republik 1914 - 1933. In: Jütte, R. (Hg.): Geschichte der deutschen Ärzteschaft: Organisierte Berufs- und Gesundheitspolitik im 19. und 20. Jahrhundert. Köln 1997. S. 97-142.

ZINGERLE, A.: Die „Systemehre": Stellung und Funktion von „Ehre" in der NS-Ideologie. In: Vogt, L. / Zingerle, A. (Hg.): Ehre: Archaische Momente in der Moderne. Frankfurt a. M. 1994, S. 96-116.

# REGISTER

## A
Abtreibung 56, 62f., 104-114, 180, 199, 222f.
- Indikation 106f., 113, 224ff.
Arzt-Patient-Beziehung 55, 99, 198, 202f.
Ärzte
- Angestellte 79, 178, 184, 208, 226
- Beamte 41, 79, 200
- jüdische 190
- Militärärzte 38, 41, 79
Ärztekammern 12, 16, 38ff., 68, 79, 81, 85-92, 125, 182, 189ff., 212f.
Ärztestreik 86, 175
Ärztevereine 38ff., 47, 127, 150, 168, 176-183
Ärztevereinsbund, deutscher 38, 41, 106
American Medical Association 47
Annoncen 131, 205, 226
Anzeigen 185, 205ff.
Anzeigeverhalten 53, 75, 202
Apotheker 140, 143, 164f., 168
Approbation 42, 126, 215
Arztschild siehe Praxisschild
Arztwahl, freie 82, 85-92

## B
Beleidigung 55, 59-69, 199, 203, 213f.
Benennungsmacht 131, 196, 221-226
Berliner Abkommen 175
Berliner Medizinische Gesellschaft 120
Bernard, Claude 195
Berufungsverfahren 42f., 52, 213
Bespitzelung 78f.
Bourdieu, Pierre 28ff., 130, 193ff., 204f., 222ff.

## C
Chirurgie 126ff., 132-136
- Schönheitschirurgie 132-136
Code of medical ethics 47

## D
Definitionsmacht 33, 2
Denunziation 74ff.
Deontologie 181, 194, 210f., 225ff.
Dokumentation 108, 223
Drittes Reich 192, 227f.
Duell 59, 64, 98, 209, 217

## E
Ehre 13ff., 24-36, 179-182, 191-194, 203-210
- der Gruppe 67, 92, 214ff.
- der Frau 98, 210
Ehrenkodex 64
Ehrenstrafen 212f.
Ehrenwort 86, 150, 177, 210f.
Erster Weltkrieg 16, 185, 211
Ethik 13, 28-36, 132, 160, 179-182, 191,194, 205-210
Euthanasie 181f

## F
Facharztausbildung 123-129
Facharzttitel 49, 56, 118, 123-129, 200, 226
Fernbehandlung 83ff.
Freiheit 42, 49, 113, 144, 194, 197

## G
Gebührenordnung 180
Gentleman 64, 208
Gesundheitswesen 37, 192, 201, 224
Gewerbe 163-170, 232
Gewerbeordnung 120, 132, 163f.
Gewissen 191-194, 214f., 228
Gutachten 56, 143-150, 197, 226
Gynäkologie 100, 127

## H
Hartmannbund 38, 43, 85ff., 175
Heilmittel 143, 150, 164, 171, 181, 197, 221
Hilfeleistung 120-123, 139
hippokratischer Eid 213
Hirschfeld, Magnus 184-186
Homöopathie 81, 128
Homosexualität 186
Honorar 80, 122, 139, 154-163, 167, 174
Humanexperiment 180, 187f., 196ff.

## I
Impfgegener 73
Instanzen, ehrengerichtliche 41
Integrität 98, 192, 210, 224, 231

## K
Kapital
- kulturelles 31ff., 209, 219f.
- ökonomisches 31ff., 219f.
- soziales 31ff., 171f., 219
- symbolisches 31ff., 130, 142, 171f., 193, 225ff.
- theorie 209, 225ff.
Kassenärztliche Vereinigungen 175
Kassenzulassung 43
Kläger 54

Kokain 151-154
Kollegialität 50, 55, 83, 179, 181, 190f., 205, 209, 221
Konkurrenz 124, 137ff., 141, 166, 201
Kraepelin, Emil 184-186
Krankenhäuser 202
Krankenkassen 38, 41, 54, 56, 60, 85-92, 142, 147, 154, 156, 163, 168, 174-182, 217
Kritik 68-78, 177, 189
Kunstfehler 56, 114-123, 201
Kurpfuscher 49, 128, 142, 169ff.
Kurpfuschereiverbot 120

## L
Leipziger Richtlinien 233
Leipziger Verband 38, 85ff., 160, 174-182, 215

## M
Macht 27, 142, 172, 183, 189, 192ff., 204f., 218ff.
Medikalisierung 14, 82, 113, 173, 202, 216, 234
Mischerlich, Alexander 227
Moll 77, 100f., 112, 122ff., 135, 160ff., 195, 208f.
Moral 87, 111ff., 180, 194, 197, 214ff.
Morphium 151-154
Moses, Julius 186-191

## N
Nationalsozialismus 192ff.
Naturheilkunde 128, 195, 206f.
Notfalldienst siehe Sonntagsdienst
Niederlassung 56, 81ff., 168, 179, 203, 216, 227

**O**
Öffentlichkeit 55f., 60f, 154, 173, 183, 197, 205ff.
Orthopädie 124
Osler, William 195, 197

**P**
Pagel, Julius 210ff.
Paragraph 218 STGB 104-114
Parsons, Talcott 101
Praxisausübung 56, 79-85
Praxisschild 123, 136f., 205, 215
Praxisverkauf 167f.
Prestige 72, 132, 162, 166, 191-194
Profession 12ff., 37, 39, 169, 175, 179, 193, 196, 202, 206, 209, 221
Professionalisierung 14, 37, 201ff., 216
Prozeßkosten 44

**R**
Recht 26ff., 111, 176, 194, 199ff., 214ff.
- Kassenarztrecht 175
- Strafrecht 59, 76, 105, 111ff., 220
- Standesrecht 13, 47, 120f.
Reichsärzteordnung 40
Reichsversicherungsordnung 174
Reklame 56, 82, 131-142, 149, 158ff., 170, 185ff., 205ff.
Rezept 142-154, 160
Richtlinien 49
- Leitsätze z. Facharztfrage 49, 126
- Richtlinien z. Abtreibung 107ff., 222, 225
- Richtlinien z. Humanexperiment 196
- Richtlinien z. Schilderfrage 50

**S**
Scham 94-104, 162
Schönheitschirurgie 133ff.
Schwangerschaftsabbruch siehe Abtreibung
Schweigepflicht 49
Selbstkontrolle 12, 114, 116, 127, 131, 144, 156, 180, 200ff., 217
Sexualdelikte 56, 93-104
Simmel, Georg 25ff., 67, 182, 192, 214ff.
Simon, Gustav 194
Sitte 87f.
Solidarität 85-92, 92f., 176ff.
Sonntagsdienst 83, 120, 138
Sozialdemokraten 45, 183, 188ff.
Sprechstunden 80ff.
Standesbewußtsein 67, 205
Standesethik 181f., 211
Standesordnung 18, 42ff, 48ff., 75, 79, 100, 106ff., 125,143, 169, 202, 205
- sächsische Ärzteordnung 44f.
- Karlsruher Standesordnung 48ff.
- Münchener Standesordnung 48
Standesorganisation 12, 37, 45, 120, 125, 142, 156, 182
Standesrecht siehe Recht
Sterbehilfe 182
Sterilisation 181f.
Strafen 42f., 201, 215
Syphilis 155

**T**
Therapie 81, 84, 94, 115f., 135, 143ff., 150
Titel 123-127, 172, 204, 209, 226f.

## U

Unterschrift 149f.
Untersuchung, ärztliche 69ff., 95ff., 117, 143f., 169

## V

Vergewaltigung 103
Virchow, Rudolf 115, 197
Vivisektion 180
Volksgesundheit 73, 193, 197
Vollmann, Siegmund 50

## W

Werbung siehe Reklame
Wettbewerb 85, 138, 164f., 179, 181, 228
Wirtschaftskampf 38, 85, 91ff., 116, 174-183, 215, 229
Wissenschaft 102, 111, 116, 128, 130, 153, 167, 172, 197ff., 224
Würde 62, 82, 90, 112, 117, 121, 133, 135, 139, 150, 166, 170f, 194-205, 235

## Medizingeschichte im Kontext

Herausgegeben von Ulrich Tröhler und Karl-Heinz Leven

Die Reihe *Medizingeschichte im Kontext* veröffentlicht Studien, die Fragen aus der Geschichte der Medizin und des Gesundheitswesens in wissenschaftlicher Hinsicht ebenso wie in ihren gesellschaftlichen und kulturellen Zusammenhängen betrachten. Die Reihe versteht sich zugleich als Fortsetzung der von Ludwig Aschoff 1938/39 mit zwei Heften begründeten, von Eduard Seidler 1971-1994 mit 17 Bänden weitergeführten *Freiburger Forschungen zur Medizingeschichte*.

Band 1   Christine Hummel: Das Kind und seine Krankheiten in der griechischen Medizin. Von Aretaios bis Johannes Aktuarios (1. bis 14. Jahrhundert). 1999.

Band 2   Cécile Mack: Henriette Hirschfeld-Tiburtius (1834-1911). Das Leben der ersten selbständigen Zahnärztin Deutschlands. 1999.

Band 3   Susanne Mende: Die Wiener Heil- und Pflegeanstalt *Am Steinhof* im Nationalsozialismus. 2000.

Band 4   Bernhard Gessler: Eugen Fischer (1874-1967). Leben und Werk des Freiburger Anatomen, Anthropologen und Rassenhygienikers bis 1927. 2000.

Band 5   Jochen Binder: Zwischen Standesrecht und Marktwirtschaft. Ärztliche Werbung zu Beginn des 20. Jahrhunderts im deutsch-englischen Vergleich. 2000.

Band 6   Cécile Mack: Die badische Ärzteschaft im Nationalsozialismus. 2001.

Band 7   Beate Waigand: Antisemitismus auf Abruf. Das Deutsche Ärzteblatt und die jüdischen Mediziner 1918-1933. 2001.

Band 8   Georg Schomerus: Ein Ideal und sein Nutzen. Ärztliche Ethik in England und Deutschland 1902-1933. 2001.

Band 9   Barbara Rabi: Ärztliche Ethik - Eine Frage der Ehre? Die Prozesse und Urteile der ärztlichen Ehrengerichtshöfe in Preußen und Sachsen 1918-1933. 2002.

Georg Schomerus

# Ein Ideal und sein Nutzen

## Ärztliche Ethik in England und Deutschland 1902-1933

Frankfurt/M., Berlin, Bern, Bruxelles, New York, Oxford, Wien, 2001. 211 S., zahlr. Abb. u. Tab.
Medizingeschichte im Kontext. Herausgegeben von Ulrich Tröhler und Karl-Heinz Leven. Bd. 8
ISBN 3-631-38131-X · br. € 35.30*

Zu Beginn des 20. Jahrhunderts war „ärztliche Ethik" in England und Deutschland ein unscharfer, von Ärzten widersprüchlich verwendeter Begriff. Dieses Buch untersucht, wie standespolitische Ziele der Ärzte den Gebrauch des Begriffes veränderten und einschränkten. Anhand der medizinethischen Literatur beider Länder wird gezeigt, daß die ärztliche Ethik dazu diente, kollegiales Verhalten innerhalb der Ärzteschaft zu fördern, dabei aber gleichzeitig als Garant einer selbstlosen Berufsauffassung der Ärzte dargestellt wurde. Dabei zeigen sich wichtige nationale Unterschiede: In Deutschland trat die ärztliche Ethik im Zuge einer aggressiven ärztlichen Interessenpolitik in den Hintergrund, in den Debatten zur „Rassenhygiene" während der Weimarer Republik spielte sie kaum eine Rolle.

*Aus dem Inhalt:* Gab es einen gemeinsamen Kanon ärztlicher Berufspflichten in England und Deutschland? · Hatten die Berufspflichten eine übergeordnete Funktion? · Ärztliche Ethik in England: Ein Zwist zwischen Ärzten und Öffentlichkeit · Ärztliche Ethik als berufspolitische Strategie · Ärztliche Ethik in Deutschland: Debatte am Ende des 19. Jahrhunderts · Bedeutungsverlust ärztlicher Ethik: Der Leipziger Verband · Krisenbewußtsein und ärztliches Selbstbild: Ethik in der Weimarer Republik

Frankfurt/M · Berlin · Bern · Bruxelles · New York · Oxford · Wien
Auslieferung: Verlag Peter Lang AG
Jupiterstr. 15, CH-3000 Bern 15
Telefax (004131) 9402131

*inklusive der in Deutschland gültigen Mehrwertsteuer
Preisänderungen vorbehalten
**Homepage http://www.peterlang.de**

www.ingramcontent.com/pod-product-compliance
Ingram Content Group UK Ltd.
Pitfield, Milton Keynes, MK11 3LW, UK
UKHW021836210426
5322IPUK00021B/309